정신과
환자와의
면담

The
Psychiatric
Interview

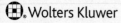

Wolters Kluwer

Philadelphia · Baltimore · New York · London
Buenos Aires · Hong Kong · Sydney · Tokyo

군자출판사

정신과 환자와의 면담 2판

첫째판 1쇄 발행 | 2018년 1월 20일
둘째판 1쇄 인쇄 | 2020년 1월 6일
둘째판 1쇄 발행 | 2020년 1월 16일

지 은 이 다니엘 J. 칼랏
옮 긴 이 이광자
발 행 인 장주연
출 판 기 획 이성재
편집디자인 조원배
표지디자인 김재욱
발 행 처 군자출판사(주)
　　　　　등록 제 4-139호(1991. 6. 24)
　　　　　본사 (10881) **파주출판단지** 경기도 파주시 회동길 338(서패동 474-1)
　　　　　전화 (031) 943-1888　　팩스 (031) 955-9545
　　　　　홈페이지 | www.koonja.co.kr

* 파본은 교환하여 드립니다.
* 검인은 저자와의 합의 하에 생략합니다.

ISBN 979-11-5955-512-1

정가 25,000원

옮긴이 **이광자**

이광자는 이화여자대학교에서 정신간호학 전공으로 이학박사학위를 받았다. 미국 뉴욕에 있는 컬럼비아대학과 샌프란시스코에 있는 캘리포니아대학에서 객원교수를 지냈으며, 1976년부터 2013년까지 이화여자대학교 간호대학에서 교수로 재직하고 정년퇴임 후 한국도박문제관리센터의 초대 원장을 지냈다. 현재는 한국생명의전화 교육위원장으로 봉사하고 있으며 대표적 저서로는 의사소통과 간호, 정신간호총론, 위기조정, 사랑과 공감의 전화카운슬링, 자살의 이해와 예방, 전화상담의 이론과 실제 등 다수가 있다.

서문

정신과 면담은 보통 참고문헌들이 다소 지루하고 묵직한 느낌을 주는데 비해 가벼운 마음으로 읽을 수 있는 재미있으면서도 신선한 느낌을 주는 책으로 단도직입적이면서도 실제적이고 또한 사려 깊다. 이 책은 독자들에게 놀라운 선물을 넘치도록 줄 것이다. 연구문헌들을 학문적으로 고찰했지만 쾌활하면서도 가뿐하게 다루었다. 최근의 학생들은 잘 활용하지 않는 정신역동과 같은 데서 많은 아이디어를 찾아 새로운 자료들로 보완하였다.

무엇보다도 이 책은 많은 구체적인 자료를 제시하면서 생생하고 놀라운 성과를 보여 준다. 이 책은 환자 안에 있는 사람을 중시하며, 그 사람이 치료할 때 믿을 만한 정보를 제공하면서 협동이 가능할 수 있게 동맹의 형태를 취할 수 있도록 쓰여졌다. 우리는 Dr. Carlat가 한 말, 즉 "그들은 단지 진단명이 아니다"라고 한 말을 환자들에게서 느낀다. Dr. Carlat는 병리적 마음을 가진 어두운 전문가의 명성에서 갈라져 나왔다. 그는 효과적인 관계를 형성할 수 있는 여러 가지 방법을 설명하였다. 특히 면담의 말미에 위태로운 관계들이 어떻게 복구될 수 있는지를 보여주고 있다.

정신과 면담은 기억하기 쉬운 암기법을 알려주고 있으며 부록에는 정보를 조직해서 기억할 수 있도록 가이드를 주고 있다. 이 책은 독자의 마음에 확실히 꽂히도록 생생하면서도 분명한 예를 하나 하나 보여주면서 알려주고 있다.

　다른 인간존재를 진정으로 이해한다는 것은 쉬운 일이 아니지만 황폐해진 영혼의 고통을 이해하려는 마음이 있다면 그 이상 중요한 것은 없다. 이 책은 그런 마음으로 이해하는 데 도움이 되는 가이드가 될 것이다.

Leston Havens, M.D.
하버드 의과대학 정신의학과 교수
캠브리지 건강연맹
캠브리지, 매사스세츠

머리말

40년 이상 전문직에 종사하게 되면 100,000회 이상의 진단적 면담을 하게 된다. 진단적 면담은 모든 임상가에게 가장 중요한 도구인데 보통 수련 프로그램에서는 그에 필요한 기술을 수련하는 특별 프로그램이 별로 없다. 다만 임상가가 여러 종류의 환자와 면담을 하다 보면 자연스럽게 기술이 습득될 것이라는 일반적인 가정이 있을 뿐이다. 맞는 말일 것이다. 그러나 그러기에는 시간이 너무 오래 걸리며 또한 그 과정도 고통스러울 수 있다.

나는 정신과 수련의 1년차 시절 어느 날 밤에 이 매뉴얼에 대한 아이디어를 꿈꾸었다. 급성정신과 병동 근무를 시작하려고 할 때 대기실에서 기다리는 5명의 환자를 발견하였다. 담당 레지던트가 응급실에 2명의 환자가 억제상태로 왔다는 긴급연락을 받고 나에게 도움을 요청하였다. 이 때 무선호출기가 울렸다. 나는 전화를 돌렸다 "정신과지요? Ellison 6입니다. 여기 자살하겠다는 우울증 환자가 왔어요. 빨리 와서 평가해주세요." 이 말은 그 순간 내가 8개의 진단적 사정을 했다는 것을 의미한다.

밤이 되면서 면담은 더욱 짧아졌다. 처음에 발달력을 묻고는 재빨리 형식적으로 정신상태검사를 했다. 이러한 과정은 새벽 5시까지 계속되었고 우스꽝스럽지만 피할 수 없는 결론에 도달했다. 내가 하는 전체 면담은 "자살하려구요?"와 같은 질문으로 끝이다.

아침 8시에 동료에게 무선호출기를 건네줄 때(나는 1회 정신치료시간인 50분 정도 잤다) 이 면담에 대해 생각하기 시작했다. 너무 짧았나? (난 그렇다고 확신했다) 효과적이었나? (그건 의심스럽다) 누구든지 신속하면서도 동시에 환자에게 충분히 타당한 진단적 사정을 하는 시스템이 있을까?

레지던트 시절 동안 그런 시스템을 찾는 것이 나의 작은 프로젝트가 되었다. 파일에 "면담의 금언"이라는 파일명을 부치고 면담에 관한 교과서나 수요세미나 강의록, 다른 레지던트와 감독자와의 대화 등 여러 자원에서 정보를 수집하기 시작했다. 병동의 고참 레지던트가 되었을 때 나는 사례발표들을 비디오로 찍고 효과적인 면담기법을 기록하였다. 나중에 내가 첫 직업으로 외래 정신과의사가 되었을 때 이 기법들을 Anna Jaques Hospital 입원환자와 Harris Street Associates 외래환자에게 적용하면서 세부적으로 조정하였다.

내가 결국 하고 싶은 것은 진단적 면담이 보다 효율적이면서 재미있게 하는 데 도움이 될 팁과 금언의 요약 집이었다. 기억술은 필요한 정보를 재빨리 쉽게 기억할 수 있도록 할 것이다. 면담기법은 환자를 소외시키지 않으면서도 신속하게 진행하도록 도울 것이다. 각 장은 정보의 목록을 열거한 기본개념 박스로 시작한다. 부록에는 면담할 때 필요한 정보를 잊지 않고 사용할 수 있도록 포켓 카드와 같은 양식을 첨부하였다.

그러나 이 기술의 이론적 정당성이나 효과성에 대한 세세한 근거를 알고 싶으면 이 책에서는 찾기 어려울 것이다. 그 때는 정신과 면담을 위한 많은 교과서 중의 하나를 찾아보라. 이 매뉴얼에 있는 모든 정보들은 다음의 절박한 표준에 부합되어야 한다. 즉 신규 환자 방에 들어가면서 수련생들이 즉각 유용하게 사용할 수 있는 지식이어야 한다.

이 매뉴얼은?

첫째, 이것은 단지 매뉴얼일 뿐이다. 레지던트나 인턴을 위한 것이 아니다. 훌륭한 감독을 받으면서 환자를 어떻게 면담하는지를 배우는 방법이다. 단지 어떻게 면담을 치밀하게 할 수 있는지 그리고 환자와의 사이에서 일어나는 상호작용을 어떻게 이해하는지 그 기술을 배울 수 있을 뿐이다.

환자와 면담을 잘하려는 1차적인 노력을 손쉽게 할 수 있도록 안내하는 도구이다. 혼란스러운 영역이 있다. 환자와 면담할 때 실수를 하기도 하고 당황하거나 서투른 순간들이 많이 있다. 이 책은 그 모든 것을 예방하지는 못하나 면담기술의 발달을 촉진시킬 것이다.

이 책은 수련의 일부로서 정신과 사정을 하는 초보 임상가들에게 필요한 핸드북이다. 그들 가운데는 정신과 레지던트, 의대생, 인턴 심리학자, 사회복지 인턴, 정신건강전문요원, 간호대학생, 진단적 사정을 내릴 필요가 있는 의료분야의 수련생들이 해당될 것이다.

이 매뉴얼이 아닌 것은?

이 책은 정신과 면담을 위한 교과서는 아니다. 면담에 관한 교과서(Shea 1988; Othmer 1994; Morrison 1995)는 이미 많이 나와있지만 내가 좋아하는 책은 Shea 의 Psychiatric Interviewing: The Art of Understanding이다. 교과서들은 이 책보다 더 철저하고 지식이 광범위하지만 초보자들이 알아야 할 기본 개념이 한 눈에 들어오지 않는다는 약점이 있다. 또한 교과서는 가지고 다니기 불편하므로 나는 다양한 임상현장에서 손쉽게 가지고 다니면서 볼 수 있는 책을 쓰고 싶었다. 사람들은 말하기를 교과서를 사서 여기 저기에다 두고, 보다 깊이 있게 읽고 싶을 때 언제든지 볼 수 있도록 하라고 한다.

이것은 또한 정신질환을 위한 핸드북이 아니다. 이미 그런 목적으로 출판된 책이 많다. 그래서 나는 그런 질환을 진단 내리는 간단한 방법을 안내할 수 있는 매뉴얼을 집필하였다.

마지막으로 이것은 정신치료 매뉴얼이 아니다. 이 책에 서술된 많은 부문의 기술은 정신치료 첫 면담에서 사용할 수는 있지만, 신속하게 진단적 사정을 하는 것이 정신치료가 아니다.

나는 독자들이 이 책을 즐기기를 바라고, 읽고 난 후 면담하는 데 자신감을 갖게 되기를 희망한다. 면담을 시작할 때 루즈벨트가 한 말을 기억하라. : "실수 해본 적이 없는 사람은 결코 아무것도 할 수 없는 사람이다." 행운이 있기를!

4차 개정판을 내면서

정신과 면담 1판이 출판된지 벌써 17년이 되었다. 내가 1995년에 매사추세츠 병원에서 고참 레지던트였을 때 시작한 프로젝트가 놀랍게도 지금은 간편 정신과 면담 매뉴얼을 찾는 사람들에게 표준 지침서가 되었다.

정신질환의 공식적인 진단명이 DSM-5로 개정이 되어 그에 맞게 개정하였다. 치매(지금은 주요 신경인지장애라 불리는), 물질남용, 식이장애, 주의력결핍장애 그리고 신체화 장애를 어떻게 진단하는지 주요 변화들이 있다. 이외에도 문헌고찰을 새롭게 하여 개정하게 되었다.

정신과 면담은 독일어, 일본어, 한국어, 포르투갈어와 그리스어로 번역이 되었다. 전세계의 임상가들이 적극적 경청의 중요성과 정시에 정확한 질문을 한다는 것이 얼마나 중요한지를 이해한다는 것이 내게는 매우 감사한 일이다. 훌륭한 임상가가 된다는 것은 평생의 헌신을 요구한다. Vince Lombardi가 말했듯이 "완벽은 도달할 수 있는 게 아니다. 그러나 우리가 완벽을 추구한다면 수월성을 따라잡을 수 있다."

Daniel J. Carlat, M.D.
Newburyport, Massachusetts, 2016

감사의 글

4차 개정판도 이전의 개정판과 마찬가지로 Dr. Shawn Shea 에게 감사한 마음으로 시작했다. 그의 고전적인 교과서 Psychiatric Interviewing : The Art of Understanding은 이 주제에 관심을 갖게 해주었다. 그는 나의 일생에 대단한 친구이자 멘토이다.

역시 정신과 의사인 나의 아버님 Paul Carlat은 환자를 돌볼 때 개인적 자질은 어느 것이든 도움이 될 수 있음을 알려주셨다. 아버님은 독특한 정신치료와 약물치료를 함께 병용하면서 정신과 진료를 계속 수행하고 계시다. 그의 지도로 도움을 받아온 샌프란시스코 베이 지역의 많은 다른 젊은 정신과 의사들과 나에게 그는 역할 모델이시다.

정신과 수련을 했던 매사스세츠 종합병원(MGH)의 많은 직원들은 이 원고를 작성하는 데 막대한 도움이 되었다. 특히 환자를 매우 실제적으로 신선하게 돌보았던 Dr. Ed Messner 에게 감사 드린다. 환자들과 마음을 통하는 방법으로 공감과 수많은 다른 면들을 가르쳐주셨던 Dr. Paul Hamburg, 수련의 시절에 입원병동장이며 유능한 임상가이신 Dr. Paul Summergrad는 내가 환자와의 면담을 위해 노력하는 것을 보고 많은 지지를 해주셨다. Dr. Carey Gross는 가장 어려운 환자에게 정확한 진단을 신속하게 내리는 놀라운 능력을 갖고 계신 분인데 나에게 계속 영감을 불어넣어 주셨다. 그리고 Dr. Anthony Erdmann은 선별 질문을 하는 데 전반적으로 도움을 주셨다. 또한 이 프로젝트 전체를 통해 많은 격려를 해주신 Cambridge 병원의 Dr. Leston Havens에게도 특별히 감사드린다.

또한 MGH의 정신과 수련의들에게 감사드린다. 면담 교과과정을 개발하면서 가르치던 1994년에서 1995년 학기 중의 수련의들이 많은 편의를 보아주었다. 특히 수업시간을 늘 즐겁게 만들었던 수련의들과 심리학자 동료들, Drs. Claudia Baldassano, Christina Demopulos 그리고 Harvard Gardens Club의 공동회원인 Alan Lyman과 심리학자 Dr. Robert Muller에게 감사 드린다.

마지막으로 Anna Jaques Hospital의 정신과 병동 직원들께 감사드린다. 이 책에서 서술한 많은 기법들을 그곳에서 시험해 볼 수 있었다. 훌륭한 멘토링은 학문의 영역을 넘어서까지 계속할 수 있음을 생생하게 보여준 나의 친구이면서 의국장인 Dr. Rowen Hochstedler에게 특별히 감사드린다.

옮긴이의 말

"정신과 환자와의 면담"을 번역하는 시간은 참으로 유쾌하고 즐거운 시간이었다. 원저자의 글 쓸 때 마음이 그대로 전달되어 오는 느낌이 들었다.

어떤 내용은 그냥 영어로 하는 것이 훨씬 전달이 잘 될 것 같은 부분들도 많았다. 원문에 충실하면서도 우리 말로 보다 쉽고 명료하게 번역한다는 것이 참으로 어려운 일임을 절감하였다.

이 책은 전문의료인이 아니라도 학생들, 수련생들, 그리고 정신질환자 가족들이 정신과 환자와 이야기할 때 도움이 되는 팁이 가득 들어있다. 아마 일반인들도 정신적인 어려움이 있는 사람들과 어떻게 이야기하는 것이 좋을지 어떤 아이디어를 얻을 수 있으리라 생각된다.

미국 뉴욕에서 정신전문간호사로 일하면서 이 책을 소개해 주고 처음에 함께 번역에 참여했던 정지은 선생님에게 감사 드린다. 그리고 이 책을 한국어로 펴낼 수 있도록 허락을 받고 기꺼이 출판해 준 군자출판사에 감사의 인사를 전한다.

희망하기로는 독자들도 이 책을 읽으면서 정신과환자와 좀 더 편안하게 다가가면서 이야기할 수 있는 기술이 증진되기를 바란다.

2019. 1
이광자제

목차

Ⅲ　진단을 위한 면담 : 정신과적 증상 리뷰

Ⅳ 치료를 위한 면담

부록

I

효과적인 면담의 일반 원칙

01 장

1차 면담

4가지 과제
- 치료적 관계 형성
- 정신 의학적 기초자료 수집
- 진단을 위한 면담
- 환자와 치료 계획 협상

3단계
- 시작단계
- 개입단계
- 종결단계

진단적 면담의 4가지 과제

환자를 처음 만날 때는 그가 고통받고 있다는 것 외에 아는 것이 하나도 없다. 무언가 분명해 보이기는 하지만 어떤 점을 잃기가 쉬움을 함축한다. 처음 만나서 '안녕하세요'라고 인사하는 것에서부터 우리 직업은 진단을 내리기보다 환자의 고통을 완화하는 것이다.

오해하지 말라—진단은 중요하다. 그러나 진단은 고통을 완화하는 길의 첫걸음일 뿐이다. 그리고 DSM의 공식적 진단으로 많은 딘시가 없어도 첫 면담에서 환자를 충분히 도울 수 있다.

2005년에 2차 개정판이 나왔을 때 정신과에서는 확고한 진단적 기준의 가치에 대해 의문을 갖기 시작했다. 우리는 '주요 우울증'이 특정 '질환'을 함축하는 것이 아니라 오히려 거대한 잠재적 문제들임을 깨닫게 되었다. 환자들은 각기 그들 특유의 우울증을 갖고 있다. 다시 말하자면 환자들은 그들만의 개별적인 치료접근을 필요로 하고 있었다. 몇 년 전에 우울증이 있었던 24세 여성이 대학졸업 후 갈팡대고 있었다. 해결책은 목표를 명확히 하도록 돕는 것일 수 있다. 45세 홍보담당 매니저가 아내의 혼외 관계에 대한 사실을 알고 난 후에 우울해졌다. 해결책은 부부치료를 받을 만큼 아내에 대한 신뢰가 있는지 결정하도록 돕는 것일 수 있다. 잘 자란 3명의 자녀가 있고 결혼생활도 아무 문제가 없는 37세의 우울증 여성에게는 아마 항울제가 필요할 것이다.

이런 사례들에 대한 내 요지는? 세계적인 DSM 진단의로 뛰어들기 전에 환자를 만나면서 그의 생애에 대한 진단을 내리기보다 오히려 그의 생애에 대해 생각해보는 것이 필요하다. 자연스런 공감과 **연민, 그리고 직관으로** 들어가라. 이런 것들이 심리적 치유의 본질을 나타내기 때문이다. 현명한 동료인 Brian Greenberg는 한때 이런 말을 했다. "나는 DSM매뉴얼을 밀쳐놓고 스스로에게 이렇게 물어본다. '브라이언, 이 사람과의 여행을 어떻게 쉽게 할거니?'"

진단적 면담은 진단을 내리기 위한 것이 아니라 치료를 하기 위한 것이다. 면담하는 동안 이런 큰 목표를 염두에 두고 면담에 임하지 않으면 환자는 다음에 다시 오지 않을 수 있다. 그래서 정신장애 진단 및 통계 편람DSM-5을 보고 정성들여 내린 진단명은 단지 환자 차트에 기재된 채 의무기록실에 방치되고 말 것이다.

한 연구 결과를 보면 치료의 4번째 회기 전에 약 50%의 환자가 탈락하고 대부분은 첫 번째 면담 후에 다시 오지 않는 것으로 나타났다Baekeland and Lundwall 1975. 치료를 중단하는 이유는 여러 가지이다. 어떤 환자들은 치료자와 관계가 잘 형성되지 않아서, 또 어떤 환자는 첫 번째 방문한 병원에서 치료에 대해 거의 무관심했기 때문에, 또는 1차 면담으로 스트레스를 충분히 견디어 낼 만한 용기를 받았기 때문일 수도 있다Pekarik 1993. 결국 중요한 것은 1차 면담 시에는 진단 내리는 것 이상의 일이 일어나야 한다는 것이다. 즉 치료적 동맹을 형성하고, 치료에 대한 의욕을 불러일으키며, 치료계획을 협상하는 것이 지극히 중요하다.

초기 면담에서 4가지 과제는 상호 연결되어 있다. 환자를 알아 가면서 치료적 관계가 수립된다. 질문을 하는 바로 그 행동이 관계를 만들어 간다. 우리는 따뜻한 관심을 보이는 사람들을 좋아하는 경향이 있다. 질문하면서 가능한 진단을 내릴 수 있고 진단을 생각하면서 자연스럽게 치료 계획을 협상하는 과정으로 나가게 된다.

치료적 관계 형성

치료적 관계는 모든 심리적 치료에서도 기본이다. 3장(치료적 관계)에서 치료적 관계에 직접 초점을 맞출 것이며, 4장에서 13장까지는 환자와 치료적 관계를 증가시키는 데 도움이 되는 다양한 면담 기법을 제공하고 있다.

정신의학적 기초자료 수집

정신과 병력으로 알려진, 정신의학적 기초자료에는 최근에 나타난 임상증상과 관련된 과거력을 수집하는 것이다. 이런 주제들은 단원 II에서 다룬다. 정신과 병력은 현 병력을 포함하여 정신과 과거력, 신체병력, 가족의 정신병력, 그리고 사회력과 발달력을 포함한다. 이러한 정보수집은 면담의 바탕을 이루고, 이런 단계를 통해서 치료적 관계를 형성하고 유지하도록 한다.

그리고 진단을 위한 면담인 다음 단계로 넘어가게 된다.

진단을 위한 면담

진단을 위한 면담 능력은 임상가의 뛰어난 기술 중 하나로서 전문직 생활을 통해 계속 연마하고 발달시켜야 할 것이다. 단원 III에서 이 기술을 알려준다. 여기에 DSM-5 진단 목록을 어떻게 기록하는지(19장)와 가설적인 진단의 검증방법(20장), 그리고 각 진단을 중점적으로 다룬 장에서 주요 DSM-5 진단을 위해 어떻게 선별 질문을 하고 탐구 질문들을 하는지 서술하였다(22장에서 31장까지).

환자와 치료 계획을 협상하고 의사소통

환자와 치료 계획을 어떻게 협상하고 의사소통 하는지에 대해 수련기관이나 대학원에서 잘 가르쳐 주지 않으나, 추천한 치료방침을 환자가 잘 이행할 것인지를 확실히 하는 것이 가장 중요할 것이다. 만약 환자가 치료진의 설명을 이해하지 못하고, 그 충고에 동의하지 않고, 치료진에게 말하는 것에 편안함을 느끼지 못한다면, 면담은 하지 않는 편이 더 낫다. 환자 교육과 임상적 협상 기술에 대한 팁을 위하여 단원 IV의 치료를 위한 면담을 보라.

진단적 면담의 3단계

진단적 면담은 초기, 중기, 말기로 이루어진다. 그러나 초보자는 이러한 명백한 사실을 잊어버리고 면담을 구조화하고 페이스를 조절하는 것을 실패한다. 그 결과 마지막 5분 안에 보통 50여 가지의 질문을 정신없이 하다가 면담이 종결된다.

첫 면담에서 막대한 양의 정보가 수집되는 것은 사실이고, 시간이 문제인 것처럼 느껴질 수도 있다. 그러나 숙련된 면담자들은 촉박하게 느끼지 않는다. 그들은 서두른다는 느낌을 주지 않으면서도 짧은 기간에 많은 양의 정보를 얻는 능력을 가지고 있다. 좋은 면담자의 비밀 중 하나는 3단계를 적절히 사용하여 면담을 활발하게 구조화시키는 능력이다.

초기: 시작단계(5~10분)

초기 단계는 환자를 만나서, 그의 생활에 관해서 일부 알게 되면서, 잠깐 침묵함으로써 환자가 오게 된 이유를 말할 수 있는 시간을 준다. 이는 치료적 관계를 형성하는 중요한 단계이기 때문에 3장에서 좀 더 자세하게 다루어진다; 환자는 치료자가 신뢰할 만한지 아닌지를 초기에 결정한다. 초기 단계는 주의 깊게 면담 전 준비를 하는 것에 기반을 두는데 2장 논리적 준비에서 다룰 것이다. 면담 전에 무엇을 해야 할 것인가? 세부적인 주의깊은 관심은 첫 5분 동안 환자와의 관계에 완전히 집중하도록 한다.

중기: 개입단계(30~40분)

초기 단계가 지나면 일차 가설적인 진단을 내리고(20장), 개입 단계 동안 질문해야 할 우선 사항들을 결정할 것이다. 가령 우울, 불안, 약물 남용등이 아마 특정 환자의 문제일 가능성이 있다고 결정할 수 있다. 그리고 그 문제들에 대해서 구체적으로 질문하기 위해 면담전략을 세울 것이다. 현재력(14장), 우울, 자살생각, 물질 남용(22장, 23장, 26장), 가족력(17장), 그리고 DSM-5진단기준(20장, 21장, 24장)에 맞는지 결정하기 위해 자세한 사정을 하게 된다. 일단 이 중요한 과제들을 완성하고 나면, 사회/발달력(18장), 신체병력(16장), 그리고 정신과적 증상(3부)과 같은 다른 주제로 계속 진행하게 된다.

말기: 종결단계(5~10분)

계속해서 진단을 위한 질문을 하고 싶어도 면담의 종결을 위해 적어도 5분은 남기는 것이 중요하다. 종결단계에는 2가지 요소가 포함된다. 즉 32장에서 나와있는 환자 교육의 기술들을 사용하여 사정한 것에 대해 논의하는 것이고, 또 하나는 치료계획이나 추후관리계획에 대한 동의를 이끌어 내기 위한 노력(33장)이다. 물론 처음에는 면담 후 많은 시간의 지도감독을 받지 않고는 일관성 있는 사정을 하기 어려울 것이다. 이 기술은 훈련을 통해 증진될 것이다.

02장

사전준비 : 면담 전 무엇을 할 것인가?

- 올바른 공간과 시간 준비
- 효과적으로 도구 사용
- 정책 개발

심리적 치유 작업은 초기시대의 성지나 최상의 입원 경험과 비교되는, 안전한 장소에서 시작된다. 심리적으로 안전한 공간은 자발적이고 효과적인 의사표시를 하게 하고, 동시에 의사표현과 가치를 허용하는 공동체를 나타낸다.

Leston Havens, M.D.
A Safe place

면담을 위한 세부사항에 대한 준비는 치료자와 환자가 더 아늑하고 스트레스가 적은 경험으로 시작하도록 하기 때문에 중요하다. 대개 수련받는 사람은 방을 찾고 확보하는 방법, 일정을 계획하는 방법 또는 효과적으로 기록하는 방법에 대한 훈련을 받지 않은 채 임상에 나가게 된다. 결국에는 의료현장에 들어가게 되는데 이 장은 그 과정을 촉진하는 데 도움될 것이다.

올바른 공간과 시간 준비

공간 확보

대부분의 클리닉과 수련 프로그램에서는 공간 전쟁이 일어나므로 공간을 확보하기 위해 싸워야 한다. 일단 확보하고 나면, 참호를 파고, 기병대를 요청하고, 필요한 것은 무엇이든지 하라.

내가 실제로 초기에 경험한 것이 생각난다. 수련 2달째에,

매사추세츠 종합병원 캠퍼스의 왜런 빌딩에서 막 슈퍼비전을 받고 나오는 길이었다. 오후 12시 55분이었고 왜런 빌딩에서는 먼 거리에 있는 외래진료실에서 예약된 환자가 있었다. 식당으로 가는 복도를 지나면서 환자와 직원들 주위를 지그재그로 달려가서 오후 1시 5분에 겨우 진료실에 들어갔다. 환자는 대기실에 있었고, 내 이마에서 땀이 흐르는 것을 환자가 보았다. 방 스케줄을 훑어보니 빈방이 없다는 것을 알았다. 비서가 825호실을 예약한 레지던트가 아직 나타나지 않았다는 것을 지적해 줄 때까지 나는 거의 공황 상태였다. 그래서 나는 환자를 재빨리 825호실로 데리고 가서 10분 늦게 면담을 시작했다. 그러나 5분 후에 노크소리가 들려서 문을 열었더니 레지던트와 그의 환자가 서 있었다. 나는 환자를 대기실에 다시 두고, 다른 방의 리스트를 찾아 헤매었다.

이 모험담이 어떻게 끝났는지 이야기하면서 당신을 괴롭히고 싶지 않다. 우리는 다음 방에서도 쫓겨나서 나는 창피를 당하고 환자는 매우 착한 환자였다는 것이 드러나고, 결국 치료 세션은 15분만에 끝났다.

여기에 방을 확보하는 방법과 방을 확보했다면 해야 할 것에 대해 과거부터 전해 내려오는 비법이 있다.

• **매주 같은 시간에 일정을 잡아라.** 매주 같은 시간에 방을 확보하려고 노력하라. 이는 일상적으로 당신의 매주 스케줄에 면담을 맞출 수 있는 방법이다. 정신과적 면담에 대해서라면, 규칙적인 것은 바로 친구이다. 정신 역동 심리치료사는 이런 규칙적인 것—같은 시간, 같은 방, 같은 인사말—을 틀이라 부른다. 그것을 한결같게 하는 것은 정신 심리학적인 탐구 작업에서 주의가 산만해지는 것을 감소

시킨다.

- **어떤 방법으로든지 자신만의 방을 만들어라.** 일주일에 단지 몇 시간만 그 방에 있다면 이것은 쉽지 않다. 병원 정책이 이것을 금지할지도 모르고 또는 무례할 수도 있다(가령 정규직원의 사무실을 사용한다면). 가능하다면, 책상이나 벽에 사진을 걸고, 화분을 배치하고, 몇 권의 서적을 선반에 두고, 파일을 꽂아두라. 그러면 그 방은 좀 더 당신의 공간같이 느껴질 것이고, 그것은 환자에게 좀 더 편안하게 생각될 것이다. 그런데 만약 사진을 놓는다면, 당신의 친구나 가족사진을 놓기 전에 두 번 생각해보라. 그것이 어떤 환자들에게는 전이현상을 가져올지도 모르기 때문이다.

- **시선을 바꾸지 않고도 시계를 볼 수 있게 좌석을 배치하라.** 환자 바로 뒤에 벽시계를 두는 것이 효과적이다. 치료자와 환자 사이에 탁상시계나 손목시계를 두는 것도 괜찮다. 이것은 환자를 방해하지 않고 시간이 지나가는 것을 알 수 있게 한다. 치료자가 자주 시계를 쳐다본다는 것을 환자가 알아차리면 환자는 마음의 문을 닫게 된다. 환자는 "나는 이 면담의 끝을 기다릴 수 없다."라는 뜻으로 받아 들인다. 짧은 시간 안에 많은 양의 정보를 수집하면서 시간을 꼭 보아야 한다. 실제로 충분히 시간을 조절하고 있다는 것을 알게 되면, 모순적이게도 덜 산만해지고 환자를 위해서 보다 더 현재에 있게 만든다 .

시간을 보호하라.

시간은 단지 흘러 가는 것이고 내가 그 속에서 낚시질을 하는 것이다.

Henry David Thoreau

이것은 치료자가 환자를 낚시질해야 한다는 것을 말하는 것이 아니다(비록 면담을 하는 동안 보통 어떤 것을 낚으려고 하고 있을지라도). 좀 더 정확하게 말하면, 앞서 말한 평화롭고 거의 훌륭한 면담을 하기 위해 계획된 시간을 보호해야 한다. 그것을 어떻게 할 것인가?

환자보다 일찍 도착하라.

면담하기 전에 정서적으로 전략적으로 자신을 준비할 시간이 필요하다. 마음을 가라앉히고 필요한 서류나 유인물을 준비하라. 긴급한 자동응답메시지에는 응답하라. 마음을 편하게 하는 것은 무엇이든지-심호흡을 하거나 명상 또는 낱말 맞추기 놀이 등을-하라.

나는 이전에 눈에 띄게 불안해하는 면담자를 관찰했다. 그는 다리를 꼬았다 풀었다 했고 끊임없이 오른쪽 엄지손가락을 왼쪽 손바닥에 짓이겼다. 결국 환자가 면담을 중단하고 '선생님, 괜찮으세요? 초조해 보이십니다'라고 물었다. 그는 웃으며 '괜찮습니다' 라고 말했다. 그런데 그는 수련의가 아니라 전문의 중 한 명이었다.

장애물을 예방하라.

장애물을 예방하는 다양한 방법들이 있다:

- 진료실 비서에게 당신에게 온 메시지를 남겨달라고 부탁해라.
- 교환원에게 긴급한 호출을 제외하고 모든 것을 보류해달라고 부탁해라.
- 호출기를 진동형태로 두고 긴급한 호출에만 응답해라.
- 호출기를 동료에게 맡겨라.

예약을 너무 많이 받지 마라.

당신의 한도를 알라. 처음에는 환자 기록을 제외하고도, 환자
에 대한 평가를 끝내는 데 1시간 30분이 걸릴지도 모른다. 그
렇다면, 2시간당 한 명의 환자를 예약 받아라. 물론 병원에서
는 그런 느슨한 스케줄을 계속 허용하지 않을 것이지만, 차츰
좋아질 것이고 효율적이게 될 것이다. 결국 1시간 안에 환자
에 대한 평가와 기록을 끝내는 것이 목표가 되어야 한다.

기록과 서류작업을 위한 충분한 시간을 남겨라.

서류작업을 위해 필요한 시간은 임상가와 기관에 따라 다를
것이다. 해답은 얼마나 걸리는지 알아내고, 당신의 스케줄에
맞추어 방을 마련하는 것이다. 부인하지 마라. 만약 당신이 서
류 작업이 느리다면, 그것을 인정하고 그에 맞추어 계획하라.

　나는 훌륭한 정신과 의사를 한 명 알고 있는데, 그는 환자를
1시간 만나면 그와 관련되어 차트를 작성하고, 전화하고, 그
리고 잡다한 서류 작업을 하는 데 30분만 써야 한다는 것을 배
웠다. 만약 6시간 동안 환자를 본다면 환자와 관련된 부수적
인 일을 처리하기 위해서 3시간을 따로 저녁 스케줄에 넣어야
한다. 비록 시간당 임금이 낮아지더라도, 원하는 일을 하는 것
으로 만족감을 얻는다.

　자, 나는 이렇게 할 수 없어서, 다음 예약 전에 모든 부수적
인 일을 모두 끝낼 수 있기 위하여 환자와의 시간을 약간 줄여
서 일정을 잡는다. 요점은 햄릿의 폴로니우스_polonius_ 가 말한 대
로 '자신을 알고 자신에게 충실하라_know thyself, and to thine own self be true_'
이다.

임상 도구를 효과적으로 사용하라

"임상도구"라는 것은 면담 양식, 유인물, 설문지 등을 말한다. 이것들을 어떻게 사용하는지에 대한 공식적인 훈련은 받지 않았지만, 매일 많은 환자를 볼 때 없어서는 안 되는 것들이다. 아래의 모든 서류 양식은 부록에 있으므로 원하는 것을 사용하거나, 복사해도 좋다. 그 모든 것이 어느 정도 유용할 수도 아닐 수도 있다. 또는 다소 조정할 필요가 있을 수도 있다.

긴 정신과 면담 양식

긴 정신과 면담양식(부록B)은 매사추세츠 종합병원 정신과 의사인 Anthony Erdman이 사용 하는 것을 차용하였다. 그는 환자와 대화하면서 기록하고 그것을 차트에 붙인다.

장점

이 양식은 기록한 쪽지를 챠트에 직접 붙이므로 시간이 절약되고 철저한 자료 평가를 보증한다.

단점

환자를 알려고 하기보다 서류 양식을 채우는 데 더 관심 있어 보이면 그들은 마음 문을 닫을 수 있다.

간편 정신과 면담 양식

간편 양식(부록 B)은 평가를 바로 받아 적어야 하거나 나중에 더 긴 양식에 자세하게 기록해야 할 때 대강의 기록을 위해 사용할 수 있다.

장점

이 양식은 치료자와 환자 사이에 장애를 줄여주고 나중에 기록을 적는 동안 기억해 내기가 쉽다.

단점

간결한 양식은 평가를 덜 철저하게 할 수도 있다.

정신과 면담 포켓 카드

포켓 카드(부록 A)는 포함해야 할 주제들을 모두 기억하게 만든다. 만약 대부분의 정보를 기억할 수 있다면 빈 종이에 간단히 기록하거나 전혀 하지 않을 수도 있다.

장점

카드는 채워 넣어야 할 특정 양식이 없기 때문에 치료자와 환자 사이의 상호작용을 최대한 허락한다.

단점

필요한 정보가 포켓 카드에 전부 다 쓰여진 것이 아니므로 더 많은 기억력이 필요하다.

설문지

어떤 치료자는 기본 정보를 잃는 데 필요한 시간을 줄이기 위해서 환자와 처음 만나기 전에 부록 B에 있는 설문지를 환자에게 준다(부록 B).

장점

설문지는 환자의 직접적인 문제에 초점을 맞추는 첫 번째 면담에 더 많은 시간을 허락해 준다. 그것은 환자가 적극적으로 치료에 참여하고자 한다는 의식을 증가시킬 수 있다.

단점

모든 환자의 대답을 그대로 받아들인다면, 타당성 없는 정보가 수집될 수도 있다. 어떤 환자들은 설문지를 채우는 것이 부담스러울 수 있다.

유인물

환자들은 보통 자신의 장애에 관한 유인물(부록 C)을 받는 것을 좋아하므로 치료 순응도를 높일 수 있다.

장점

유인물은 진단에 대한 환자의 이해력을 높이고, 환자가 치료에 함께 협력하고 있다는 생각을 하게 해 준다.

단점

유인물은 환자가 치료 초기에 다룰 수 있는 것보다 불필요하게 많은 정보를 줄 수도 있고, 정보를 또한 잘못 이해할 수도 있다.

자신의 정책을 개발하라

특정 환자와 처음 예약하면서부터, 두 사람은 어떤 관계에 들어가게 된다. 긴급 상황이 발생하면 환자는 무엇을 해야 하며, 언제, 어떻게 치료자에게 연락을 취할 수 있는지, 치료자는 환자에 관해서 누구와 이야기 할 수 있는지, 예약을 지키지 못할 때는 어떻게 처리해야 하는지와 같은 문제들을 포함해서 이런 관계의 매개변수들을 결정할 필요가 있다. 이 때 다음과 같은 비법과 개념들이 치료자의 개인성향과 임상 환경에 맞추어 정책을 세울 수 있게 도울 것이다.

치료자에게 연락하기

환자가 어느 상황에서, 언제 치료자에게 연락할 수 있는지에 대한 한계를 정함으로 임상적 관계의 경계를 정의하게 된다. 이것은 초기에 세우는 것이 좋다. 그렇지 않으면 그것 때문에 고통받기 쉽다.

나는 수련의 시절 첫 번째 환자를 통해 어렵게 이것을 발견했다. 샐리는 40세로서 공항장애와 우울증을 가진 여자였다. 아버지와 말다툼을 한 후 위기센터에 왔을 때 처음 만났다. 30분 동안 그 환자와 이야기하고 다음주에 예약을 하였다. 그리고 나는 그녀에게 호출기 번호를 주고 이것이 '언제든지' 나와 연락하는 방법이라고 말했다. 다음주 토요일 아침 식사 중에, 샐리의 첫번째 호출전화가 왔다. 공황 발작이 일어났는데, 나와 10분 동안 대화하고 난 후 진정되었다. 그날 오후 자전거를 타고 있다가 또 샐리의 호출을 받았다. 나는 매사추세츠의 콩코드시의 시골길 어딘가에 있었고, 전화하기에는 너무 멀리 있었다. 10분 후에 '샐리에게 전화하라. 긴급함'이라는 호출이 또 왔다. 나음 한 시간 동안, 나는 6개의 호출을 더 받았고, 각각의 메시지는 놀란 병원 교환원이 더 많은 구두를 추가함으로써 점점 더 긴급해졌다. 마지막 호출 메시지는 '샐리에게 전화해라!!! 긴급!!!!!!'이었다. 마침내 내가 공중전화기를 발견했을 때 나의 심장은 세게 박동했다. 샐리는 선생님! 저 지금 막 또 공황발작이 일어났어요.'라고 말했다.

내가 나중에 배운 것의 첫 번째 힌트는 '역전이' 현상인 것을 알았다. 그 때 나는 그것을 넌더리남이라고 불렀다. 공황 발작이 일어날 때마다 나에게 전화할 필요가 없다고 말할 때, 목소리에 짜증이 묻어나지 않으려고 노력했다. 슈퍼비전을 잘 받고 난 후 다음 예약 때, 나는 몇 가지 기본 원칙을 마련했다. 호출은 주중 오전 8시부터 오후 5시 사이에만 할 수 있고, 그 외의 시간에는 위기 센터로 가도록 교육했다. 이 자체로 그녀의 공황 발작 빈도를 줄이는 데 도움이 되었다. 왜냐하면 공황상태일 때마다 정신과 의사와 전화 상담을 하는 강화를 없앴기 때문이다.

제안

- 집 전화번호나 휴대폰번호를 환자에게 절대로 주지 말고, 전화번호부에 번호를 기재하지 않도록 하라. 이 견해에 대해서는 동료들 가운데는 동의하지 않는 사람도 있음을 안다. 생명을 위협하는 특수상황에서만 사용될 수 있음을 이해시키고 사용하게 한다. 이런 특권은 거의 남용되지 않으며 휴대폰 번호를 알려주는 것은 언제든 연락이 가능하다는 것을 알려주는 것이라고 그들은 말한다.

- 호출기 번호를 알려주더라도 호출기를 받을 수 있는 가능한 시간을 명확히 말하라. 당신의 인생이 호출기 중심으로 돌아가지 않도록 하라. 호출이 불가능한 시간에 긴급 상황이 발생하면 어떻게 해야 하는지 알려주어라. 가령, 위기 센터에 전화할 수 있고, 만약 당신이 즉각 관여해야 한다고 당직 의가 판단하게 되면, 시간 외라도 호출할 수 있다고 지시할 수 있다.

- 만약 전화 응답 시스템을 가지고 있다면 환자는 그를 통해

치료자와 연락을 취한다. 전화 응답 시스템은 24시간 동안 접근할 수 있고, 원할 때마다 확인할 수 있으며, 나중에 다시 누구에게 언제 전화해야 할지 결정할 수 있다. 어떤 환자들은 단지 치료자의 녹음된 음성만으로도 마음이 편안해지기 때문에 전화할 것이다.

치료자가 휴가 중일 때는 환자가 위기 치료센터에 전화하는 것 보다는 오히려 치료자가 잘 알고 믿을 수 있는 임상가에게 환자를 잠시 맡길 것을 권한다. 그렇게 하면 어떤 임박한 위기 상황을 처리할 누군가가 확실히 준비되어 있다. 가령, 만성적으로 자살을 시도하지만 입원할 필요가 거의 없으며, 외래방문으로 위기를 잘 극복할 수 있는 환자가 있을 수 있다. 이런 환자에 대해서 동료에게 알려서 부적절한 입원을 막을 수도 있다.

많은 치료자들이 환자와 연락하는 방법으로 이메일을 사용한다. 이것은 환자의 휴대폰이나 전화 응답기의 이용과 상관없이 질문에 빨리 응답할 수 있기 때문에 시간을 절약할 수 있다. 그러나 다른 한편으로, 어떤 기본적인 규칙없이 사용하게 되면, 이것은 당신의 손에서 벗어날 수 있다. 환자에게 이메일로 의사소통하는 것은 치료의 형태가 아니라는 것을 아는지 확인하고 이메일을 어떤 목적으로 사용하는지에 대해서 구체석으로 말하라. 보통 이메일은 스케줄 변경과 처방전을 다시 써 달라는 용도로 제한될 것이다. 만약 이메일을 통해서 좀 더 임상과 관련된 질문들에 대답하기 시작한다면, 이것도 의학적 기록의 부분이라고 지각해라. 그리고 주고 받은 이메일의 사본을 출력해서 차트에 넣어야 한다. 더불어 많은 전문가들은 HIPAA 규약은 전자 의사소통을 위한 암호화된 이메일시스템을 사용할 필요가 있음을 요구한다고 믿는다. 그러한 시스템은 비싸고 다소 불편하므로 나는 개인적으로 이 가이드를 따르지 않는다. 대신 이메일 끝부분에 다음과 같은 메시지를 첨부한다. "이메일로 의사소통하는 것은 전달에 문제가 있다. 건강정보를 이메일로 이야기 하는 것은 위험에 노출될 수도 있다는 것을 알고 사용한다는 것을 의미함을 환자에게 알린다. 그래서 민감한 정보는 전화나 팩스나 우편으로 할 것을 신중히 고려하기를 권한다. 만일 이메일로 정보를 보내는 것을 원치 않으면 송신자에게 즉각 연락하기 바란다(2015년 10월에 나온 환자와 의사소통하는 다양한 방법에 관한 정보 The Carlat Psychiatry Report 를 참고하기 바람)."

환자에게 연락하기

환자의 여러 가지 전화번호들(예를 들어 집 전화번호, 직장 전화번호, 낮 치료센터 전화번호)을 반드시 알아두어라. 어떤 환자는 자신이 치료 중인 것을 가족이나 고용주가 아는 것을 원하지 않기 때문에 전화를 해도 괜찮은지 물어보아라. 임상적 정보를 얻거나 긴급한 상황에서 연락할 수 있는 가족이나 가까운 친구들의 전화번호를 알아두어라. 이러한 일을 하기 전에 반드시 환자의 동의서를 받아야 한다.

예약 취소

일상적인 관례는 긴급한 상황을 제외하고 환자가 예약을 취소하거나 치료자가 환자를 다른 의사에게 위탁하게 될 때는 적어도 24시간 전에 서로에게 알려야 한다고 환자에게 말해야 한다. 월급을 받는 치료자로서, 이 정책은 경제적인 면과는 관련되어 있지 않지만 중요한 임상적 장점이 있다. 예약을 지키기 위해서 두드러지게 노력하는 환자들은 치료적인 성공의 좋은 징조가 되는 치료의 전념에 대한 수준을 보여준다. 이런 정책은 그런 치료에 대한 전념을 격려해 준다.

면담을 반복적으로 취소하면 어떻게 될까? 첫째, 환자가 취소하는 이유를 파악하라. 정당한 이유가 있는가? 또는 환자가 불안이나 적대적인 감정을 표현하는 것인가? 당신이 막 휴가를 마치고 돌아왔는가? 만약 그렇다면, 환자가 당신에 의해 버림 받았다는 감정을 표현하는 것이므로 일반적인 것이다.

이 문제에 접근하는 한가지 방법은 정면 대응이다:

> 내가 휴가에서 돌아온 이후로 연속해서 세 번 예약을 취소하셨더군요. 무슨 일이 있습니까? 어떤 분은 저에게 화가 나서 그러시기도 합니다만.

> 폭식증의 원인에 관해 우리가 이야기한 이후로 여러 번 빠지고 있으시군요. 이 문제에 좀 더 천천히 이야기할까요?

03 장

치료적 동맹 : 정의, 중요성, 방법

- 따뜻하고 예의 바르고 정서적으로 민감하게 하라
- 임상 환경의 낯선 분위기를 적극적으로 없애라
- 환자가 먼저 말할 기회를 주어라
- 유능하다는 것을 보여주어 환자의 신뢰를 얻어라

치료적 동맹은 진단적 면담과정 중에 반드시 이루어야 하는 라포와 신뢰, 따뜻한 느낌이다. 치료적 동맹에 대한 대부분의 연구는 진단적 면담보다 오히려 정신치료의 배경에서 이루어 져왔다. 설득과 치유 Persuasion and Healing, Frank 1991의 작가이자 정 신치료 비교 연구의 아버지인 프랭크Jerome Frank는 효과적인 정 신치료에서 가장 중요한 요소는 치료적 동맹이라는 것을 발견 했다. 라포를 형성하는 것은 진짜 예술이다. 그래서 가르치기 어렵지만, 라포형성 능력을 증가시켜 줄 몇 가지 비법이 있다.

자기 자신이 되어라

좋은 면담자가 되는 방법에 관해 책과 연구를 통해 많이 배웠 더라도, 만약 지금 하고 있는 일에 자신의 개성과 스타일에 맞 는 방법을 찾아내지 못한다면, 정신과와 관련된 이 직업을 즐기지 못할 것이다. 자기만의 스타일을 찾지 못하면, 결국 다른 사람들이 해 왔던 일을 모방하게 될 것이며, 종국에는 지치게 될 것이다.

내 친구이자 동료인 샤피로 박사는 입원환자와 외래환자를 동시에 본다. 그는 그 일에 아무 문제가 없는 사람이다. 만일 당신이 환자라면, 당신은 그를 싫어하기 보다 훨씬 더 좋아하게 될 것이다. 그러나 어느 쪽이든 당신이 보는 것을 얻게 된다.

샤피로 박사 만의 스타일(비정통적인)의 두 가지 예시들:

1. 정신 병동의 복도를 걷고 있는데 샤피로박사가 다음에 면담할 환자를 발견했다.

- 샤피로 박사: **저런, 무슨 일 있어요? 얼굴이 다쳤어요?**
- 환자: **아니요. 다치지 않았어요.**
- 샤피로 박사: **그래요? 그런데 완전히 죽이는데!**

환자는 킬킬거리며 웃었고, 라포가 형성되었다.

2. 샤피로박사의 손가락 씨름 전략:

화나고 우울한 남자가 너무 일찍 퇴원을 요구한다고 직원이 이야기를 했다. 샤피로박사는 그 환자가 아무하고도 관계를 맺지 않고 있어 퇴원은 어느 정도 위험하다고 동의했다.

- 샤피로 박사: **퇴원하고 싶어하신다고 알고 있습니다.**
- 환자: **예 맞아요. 여기는 짜증나는 곳이에요. 아무도 저를 도와주지 않아요.**

- 샤피로 박사: **만약 환자분께서 저하고 손가락 씨름을 하셔서 저를 이길 수 있으면, 퇴원시켜 드리죠.**
- 환자: 뭐라고요?
- 샤피로 박사: (엄지손가락을 내밀면서) **농담 아닙니다. 질 것 같아서 겁나세요?**
- 환자: (샤피로 박사가 제안한 게임에 마지못해 응하며) **이건 미친 짓이에요.**
- 샤피로 박사: **하나, 둘, 셋, 시작**

  늘 하는 것처럼, 샤피로 박사는 아주 재빠르게 이겼다.

  이런, 당신은 병원에 더 있어야만 할 것 같습니다. 내일 봅시다.
- 환자: (졌음에도 불구하고 웃으면서) 그게 다예요?
- 샤피로 박사: **뭐라고요? 이야기 하고 싶어요? 좋아요. 그럼 이야기를 합시다.**

두 사람 사이에 의미있는 상호작용이 뒤이어 일어났고 환자는 적절한 추후관리를 받기로 하고 오후에 퇴원했다.

나는 반드시 샤피로 박사의 기술을 추천하는 것은 아니다. 그의 브르클린(Brooklyn)적 성향 때문에 훌륭하게 작용한 것이다. 실제로 부드러운 캘리포니아 출신인 내가 그렇게 했다면 실패했을 것이다. 중요한 깃은 흰지기 편안하게 느낄 수 있도록 상황에 맞게 자신의 성격을 적용시킬 수 있어야 하는 것이다.

따뜻하고 예의 바르고 정서적으로 민감하게

치료적 관계를 형성하는 특별한 면담기술이 있는가? 놀랍게도 그에 대한 대답은 아니요인데 이것은 좋은 소식이다. 런던의 연구자들이 이 질문에 대해서 깊게 연구했고 그 결과를 영국정신의학회지에 7편의 논문을 실었다Cox et al. 1981a, 1981b, 1988. 결론적으로는, 몇몇의 면담 스타일은 감정을 유도하는 데 똑같은 효과를 가진다고 한다. 그들이 관찰한 수련의들은 기본적으로 따뜻하고, 예의 바르고, 정서적으로 민감하게 행동했다. 이들이 어떤 기술을 사용하는지는 특별히 중요하지 않았고, 모든 기술들이 다 효과적이었다.

책을 통해서는 따뜻함이나 예의 바름, 민감함을 배우지 못한다. 만약 당신이 돕는 전문직에 종사하고 있다면 이것은 아마 당신이 이미 가지고 있는 특징들일 것이다. 1차 면담에서 이 특징들을 의식적으로 활성화 시켜라.

그러나 당신이 알아야 하는 치료적 관계를 형성하는 기술들이 있다:

- **공감적이거나 동정적인 진술** 여자친구가 떠났을 때 정말 힘들었을 것 같군요.와 같이 고통스러운 감정에 대해서는 수용하며 이해하고 있다는 것을 전달하라. 감정이입적인 진술을 너무 과용하지 않도록 주의하라. 부자연스럽고 성의 없이 들릴 수 있기 때문이다.
- **직접적으로 감정에 대해서 질문하기** 그녀가 떠났을때 기분이 어떠했습니까?와 같은 진술이 효과적이다.
- **반영하는 진술** 그녀에 대해 이야기 할 때 슬프게 들립니다.는 효과적이지만, 남용해서 사용되지 말아야 한다. 왜냐하면 빨히 속이 보이는 진술처럼 보여질 수 있기 때문이다. 만약 환자를 좋아하지 않는다면 어떻게 해야 하나? 물론 어

떤 환자들은 그들의 분노, 수동성, 의존성 때문에 즉시 호감이 가지 않을 수 있다. 만약 그런 특징들 때문에 괴로우면, 그 특징들을 정신병리학적 표현으로 보고, 그를 토대로 환자를 불쌍히 여기는 마음을 일깨우는 것이 도움이 된다. 또한 이런 부정적인 감정이 역전이를 표현한 것일 수 있는데, 이것은 13장에서 논의될 것이다.

임상환경의 낯선 분위기를 적극적으로 없애라

한 시간의 긴 정신과 면담은 낯설고 불안을 증폭시키는 경험이라는 사실을 잊어버리기 쉽다. 당신은 환자가 자신의 가장 깊고 상당히 부끄러운 비밀을 아주 낯선 사람에게 모두 드러내기를 바란다. 다음에 낯설음을 빠르게 없애는 몇 가지의 방법들이 있다.

- **자연스럽게 인사해라.** 환자에게 완벽하게 받아들여지는 인사 방법들이 있겠지만, 제일 좋은 방법은 자연스럽게 행동하는 것이다. 이는 보통 악수하면서 자신을 소개하는 것을 의미한다. 왜냐하면 많은 환자들이 정신과 의사는 비밀스럽고, 조용한 스타일로써 환자의 작은 움직임까지 세밀하게 파고 따져 유심히 본다는 편견을 가지고 있기 때문에 나는 처음 얼마 동안은 종종 잡담을 한다. 잡담은 이런 예상을 벗어나게 해 주어 환자를 편안하게 한다. 날씨에 대한 애기나 병원까지 오는 동안 겪은 교통 정체나 어려움에 대한 주제들이 포함된다.

  - 안녕하세요? 전 카랏 의사입니다. 만나서 반갑습니다. 여기 찾는 데 별 어려움이 없으셨기를 바랍니다.
  - 환자를 어떻게 부르는 것이 좋은지 묻고, 면담하는 동안

계속 그 이름을 사용하라.

- 제가 환자분을 왈렌씨 또는 미카엘이나 다른 이름으로 부르는 것이 좋으시겠습니까?

- 환자의 이름을 사용하는 것은 친근감을 증가시키는 아주 좋은 방법이다.

▶ 경고: 어떤 임상가나 환자들은 잡담을 전문적이지 않다고 생각한다. 나는 환자에게 어떻게 인사할지 결정하기 전에 외관상으로 환자를 본다. 예를 들어, 잡담은 감정적인 고통이 분명하게 드러나는 환자나 심한 정신병 환자들, 특히 피해망상을 가지고 있는 환자들에게는 적절하지 않다.

• **먼저 환자를 한 인간으로서 알려고 하라.** 어떤 환자들은 낯선 사람에게 민감한 이야기를 하는 것이 어렵다. 만약 환자가 이런 사람이라는 것을 감지했다면, 먼저 환자를 한 인간으로써 알려고 해도 좋다.

환자분이 저를 만나러 오게 한 문제를 이야기하기 전에, 먼저 환자분을 한 사람으로서 알고 싶습니다. 예를 들어, 어디에 사시며, 무슨 일을 하시는지, 그런 것에 대해서 말입니다.

처음에 환자에 대한 인구통계적 자료에 관해서 아는 것은 진단적 가설을 세우는 데 부가적인 도움을 주는 장점들이 있다. 그래서 서면이나 구두 발표 시 일반적으로 이런 정보로 시작한다. 이 환자는 경찰관직을 퇴직한 75세의 백인 남성으로, 작은 아파트에서 혼자 살고 있다. 이 정보만으로 이미 가설적인 진단을 내릴 수 있다. 이 환자는 부인을 사별하고 혼자 살며 우울증에 걸릴 위험이 높다. 노인이므로 치매에 걸릴 위험이 높다. 외관상으로 경찰관이라는 직업을 가졌으므로 아마도 정신분열병은 아닐 것이다. 등의 가설 세우기 시작할 수 있다. 면담을 시작하기 전에 기본적인 인구통계학적 자료를 안다고 해서 진단적 평가에서 요구되는 모든 질문이 면제되는 것이 아니지만 우선적인 질문의 방향을 잡는 데 도움이 된다.

- **면담의 목적을 환자에게 교육하라.** 모든 환자가 정신과 면담의 목적을 이해하고 있는 것은 아니다. 일부 환자들은 장기간의 정신치료의 시작이라고 생각할 수 있다. 환자가 자신의 영혼을 쏟아내고 있는 동안 조용히 앉아서 불가사의한 분위기를 품고 있는 임상가를 보고 대중매체에서 접한 기대감으로 환자는 면담을 시작하게 된다. 심리적 요인 때문에 치료가 잘 안 된다고 생각하는 내과 전문의에 의해 정신과에 의뢰된 또 다른 부류의 환자들은 그들이 왜 정신과에 와서 면담을 하고 있는지 이유를 전혀 알지 못할 수도 있다. 그러므로 환자가 면담의 목적을 이해하고 있는지 묻는 것으로 시작하는 것이 도움이 된다. 환자에게 예상되는 면담의 시간, 어떤 종류의 질문을 할지, 그리고 필요하다면 앞으로의 치료를 계속할 것인지의 여부를 포함해서 설명을 하는 것 역시 도움이 된다.

- 면담자: 그래서 존슨씨, 내과의사에게서 왜 정신과 면담을 해야 하는지 설명 들으셨습니까?

- 환자: 그분은 선생님이 저의 신경과민을 치료할 수 있을 거라고 말했어요.

- 면담자: 저도 그렇게 할 수 있기를 바랍니다. 오늘 우리가 할 것은 주로 환자분에 대해서 알아볼 것입니다. 오늘 약 50분이 걸릴 것이며, 저는 환자분에게 신경과민, 가족, 그리고 그 외의 문제들 등에 대해서 질문 할 것입니다. 그래서 그 모든 것들은 환자분에게 지금까지 일어난 문제들을 있게

한 원인을 가장 잘 이해하게 해 줄 수 있습니다. 환자분의 문제가 어떤 것인지에 따라, 사정을 끝내기 위해서 2번 정도 만나게 될 것입니다. 그러나 제가 여기서 환자분과 이야기를 한다고 해서 앞으로 제가 환자분을 장기간 치료할 사람이라는 의미는 아닙니다. 면담이 끝난 다음에 다른 사람에게 치료를 의뢰할지도 모릅니다.

• **환자의 투사를 다루어라.** 수치심이 정신장애와 관련이 있다는 것을 명심하라. 환자들은 보통 자신의 부정적인 자아상을 치료자에게 투사한다. 그들은 당신이 비판적이거나 판단하고 있다고 생각할지 모른다. Havens (1986)은 이것을 인식하여, 환자에게 안전감을 증가시키기 위해서 '역투사적 문장counterprojective statement'을 사용할 것을 추천하였다.

환자분께서 낯선 사람에게 모든 이야기를 한다는 것이 쉽지 않을 수 있습니다. 제가 어떻게 생각할지 누가 알겠습니까? 하지만 사실, 저는 당신을 이해하고 돕기 위해서 여기에 있다는 것을 알아 주셨으면 좋겠습니다.

임상 사례

피해망상 환자는 주로 면담자에게 악의를 투사한다. 다음 예에서, 면담자는 직접적으로 이런 종류의 투사를 다루고 있다.

• 면담자: 제가 왜 이런 질문들을 하는지 생각하고 있으십니까?
• 환자: 당연하죠, 틀림없이 궁금할 것 같군요. 무엇이 그렇게 궁금하십니까? 이 모든 정보를 가지고 어떻게 할 겁니

까?
- 면담자: 저는 환자분을 돕고 더 잘 이해하는 데 이것들을 사용할 것입니다. 이 정보들은 비밀보장이 됩니다.
- 환자: (능글맞게 웃으며) 전에도 그런 말을 들었습니다.
- 면담자: 누군가가 환자분과 한 비밀유지에 대한 약속을 어겼습니까?
- 환자: 맞아요.
- 면담자: 그렇군요. 환자분이 저와 이야기하는 것을 왜 조심스러워하는 이해할 수 있을 것 같습니다. 아마 환자분은 저도 그럴 것이라고 생각하는 것 같습니다.
- 환자: 그걸 누가 알겠어요. 당신을 믿을 수 있는지.

면담 전에 불신 문제를 미리 다룸으로써 그 후의 면담에서는 좀 더 협조적으로 되었다.

면담 시작 시 환자가 먼저 말할 기회를 주어라

한 연구에서, 면담을 처음 시작할 때 단지 23%의 사례에서만 환자가 먼저 자신의 걱정거리를 말할 기회를 주었다Beckman and Franckel 1984. 이 환자들이 말하는 도중에 중단되는 시간은 평균 18초 정도이다. 이처럼 고도로 통제된 면담으로는 환자의 입을 통해서 중요한 임상 정보가 표현되지 않을 것이다Platt and McMath 1979.

구체적인 질문을 하기 전에 환자가 먼저 약 5분 정도 마음대로 말할 수 있는 자유Morrison 2014를 주도록 하라. 이것으로 두 가지 목표를 달성한다; 첫째 그렇게 함으로써 환자는 당신이 경청을 잘하는 임상가로 생각하기 때문에 라포가 잘 형성된다. 둘째, 이것은 환자를 괴롭히는 문제들을 잘 이해해 줄 가능성을 증가시켜 그로 인해 정확한 진단을 내리게 한다. Shea (1988)는 초기 경청 단계를 스카우트기간 scouting period 이라고 부른다. 왜냐하면 그 단계를 통해서 면담의 후반부에 점검해야 할 정신병리에 대한 단서로 이용될 수 있기 때문이다. Othmer와 Othmer (2001)는 이 단계를 준비기간 warm up 이라고 부르기도 한다. 이는 치료자와 환자 사이의 편안한 분위기를 만들어서 앞으로 있을 많은 양의 진단적 질문으로 인해 환자의 의욕을 꺾지 않게 하기 때문이다.

물론 융통성을 가져야 한다. 어떤 환자들은 너무나 애매하고 지리멸렬하게 말해서 즉시 질문을 해야 할 것이다. 반면에 어떤 환자들은 너무 또렷하고 조리 있게 표현해서 10분이나 20분 동안 말할 시간을 주면 치료자가 알아야 할 필요가 있는 정보들을 거의 다 말해줄 것이다.

임상가마다 자신만의 첫 질문을 만들어야 하지만, 모든 첫 질문들은 개방형 질문이어야 하고 환자의 이야기를 이끌어 낼 수 있어야 한다. 첫 질문들에 대한 여러 가지 예가 있다.

- 오늘 진료실에 온 것은 무엇 때문입니까?
- 오늘 저를 찾아온 것은 무엇 때문입니까?
- 어떤 문제들이 당신을 힘들게 합니까?
- 제가 어떻게 도와드리면 좋겠습니까?
- 제가 무엇을 할 수 있을까요?

면담하러 온 환자의 목표를 즉각 탐색하기 위해 다른 방법으로 첫 질문을 할 수도 있다. Chang and Nylund (2013)가 추천한 방법으로 소위 "해결중심면담"이다.

"무엇이 힘드십니까"라는 질문보다 "오늘 진료가 무슨 도움이 될거 같습니까?", "이곳에서 어떤 다른 것을 보고 싶으십니까" 이런 방법은 특히 본인은 아무 문제가 없는데 억지로 끌려왔다고 생각하는 환자에게 좋다.

또 이와 관련된 질문 유형으로 "기적질문"이 있다. 이것은 "평상시처럼 오늘 밤도 침실에 누웠다고 상상해보세요. 그리고 깨어났는데 기적이 일어났다고 상상하세요. 이 기적 때문에 우울증(또는 환자의 어떤 문제)이 사라졌다고 합시다. 그럼 내일은 어떨 것 같습니까?"

환자: "꾸물대지 않고 정시에 일어나서 아침을 거르지 않고 먹고, 싸우지 않고도 모든 것이 잘 될 거 같아요. 그러고 나서 일하러 갈 것입니다. 사람들이 나에게 너무 많은 일을 요구하면 '노'라고 자신 있게 말할 수 있을 거예요"

유능하다는 것을 보여주어 환자의 신뢰를 얻어라

이것은 초보자에게 까다로운 부분인데, 그들은 능력이 아닌 다른 무엇이 있다고 느낀다. 사실, 환자는 치료자의 소속자체만으로 불신의 면제부를 준다. 당신이 일하는 병원이나 기관 자체 때문에 단순히 유능하다고 믿는다. X병원이나 Y대학병원에서 일한다는 것으로 당신은 유능한 것이 틀림이 없다. 이미 부여된 신뢰는 면담의 처음 몇 분간은 통할 것이나 이 후에는 환자의 존경을 획득해야 한다.

환자의 신뢰를 얻는 것은 생각보다 훨씬 쉽다. 초보자라 하더라도, 환자보다 정신 질환에 관해서 훨씬 더 많이 알고 있기 때문에 당신이 묻는 질문들로 인하여 이런 지식들을 소유하고 있음이 전달된다. 예를 들어, 환자가 우울하다고 말하면, 당신은 즉각 수면과 식욕에 관해서 묻게 된다. 이런 방법으로 관련된 자료를 도출해내는 당신의 능력으로 환자는 깊은 감명을 받게 될 것이다.

그밖에, 유능함을 나타내는 평범한 방법으로는 전문인답게 옷을 입고 자신감 있는 태도를 취하는 것이다. 면담의 마지막에, 의미 있는 피드백을 주게 되면 당신의 능력은 환자의 존경을 보다 굳건하게 받게 될 것이다.

04 ^장

질문하기 I : 위협적인 주제에 접근하는 방법

- 행동이나 감정에 관한 환자의 당혹감을 줄이기 위해 정상화 질문 normalizing questions 을 하라
- 당황스런 행동에 대한 긴장을 완화하기 위해 죄책감 감소와 증상 기대 symptom expectation 를 사용하라
- 민감하고 부끄러운 행동의 실제 빈도를 결정하기 위해서 증상 과장 symptom exaggeration 을 사용하라
- 행동에 관해 질문할 때 익숙한 언어를 사용하라

항상 아름다운 질문을 하는 아름다운 응답자가 되어라.

E.E. Cummings

진단적 면담 과정에서, 대부분의 질문들이 환자에게는 위협적으로 느껴질 것이다. 정신과적인 증상이 있다는 것을 인정하는 것 자체만으로도 굴욕적이다. 그것은 사회적으로 바람직하지 않거나 비정상적인 것으로 생각되는 행동을 인정하는 것이기 때문이다. 그런 행동은 약물남용, 알코올남용, 폭력 그리고 동성애를 포함한다. 이외에도 인정하기를 원하지 않는 행동들이 많은데, 이는 치료자가 개인적으로 그들을 인정하지 않을 것이라 생각하기 때문이다. 이러한 것으로는 치료를 잘 이행하지 않은 과거력, 직장을 자주 옮긴 경력, 또는 사회 생활의 부적응 등이 있다.

위협적이라고 생각되는 질문들을 받게 되면 건강한 자아상을 유지하기 위해서 거짓말을 할 수도 있다. 이 주제는 수 년 동안 임상가와 연구자 양쪽에서 중요한 문제가 되어 왔다. 그래서 위협적인 질문들에 대한 응답의 타당성을 높이기 위해서

여러 가지 면담 기술이 발전 되어 왔다Bradburn 2004, Payne 1951;Shea 1998. 훌륭한 임상가들은 면담의 타당성을 증진시키기 위해서 그동안 시행착오를 거쳐 알아낸 기술들을 직관적으로 사용한다.

정상화 NORMALIZATION

정상화는 민감하거나 당황스러운 문제들을 이끌어내기 위한 가장 일반적이고 유용한 기술이다. 이 기술은 어떤 형태의 정상화 진술과 함께 질문하는 것으로 시작한다. 여기에는 두 가지 중요한 방법이 있다.

1. 그 행동이 기분이나 상황에서 정상적으로 일어날 수 있는 이해할 수 있는 반응임을 의미하는 질문으로 시작하라.
   - 스트레스 상황에 있을 때는 늦은 시간까지 술을 더 많이 마시지 않으실까 궁금합니다.
   - 사람들은 때때로 아주 우울해지면, 스스로를 해치고 싶은 생각을 하게 됩니다. 환자분도 그렇습니까?
   - 사람들이 스트레스를 받거나 외롭다고 느낄 때, 기분이 나아지려고 많은 양의 음식을 폭식하게 됩니다. 환자분의 경우도 그렇습니까?

2. 환자에게 혼자가 아니라는 것을 보여주기 위해서 그런 행동을 하는 다른 환자들에 대해서 이야기하면서 시작하라
   - 불안해서 고속도로에서 운전을 하거나 식품점에 가는 것과 같은 일들을 하지 못하게 되었다고 말하는 환자들을 많이 보았습니다. 환자분의 경우도 그렇습니까?
   - 우울증으로 인해서 환청을 듣거나, 낯선 사람들이 자기

를 보고 웃는다고 생각하는 이상한 경험을 한 환자들의
이야기를 많이 들었습니다. 그런 일이 환자분에게도 일
어났습니까?

정상화를 너무 과하게 사용할 수도 있다. 극단적으로 폭력적
인 행동이나 성적학대와 같은 행동을 정상이거나 이해 할 수
있다고 생각하는 것은 불가능하므로, 이런 질문을 할 때는 정
상화를 사용하지 마라.

증상 기대 SYMPTOM EXPECTATION

"조심스러운 추정"Shea 1998으로 알려진 증상 기대는 정상화
normalization와 비슷하다. 환자의 행동이 어떤 면에서 당연하거나
기대되는 행동임을 말하는 것이다. 이미 환자의 행동을 예측
하고 있으며 그로 인해 기분이 상하지 않았음을 내포한 질문
을 하라. 이 기술은 자기 파괴적 행동이 매우 의심되는 환자에
게 아주 유용하다.

- **약물 사용.** 심한 알코올 남용을 마지못해서 시인하게 되
  면, 불법 약물남용에 대해서도 의심해 봐야 한다. 증상 기
  대를 사용하게 되면 환자가 직접적이고 정직한 반응을 하
  게 만든다.

  술 마실 때 보통 어떤 종류의 약물을 사용합니까?

- **자살.** 극도로 우울해하거나 절망감을 표현한다면, 자살 생
  각이 있는지 의심해야 한다. 그러나 환자가 너무 수치스러
  워하여 자살 생각을 인정하지 않을 수도 있다는 것을 알고
  있어야 한다. 조심스럽게 묻기보다는 "죽는 것이 더 낫다고
  생각한 적이 있습니까?" 라고 단도직입적으로 증상기대를
  사용하여 묻는 것도 괜찮다.

어떤 방법으로 자살할지 생각해본 적이 있습니까?

이 기술은 환자가 그러한 행동을 했을 것이라고 의심될 때만 사용해야 한다는 것을 명심하라. 예를 들어, 약물로 자살시도를 하여 입원한 젊은 남자를 면담할 때 "어떤 종류의 기분전환 약물을 사용합니까?"라는 질문이 적절하지만 치매 걸린 70세 노인에게는 부적절한 질문이다.

증상 과장 SYMPTOM EXAGGERATION

환자는 빈번하게 치료자나 자기 스스로를 속이기 위해서 자신의 병리적 증상을 감소시킨다. 증상기대와 함께 사용되는, 증상 과장이나 증상 확대Shea 1998는 증상의 심각성을 분명히 하는 데 도움이 된다. 이 기술은 문제행동의 빈도를 기대보다 훨씬 높게 제시하므로, 환자는 실제로 그보다 낮은 빈도의 행동을 한다고 느끼므로 자신의 행동이 "나쁜 것"으로 인식되지 않을 것이라고 생각한다.

- 매일 보드카를 얼마나 많이 마십니까? 2병? 3병? 그 이상 마십니까?
- 매일 몇 번이나 폭식하고 구토를 하십니까? 5번? 10번?
- 마지막 퇴원 후에 자살 시도를 몇 번이나 했습니까? 4번? 5번?

증상 기대와 마찬가지로, 이 기술도 적절한 상황에서만 사용해야 한다. 예를 들어, 음주 문제를 가지고 있다고 의심될 만한 이유가 전혀 없는 환자에게 매일 맥주를 얼마나 많이 마시냐고 질문하는 것은 상당히 무례한 소리로 들릴 것이다.

죄책감의 감소 REDUCTION OF GUILT

4장에 나와있는 이 모든 기술들이 결국 환자의 수치심과 죄책감을 감소시키기 위한 것이지만, 죄책감 감소기술은 환자가 한 행동을 깨닫게 하여 구체적인 행동에 관한 죄책감을 직접적으로 감소시키는 것이다. 특히, 이 기술은 가정 폭력이나 다른 반사회적인 행동의 과거력을 얻는 데 유용하게 사용된다.

가정 폭력

- 면담자: 부부 싸움할 때 부인이 물건을 던지거나 때린 적이 있습니까?
- 환자: 물론 있습니다. 이 흉터를 보세요. 2년 전에 꽃병을 던졌어요.
- 면담자: 그래서 되받아 치셨습니까?
- 환자: 네 그랬지요. 저도 아내를 여러 번 멍들게 했죠. 그렇지만 아내에 비하면 아무것도 아니예요.

이런 면담 기술의 또 다른 형태는 다른 사람들에 관해 질문하는 것으로 시작한다.

- 면담자: 친구 중에 아내나 여자친구와 싸울 때 난폭하게 대하는 분이 있습니까?
- 환자: 물론이지요. 서로 밀치고 난폭해 지기도 하죠.
- 면담자: 환자분께서도 아내를 밀치거나 때린 적이 있습니까?
- 환자: 그럼요. 자랑할 만한 일은 아니지만, 아내를 어떻게 할 수 없을 때는 그렇게 했었습니다.

반사회적 행동

- 면담자: 환자분께서는 법적인 문제가 일어난 일이 있습니까?
- 환자: 음, 여기저기서 있었어요. 가게 물건을 좀 훔쳤어요. 일 상적인 물건들이요.
- 면담자: 정말요? 지금까지 훔친 것 중 가장 좋은 것은 무엇입 니까?
- 환자: 가장 좋은 것이요? 글쎄요. 한때 차에 관심이 있었어 요. 일주일 동안 포르쉐를 타고 돌아다닌 적이 있었지만 돌 려줬어요. 단지 폭주 드라이브에 빠져 있었어요. 그때는 모든 사람들이 다 그렇게 했어요.

위의 예에서, 면담자는 환자의 죄책감을 감소시켜 자랑하게 끔 유도하고, 좀도둑질보다 좀 더 의미있는 어떤 것을 인정하 도록 했다.

행동에 관해 질문할 때 잘 알려진, 익숙한 언어를 사용하라

Bradburn (2004)은 알코올과 성에 관련된 문제를 질문하는 두 가지 방법을 비교했다. 첫 번째 방법은 *중독* 또는 *성교*와 같은 문장이나 단어를 사용하는 "표준화된" 언어를 사용하는 것이다. 두 번째 방법은 *술에 취한* 또는 *사랑을 나누다*와 같이 위와 같은 행위에 대해 응답하는 사람들에게 익숙하거나 잘 알려진 언어를 사용하는 것이다. 이런 통속적인 언어를 사용 하게 되면 이 행동에 대한 대답을 15%까지 증가시킨다는 것 을 발견했다.

분명히, 환자들은 면담자가 '그들의 언어로 말하면' 사회적 으로 바람직스럽지 못한 자신의 행동을 인정하는 데 좀 더 편

안하게 느낀다. 표4.1에서 공식적인 언어 대신 사용할 수 있
는 다양한 구어체 표현을 제시하였다.

표 4.1. **익숙한 언어 사용하기**

이런 말 대신에	이렇게 말하라
정맥 주사용 약물을 사용한 적이 있습니까?	주사 맞아 본 적이 있습니까?
마리화나를 하십니까?	약에 취해 본 적이 있습니까? 마약하십니까?
코카인을 하십니까?	콕(coke)을 흡인했습니까? Crack을 피웁니까?

05 장

질문 하기 II : 기억을 향상시키는 비결

- 기억할만한 사건을 중심으로 질문하라
- 구체적인 예에 덧붙여 질문하라
- 환자의 용어로 증상을 묘사하라

말을 하는 것은 상상 속에 있는 피아노를 치는 것과 같다.

Ludwig Wittgenstein

진단적 면담을 하는 동안, 환자의 기억력은 아군이 될 수도 적군이 될 수도 있다. 아무리 그 정보가 위협적인 것이 아니더라도, 몇 달 전의 사건을 이야기하자면 부정확하고 당황스러울 수도 있다는 것을 예견하고 있어야 한다. 그럼에도 불구하고, 우리 모두는 나이와 성별도 알 수 없었던 환자에 대해서, 우리의 훌륭한 선생님들이 환자의 과거력에 대해 많은 정보를 이끌어내는 것을 본 경험을 가지고 있다. 어떻게 그것이 가능했을까? 여기에 약간의 비결이 있다.

기억에 남는 사건을 중심으로 질문하기

대부분의 사람들이 과거 10일 이상 이전에 일어났던 일을 잊어버린다는 것을 연구자들이 발견하였다 Azar 1997. 대신에, 중요한 변화(졸업과 생일), 휴일, 사고나 질병, 중요하게 산

물건들(집이나 차), 계절적인 사건(카트리나 태풍) 또는 대중적인 사건(911이나 오바마대통령선거)과 같은 기억할 만한 사건이나 기간과 관련된 먼 과거는 기억한다Bradburn, 2004.

예를 들어, 우울증을 가진 젊은 여성을 면담한다고 상상해 보라. 면담 하는 과정 중에 환자에게 과도한 음주의 과거력을 가지고 있음을 알았다. 이때 당신은 환자가 알코올 중독인지 우울증인지, 둘 중에 어느 것이 먼저인지 알아야 한다. 그래서 환자에게 "술을 언제부터 마시기 시작하였습니까?"라고 먼저 묻고, 그 다음에 "우울해지기 시작한 것이 몇 년 전부터 입니까?"라고 질문할 수 있다. 그러나 이 두 가지 중 어느 질문에도 정확한 답을 얻기 어려울 것이다. 그 대신에 사건 중심으로 질문하기를 사용하라.

- 면담자: 고등학교를 졸업했을 때 술을 마셨습니까?
- 환자: 그 때 술을 많이 마셨습니다. 적어도 매 주말마다 그랬어요. 졸업 주간은 큰 파티였어요.
- 면담자: 그 때 우울했습니까?
- 환자: 그랬던 것 같아요.
- 면담자: 처음으로 고등학교에 다니기 시작했을 때는 어땠습니까? 그때도 술을 마셨습니까?
- 환자: 아니요. 저는 대학1학년 말에 친한 친구를 만나기 전까지는 정말로 술을 마시지 않았습니다.
- 면담자: 대학을 다니기 시작하면서 우울하셨습니까?
- 환자: 네, 저는 일어나서 제시간에 수업에 들어간 적이 거의 없었어요. 저는 너무 쳐져 있었어요.

환자의 우울증이 알코올 중독증보다 먼저였던 것을 확인하는 데 성공하게 된다. 이것을 알아내는 것은 치료와 밀접한 관련이 있다.

구체적인 예에 덧붙여 질문하기

과도하게 말 많은 환자를 조절하기 위한 선택형 질문의 가치에 대해서는 8장에서 배울 것이다. 구체적인 예에 덧붙여서 질문하는 것은 선택형 질문을 하는 것과 유사하다. 그러나 엄밀히 말하면, 이는 환자가 기억하는 데 문제가 있을 경우에 사용되어야 한다. 질문의 끝에 간단하게 예를 덧붙이는 것이다.

예를 들어, 과거 우울증 때문에 복용한 약이 무엇인지 확인하기 위해서 다음의 예를 보라.

- 면담자: **과거에 먹었던 약의 이름이 무엇이었습니까?**
- 환자: **그걸 어떻게 알겠어요? 기억이 안 납니다.**
- 면담자: **그것이 Prozac, Zoloft, Elavil, Pamelor 중에 하나였습니까?**
- 환자: **제 생각으로는 Pamelor였던 것 같아요. 그것 때문에 입이 늘 바짝 바짝 말랐어요.**

기술적인 용어를 정의하라

때때로 환자가 희미하게 기억하는 이유는 실제로 용어에 대한 이해부족 때문이다. 예를 들어 우울증이 있는 40세 중년 남성을 면담한다고 가정해보자. 첫 번째 에피소드가 언제 일어났는지 알고 싶을 것이다.

- 면담자: **기억하시기에 처음으로 우울하다고 느꼈을 때가 몇 살 이였습니까?**
- 환자: **모르겠습니다. 전 항상 우울했었습니다.**

환자가 우울증의 의미를 다르게 이해하고 있는 것이 아닌가 생각되면 접근방법을 바꾸라.

• 면담자: 좀 명확히 합시다. 저는 우리 모두가 때로 경험하는 그런 종류의 슬픔에 대해서 이야기하는 것이 아닙니다. 제가 임상적으로 우울증이라고 부를 수 있는 느낌을 언제 가졌는지 알고 싶습니다. 그리고 환자분이 꽤 쳐져 있어서 심각하게 기능에 영향을 주었다고 말하는 의미는, 가령 수면, 식욕 그리고 집중하는 능력에 손상을 줄 정도를 말하는 것입니다. 환자분이 기억하기에 그와 같이 심각한 정도를 처음으로 경험한 것은 언제입니까?

• 환자: 아, 그게 바로 한달 전부터였습니다.

06장

질
질문하기 III : 대화의 주제를 바꾸는 기술

- 환자가 방금 언급한 것에서 부드럽게 전환하기
- 환자가 면담 초기에 말한 내용과 관련된 것으로 전환하기
- 새로운 주제 소개로 전환하기

환자를 처음 면담할 때는 단 시간 내에 많은 다른 주제들을 다루어야 한다. 아마 끊임없이 주제를 바꾸어서 질문할 필요가 있기 때문에, 이것은 환자가 중요하고 감정적인 주제에 대해서 이야기하고 있을 때는 특히 환자의 신경을 거슬리게 하거나 의욕을 꺾어 버릴지도 모른다. 숙련된 면담자는 환자의 기분을 상하게 하지 않으면서도 주제를 바꿀 수 있으며 Harry Stack Sullivan (1970)이 "협동적인 질문collaborative inquiry"이라고 부르는 면담으로 만들 수 있는 다양한 전환을 사용할 수 있다.

부드러운 전환

부드러운 전환에서는Sullivan 1970 새로운 주제로 가기 위해서 환자가 방금 언급한 것에서 기회를 얻어내는 것이다. 예를 들면, 우울한 환자는 남편과 남편의 의붓자식들과 계속되

는 갈등이 있다; 면담자는 가족 정신과력에 대한 정보를 얻기를 원한다.

- 환자: 남편은 저에게 아주 잘해 주지만, 남편의 딸이 저를 이용해서 쉽게 살려고 하는 것을 참을 수가 없어요. 어찌되었든 그 아이들은 다 자란 어른이라구요.
- 면담자: 가족 이야기가 나와서 말인데요, 가족 중에서 환자분이 겪고 있는 것과 같은 종류의 우울증을 겪으신 분이 있습니까?

관련된 것으로 전환

새로운 주제로 가기 위해 관련된 것으로 전환Shea 1998하기 위해서는 환자가 면담 초기에 말한 것을 언급할 수 있다. 예를 들면, 면담의 시작 즈음에 우울한 환자는 "제가 이 상황을 더 이상 견딜 수 있을지 모르겠어요"라고 짧게 언급한 적이 있다. 지금 환자를 평가하는 중에 면담자는 자살가능성을 사정하고 싶다:

- 환자: 주치의가 얼마간 약을 먹어 보라고 하셨습니다. 하지만 그것이 별로 도움이 되는 것 같지는 않아요.
- 면담자: 좀 전에 환자분께서 이 상황을 어떻게 더 이상 견딜 수 있을는지 모르겠다고 하셨습니다. 차라리 죽는 것이 좋겠다고 생각을 하고 계십니까?

새로운 주제 소개

새로운 주제를 소개하는 전환에서 실제로 그 주제를 시작하기 전에 새로운 주제를 소개하면서 시작한다. 이런 전환은 종종 "이제 저는 주제를 바꾸고 싶습니다" 또는 "이제 제가 좀 다른 종류의 질문을 하려고 합니다" 와 같은 진술로 시작한다. 예를 들면, 환자가 다른 정신과 증상이 있는지 빨리 점검하기를 원하지만, 환자가 실제로 이러한 증상들을 경험하고 있을 것이라고 예상하기 때문에 이런 질문을 한다고 환자가 생각하게 하고 싶지 않다:

- 면담자: 자, 이제 제가 주제를 조금 바꾸어서 다른 사람들이 종종 겪을 수 있는 여러가지 다른 종류의 정신과적인 질문을 하려고 합니다. 이런 많은 질문들이 환자분에게는 해당되는 것이 아닐지도 모르지만, 혹시 도움이 될지 몰라서 질문을 하는 것입니다.

07^장

마지못해 하는 환자와의 면담술

- 정보의 양을 증가시키기 위해서 개방형 질문과 명령을 사용하라
- 이야기가 끊기지 않도록 계속하기 기술을 사용하라
- 필요하면 중립적인 이야기를 하라
- 이 모든 것이 실패하면 다음 면담을 계획하라

가끔은 아주 이상적인 환자를 만나게 된다. 그런 환자는 문제가 있어서 그것을 이야기하고 싶어한다. 왜 치료를 받으러 왔는지 간단히 이야기 하면서 질문에도 아주 대답을 잘 하며, 치료자의 말을 듣기 위해 말을 중단하기도 한다. 30분만에 모든 중요한 정보를 다 얻어 낼 수 있을 것이며, 심지어는 사회발달력을 아주 상세하게 할 시간마저 있을 것이다. 이때는 아마도 자신이 진짜 훌륭한 치료자 같이 느끼게 될 것이다. 가슴이 벅차 오르면서, 수련과정을 시작하면서부터 가지고 왔지만 여태까지 시간이 없어서 구석에 두었던 프로이드 책의 먼지를 털어 읽고 싶어 안달이 날 것이다.

그러나 보통은 환자가 말을 별로 하지 않거나 또는 너무 말을 많이 하는 그 중간 어딘가에 있을 것이며, 이것은 환자의 잘못이 아니다. 보통 환자는 진단 내리기 위해 어떤 정보가 중요한지 중요하지 않은지 알 길이 없다. 그래서 환자를 교육하

고 면담을 적절히 진행하는 능력은 치료자에게 달려있다.

개방형 질문과 명령

정보의 양을 증가시키기 위해서 개방형 질문과 명령을 사용할 수 있다. 개방형 질문에는 간단히 "예" 또는 "아니오"로 대답할 수가 없다.

» 우울증 때문에 어떤 일들이 일어났습니까?
» 조증일 때 어떻게 행동하십니까?

개방형 명령은 좀 변화를 주어서 더 직접적으로 들리는 질문이다.

» 어떤 증상이 일어났는지 말해주십시요.
» 조증일 때 어떤 행동을 했는지 저에게 말씀해 주십시요.

임상 사례

약물 과다 복용으로 병원에 입원한 30대 여성이 본인의 의사에 반하여 입원하게 되어 기분이 좋지 않으며 질문에 대답하기를 주저했다.

• 면담자: **지난주에 약물을 과다 복용하셨다고 들었습니다.**
• 환자: **허~**
• 면담자: **무슨 생각을 하셨습니까?**(개방형 질문)
• 환자: **모르겠어요**(아무런 정보를 제공하지 않는다).
• 면담자: **우울하셨습니까?**

- 환자: **아마도요.**
- 면담자: **기분이 어떠셨는지 좀 이야기를 해 주십시요**(개방형 명령).
- 환자: **말씀드릴 게 없어요. 그냥 약을 먹었고, 그게 다예요** (여전히 정보를 얻지 못함).
- 면담자: **저는 환자분을 돕기 위해서 여기 있습니다. 환자분을 도울 수 있는 유일한 길은 환자분이 약을 먹었을 때 무슨 생각을 하셨는지 이해를 하는 것입니다**(다른 좀 더 구체적인 명령과 함께 교육을 좀 한다).
- 환자: **약을 먹는 게 좋을 거라고 생각했어요. 남편이 나를 미치게 만들었거든요**(이제 무언가 이야기하기 시작한다).

계속하기 기술

계속하기 기술은 환자가 계속 말을 하도록 하기 위해 사용된다. 다음에 나오는 표현들은 환자가 계속 민감한 이야기를 할 수 있도록 격려한다:

- **계속하세요.**
- **네에~**
- **이야기하던 것에 대해서 계속 이야기를 해 보세요.**
- **정말요?**
- **세상에. 저런.**

고개를 끄덕이거나, 계속적인 시선 접촉, 이야기 내용에 따라서 얼굴로 감정 표현하기 같은 신체언어와 함께 사용할 수 있다. 일반적으로, 치료자의 반응이 보다 자발적이고 진실할 수록, 환자는 치료자 앞에서 더 무장을 해제하게 될 것이다.

중립적인 이야기

어떤 면담은 아주 빨리 그리고 아주 나쁘게 진행이 된다. 예를 들면, '정신과적인' 질문을 하면 할수록 환자는 점점 더 멀어지는 경험을 한 적이 있을 것이다. 이런 일이 발생하면, 뭔가 정신과적이지 않은 주제로 바꾸어, 환자의 신뢰를 일단 얻은 다음에 다시 정신과 영역으로 돌아가라.

성적이 좋아지지 않으면 차라리 자살하겠다고 하는 대학생을 상담해 달라고 해서 상담한 적이 있었다. 그 학생은 마지못해 상담에 응했으며 상담을 받지 않으면 학교를 계속 다니지 못할 것이라는 말을 들었기 때문에 겨우 상담에 응했다.

면담하기 시작한지 5분이 지나 자신의 마음에 무슨 일이 일어나고 있는지 이야기하고 싶어 하지 않는다는 것이 분명해져서, 나는 비교적 중립적인 내용의 질문으로 돌렸다.

- 면담자: 학교 다니는 것은 어떻습니까?
- 환자: 괜찮아요. 영어학부가 좋아요.
- 면담자: 그래요? 특별히 재미있는 과목이 있나요?
- 환자: 리어왕과 현대세계를 좋아해요.
- 면담자: 저도 그것을 읽은 지가 꽤 되었어요. 리어왕과 현대세계가 무슨 관련이 있나요?
- 환자: 다 돈과 권력에 대한 이야기입니다. 모든 게 리어왕에게로 가죠. 왜냐하면 그 왕이 모든 땅을 다 가지고 있었으니까요. 워싱턴에 로비스트들이 있고, 대학에 교수들이 있는 것과 같은 이치죠.

- 면담자: 그래서 대학에 오려고 하셨습니까?
- 환자: 물론이죠. 교수들은 자기 연구실에 앉아서, 살이 찌고 행복에 겨워하죠. 학생들은 그들에게 아무것도 아니죠. 아니면 학생들을 노예처럼 부려먹죠.

이러한 대회는 이 학생이 대학에서 겪었던 좌절감에 대한 토론으로 이어졌고, 계속해서 환자의 우울증이 어느 정도까지 인지에 대한 이야기로 이어졌다.

두 번째 면담

이런 모든 시도가 실패하면, 두 번째 면담을 계획하라. 환자와 무슨 이야기도 나눌 수 없다면, 치료자가 얼마나 많은 면담술을 가지고 있는지와 상관없이, 다음과 같은 대화로 그 면담을 중단할 필요가 있다.

> 여기서 중단하고 다음주(입원병동이라면 내일)에 다시 만나는 것이 어떻겠습니까? 아마도 이렇게 하면 환자분을 힘들게 하는 것들에 대해서 좀 더 생각해 볼 수 있는 기회를 가질 수 있을 것입니다. 그러면 그때 다시 이야기 할 수 있을 것 같습니다.

나는 이런 말을 몇 번이나 한 경험이 있다. 대개는 다음 면담에서는 좀 더 준비가 되어 있다. 왜 그런지는 모르겠다. 아마도 그들의 협조적이지 않은 태도를 받아 들였다는 메시지가 역설적으로 환자들을 더 자신에 대해서 이야기하게끔 만들거나 아마도 두 번째 면담에서도 연속적으로 대답하지 않는다는 것이 거북해서 그럴지도 모르겠다.

물론, 면담을 끝내기 전에, 환자가 자살이나 다른 위험한 행동을 할 위급성이 없는지 확인해야 한다.

08장

지나치게 말이 많은 환자와의 면담술

- 이야기의 양을 조절하기 위해서 폐쇄형 질문과 선택형 질문을 하라
- 부드럽게 중단하는 기술을 완벽하게 습득하라
- 환자가 면담의 흐름을 따라가도록 교육하라

> 흐르는 물에서는 자신을 볼 수 없으나 정체된 물에서는 자신을 보는
> 것이 가능하다. 왜냐하면 그 자체가 고요해야 다른 사람에게도 고요
> 함을 줄 수 있기 때문이다.
>
> 장자

위기 클리닉에서 아주 힘들고 어려운 하루를 보낸 후에, 마지막 차트를 집어 들었다. 대기실에서 중년의 여성 환자를 데리고 사무실로 왔다. 그 환자는 잘 차려 입었으며 적절하게 행동하였으며, 앉으면서 따뜻한 미소를 지었다. 나는 좋은 상황이라고 생각했다. 시간을 소모하는 과정이 걸리는 입원 절차가 필요한 환자로 보이지 않았다.

"어떻게 도와드릴까요?" 질문했다.

대답하기를, "오늘 여기 와서 정말 기뻐요, 내 삶이 얼마나 엉망인지 말할 수 없을 정도입니다. 때때로 저는 계속 살 가치가 있는지 의심스러워요. 첫 남편을 만난 것이 21년 전이었는데, 그 남자는 지독한 술고래에, 심한 난봉꾼이었죠. 절대로 만나서는 안 되는 사람이었죠. 부모님이 제가 만나는 모든 남자마다 반대만 하지 않았다면 그렇게 되지 않았을 거예요. 그리고 제가 말할 수 있는 사실은, 웨스터체스터에는 이제 더 이

상 피크닉이라는 말이 없어요. 그곳 사람들은 돈이 많아도, 아이들을 제대로 대하지 않기 때문이죠."

끊임없이 많은 정보를 쏟아 내었다. 그 다음 한 시간 내내 이 얘기 저 얘기를 왔다 갔다하면서 하는 이야기들을 들으면서 환자의 주 증상이 무엇인지를 알아내기 위해서 고생을 해야 했다.

지나치게 말이 많은 환자의 문제점은, 치료자가 환자의 감정에 민감하지 않거나 인내심이 없는 것처럼 보이지 않으면서 어떻게 정보의 양을 제한하는 가이다. 면담 기법에 대한 실험 연구에서, Cox et al.(1988)은 "지나치게 말이 많은 환자"를 위해 유용한 다음 기법을 발견했다.

- 폐쇄형 질문과 선택형 질문
- 다른 주제로 말머리 돌리기
- 필요한 정보나 임상 절차에 대한 진술을 구조화하기

일반적으로, "상쾌하게 통제하는 스타일"이 환자를 기분나쁘게 하지 않으면서도 지나치게 말이 많은 환자를 제한하는데 도움이 된다는 것을 발견했다.

폐쇄형 질문과 선택형 질문 사용하기

대개는 개방형 질문을 많이 해야 하지만, 이런 질문은 장황하게 이야기하는 환자에게는 말만 더 많게 만들 뿐이다. 그런 환자들에게 개방형 질문을 하는 것은 다음과 같은 상황에 빠지게 만든다:

- 면담자: **잠 자는 것은 어떠신가요?**

환자: 그렇게 좋지 않아요. 그러나 누가 알겠어요. 제가 도대체 정신을 차릴 수가 있겠어요? 아이들은 계속 하루에 한 명씩 매일 다른 문제로 저를 괴롭히지요. 회사에서는 계속 전화해서는 언제 직장에 복귀하느냐고 하고, 또...

폐쇄형 질문은 간단히 "네" 또는 "아니요"의 대답을 하게 하거나 가능한 짧은 대답을 요구한다. 그래서,

》 지난 주일 동안 정상적으로 주무셨습니까?

이것은 폐쇄형 질문이다. 왜냐하면 "네" 또는 "아니요"로 대답할 수 있기 때문이다. 다음에 나오는 수면에 대한 질문도 폐쇄형 질문이다.

》 어제 밤에 몇 시간이나 주무셨습니까?

"네" 또는 "아니요"로 대답할 수 없는 질문이지만, "전혀 못 잤다"에서 "12시간"의 범위 내에서, 몇 시간을 잤는지에 대한 제한된 대답을 기대할 수 있다.

선택형 질문은 폐쇄형 질문보다 좀 더 많이 대답을 제한할 수 있다. 질문에 대한 가능한 답을 주어서, 환자에게 어느 정도 기대되는 대답에 대한 가이드를 제공해준다. 우울증의 자율신경실조증 에 대해서 물어보는 데 유용하게 쓰인다:

》 지난 몇 주 동안 식욕이 어떠셨습니까? 평소보다 좋으셨습니까? 아니면 안 좋아지셨습니까? 아니면 평소와 같았습니까?

》 어떤 수면장애가 있습니까? 잠이 드는 것이 힘드십니까? 자는

동안에 자꾸 깨십니까? 아침에 너무 일찍 일어나십니까?

선택형 질문에 대한 일반적인 문제는 치료자가 미리 답을 생각하여 편견을 가지고 환자가 답하게 한다는 것이다. Cox et al.(1981b)는 이런 문제를 연구했는데 이런 경우에도 환자는 미리 준비된 대답으로 편견을 가지고 답하지 않으며 오히려 선택형 질문은 종종 분명하고, 질문에 맞는 답을 한다는 것을 밝혀내었다.

일반적으로, 너무 지나치게 많은 이야기를 하는 환자와 응급실과 같은 짧은 시간에 많은 것을 다루어야 하는 환자에게 폐쇄형 질문과 선택형 질문은 유용하게 사용할 수 있을 것이다. 어떤 환자는 이런 질문으로 마음 문을 닫아버리기도 하기 때문에 잘 판단해서 사용해야 한다. 말이 많은 환자가 결국에는 협조하지 않는 환자로 바뀔 위험이 있기도 하다.

부드럽게 중단하는 기술

환자 이야기를 중간중간에 막는 것이 무례해 보이지만 환자를 적절하게 평가할 시간이 부족할 만큼 오랫동안 환자가 떠들어 대도록 놓아 둔다면 그것은 환자를 돕는 것이 전혀 아니다. 어떤 경우에는, 치료자가 면담을 적극적으로 이끌어 갈 책임이 있다. 이 기술을 적절하게 터득한다면, 환자의 마음을 닫게 하지 않을 것이다. 그냥 떠들어 대는 환자와 있었던 내 경험에 의하면, 그렇게 이런 저런 이야기를 해대는 환자는 자신들의 말이 잘리는 경험에 아주 익숙해서 중단시키는 것에 대해 별로 겁내지도 않는다; 오히려 꼬리를 물고 늘어지는 불안이나 분노 상태에서 벗어날 수 있으므로 감사해 한다.

부드럽게 중단하는 기술은 또한 "말머리 돌리기"Cox et al. 1988로 알려져 있는데, 이는 여러 가지 모습으로 나타난다.

공감적 중단에서는, 다음과 같이 부드럽게 공감적 진술을 할 수 있다:

> » 그런 힘든 일들을 다루는 것이 정말 힘들었을 것이라고 생각됩니다. 최근에 그 힘든 일 때문에 술을 마셨습니까?

나중에 이야기 하는 것으로 연기하는 중단에서는, 환자가 이야기하는 주제가 중요하지만 나중에 다시 이야기하도록 환자를 안심시키는 것이다.

> » 따님이 학교에서 겪고 있는 문제에 대해서 아주 많이 염려하고 있다는 것을 알겠습니다. 그런데 그 문제는 나중에 다시 이야기할 수 있을 것 같습니다. 지금은 환자분이 겪고 있는 우울증에 대해서 이야기 듣고 싶습니다. 식욕이 어떠셨습니까?

물론, 나중에 이야기하도록 연기하는 중단에도 공감적인 부분도 들어있다.

교육적 중단은 환자에게 아직 물어보지 못한 질문이 있는데 시간이 얼마 남지 않았다는 것에 대해서 교육하는 구조적인 진술이 같이 섞여 있는 것이다. 일반적으로 앞에서 이야기한 두 가지 개입을 여러 번 사용했어도 효과가 없을 때에만 사용되어야 한다.

> » 죄송하지만, 다시 환자분의 말을 중단시켜야 할 것 같습니다. 시간이 20분밖에 남지 않았는데 치료 과거력, 가족력, 의학력

에 대해서 질문해야 할 것이 많습니다. 그리고 이 면담이 끝나 갈 즈음에는 약물 치료를 변경하는 것에 대해서도 이야기를 해야 합니다. 제가 묻는 질문에만 대답을 해 주시고 다른 이야기는 삼가해 주셨으면 좋겠습니다. 괜찮으시겠습니까?

또는,

» 환자분의 수면과 식욕이 어떠했는지 아는 것이 중요합니다. 그래야 환자분께서 우울증으로 힘들어하시는지 알 수가 있습니다. 그 중요한 정보를 얻기 위해서는 환자분의 말을 중단시키고 질문을 해야 합니다.

또는 좀 더 단순하게,

» 이제 30분 남았는데 알아야 할 것이 아주 많습니다. 그래서 제가 질문을 많이 해야 합니다. 이 말은 제가 환자분의 말을 중간 중간에 가로 막아야 한다는 말인데 괜찮죠?

꾀병 환자와의 면담술

 다음의 경우에는 꾀병환자에서 제외하라
- 장애가 있는 환자
- 정신과 문제와 관련되어 소송 중에 있는 환자
- 1차 면담에서 마약류의 처방전을 요구하는 환자

정신과 경력이 쌓이면서, 당신은 점점 더 이차적인 이득을 위해서 증상을 꾸며내는 환자들이 많다는 것을 알기 시작할 것이다. 이런 일이 얼마나 빈번하게 일어나는지는 아무도 모르며, 아마 일반적인 것은 아니겠지만, 그런 환자를 어떻게 알아보는지 그리고 어떻게 "밝혀 내는지" 알아야 한다. 이 장에서는 그런 도움이 되는 기법을 제공해 줄 것이다.

그러나 더 이야기 하기 전에, 꾀병환자를 "허위성 장애" 또는 "뮌하우젠 증후군(없는 말을 꾸며내는 허언증)"과 혼동하지 말아야 한다. 뮌하우젠 증후군은 어떤 분명한 이차적인 이득이 없는 실제적인 통증과 상해를 유발하는 자해 행동과 관련이 있다. 그런 환자는 아마도 무의식적인 정신역동적인 동기에 의해서 움직일 것이며, 꾀병처럼 그들의 증상에 대해서 거짓말을 하겠지만, 궁극적인 치료는 다르다. 왜냐하면, 뮌하우젠 증후군은 그 자체로 정신과 증상으로 인식이 되었지만 꾀병은 그냥 거짓말이며, 분명하고 간단하기 때문이다.

임상 사례

34세의 독신남성이 자신이 일하는 제조공장의 직원 건강관리실의 의뢰를 받아 정신과에 왔다. 다소 지저분해 보였고 자신이 어떤 환경에서 일하는지에 대해서 이야기하기 시작했다. "그 모든 일이 6월 6일에 시작되었습니다. 그 날 공장장이 저를 사무실로 불렀습니다" 그 사건에 대해서 환자가 이야기를 시작하자, 나는 펜과 종이를 집어 들었다. 환자는 나의 이런 움직임에 아주 깜짝 놀란 후에 "저는 그것이 무엇인지 모르겠습니다. 그게 그 날 이후 계속 되었습니다"라고 설명을 했다. 나의 이런 순간적인 움직임에 환자는 현재의 단기 의학적인 불능을 일으키게 한 일련의 사건들에 대해서 정확한 날짜와 모든 관련된 부서의 이름까지 아주 상세하게 이야기를 하기 시작했다. 정신과 증상을 위한 면담을 하는 동안, 기억과 집중력에 대해서 질문을 했을 때, 환자는 "그 6월 이후로 하나도 기억을 못하겠습니다. 심지어는 읽을 수도 없어요"라고 했다.

분명히, 이 환자가 꾀병을 부린다는 단서가 많이 있다. 그 "깜짝 놀라는 반응"은 경련이 일어나는 것처럼 보이도록 과장되었고, 본인이 말하는 집중력 문제는 직장에서 있었던 "외상"사건을 아주 능란하게 기억하는 모습에 의해서 훼손이 된다. 시간이 흐른 후, 환자는 보통 외상 후 스트레스장애에 도움이 되는 모든 약물 치료를 시도했으나 실패했으며, 일단 장기간 불능 확인을 받은 후에는 더 이상 외래에 나타나지 않았다. 마지막 일격은 환자의 개인 파산으로 치료비조차 받지 못했다는 것이다.

꾀병환자를 정확하게 진단하는 첫 번째 절차는 그런 의심이 일어날 가능성이 많은 조짐을 아는 것이다. 다음에 나오는 환자는 모두 꾀병을 부릴 가능성이 농후하다:

- 직장이나 국민 보험과 연관이 있는, 어떤 형태의 장애가 있는 환자
- 정신과 질환과 관련된 소송에 관련이 있는 환자
- 초기 면담에서 마약류의 처방전을 써달라고 하는 환자

피도 눈물도 없는 사람처럼 들리게 할 생각은 없다; 내 경험에 의하면, 장애 환자의 대부분은 순수하게 상해를 입은 사람들이며 소송은 대개 합법적이다. 하지만 이런 종류의 환자들가운데서 꾀병환자를 가려내는 안테나가 있다면, 속지 않을 수 있다.

꾀병에 대한 단서를 가려내는 면담(그리고 반응하는 법)

너무 완벽한 이야기

환자가 이야기하는 모든 증상이 DSM-5에 나와 있는 순서와 거의 완벽하게 들어 맞는다. 실제로는 경험하지 않은 증상을 책에 써 있는 그대로 표현한다.

전략

새로운 환자를 흥미 있게 대하듯이 이러한 환자들을 그러한 증상으로 유도하지 않도록 특별히 조심해라. 계속 개방형 질문을 하라. 만약에 환자가 병이 있는 것처럼 속이려고 한다는 의심이 든다면, "부모님 중 한 분이 이러한 외상 후 스트레스

증상을 가지고 있습니까?"와 같은 환자가 잘 모를 것 같은 질문으로 덫을 던지라. 어떤 대답을 하는지에 따라서, 약간 놀란 것처럼 연기를 하고, "그것 참 이상하네요, 제 경험으로는 외상 후 스트레스 증후군이 있는 환자의 부모가 그런 증상을 가진다는 것이 상당히 일반적이지 않습니다; 그것이 확실합니까?" 꾀병환자는 본인이 생각하기에 당신의 예상에 맞을 것이라고 생각하는 대로 이야기를 바꾸려고 할 것이다: "글쎄요, 제 동생이 그렇게 이야기했을 뿐이에요. 저는 저의 부모님은 꽤 정상이라고 생각해 왔지요. 그리고 우리 부모님은 정신과 의사를 찾아간 적이 없다고 생각해요."

너무 모호한 이야기

만약에 당신이 아주 정통해서 질문을 할 수 있다면(이 장을 읽은 다음에 그렇게 되기를 바란다!), 많은 꾀병 환자들은 자기도 모르게 "말실수를 해서" 자신의 음모가 드러날지도 모른다고 염려한다. 그래서 질문에 아주 모호하게 대답을 해서 잘못이 드러나지 않게 하려고 한다. 예를 들면, "제가 잠을 어떻게 잤는지 뭐라고 정확하기 말하기가 어려워요. 최근에 저의 집 주변이 아주 시끄러웠거든요. 그리고 때로 제가 일어났을 때는 제가 얼마나 잤는지 알 수가 없어요."

전략

그들을 꼼짝 못하도록 아주 극도의 폐쇄형 질문을 사용하라(8장 참조). 만약에 이런 것들이 효과가 없다면, "제 경험으로는, 공황발작 환자들은 입술에 저린 증상이 있습니다. 이런 일이 없었습니까?"와 같이, 유도적인 질문을 하라. 그런 유도로 이전에는 분명히 모호했던 질문들이 정확해진다면, 당신은 아마 환자가 분명히 꾀병을 하고 있는 것이라는 큰 단서를 잡은 셈이다.

비현실적인 증상

필립 레스닉박사는 꾀병환자를 평가하는 특수전문 정신과 법의학자이다. 그는 정신과증상의 일반적 특성을 이해하는 것이 중요함을 강조한다. 그리고 나서 그것을 환자가 서술하는 것과 비교하는 것을 중요시한다. 가령 정신이상 방어사례에서 피고들은 흔히 불법적인 일을 하라고 말하는 목소리가 들린다고 말한다. 예를 들어 레스닉박사는 환청연구결과 환자의 66~88%가 머리 밖에서 들려오는 것이라고 보고한다. 단지 7%만이 모호하거나 잘 들리지 않는 것으로 나타났다. 게다가 "환청은 계속 들리는 것이 아니라 간헐적으로 들리고 1/3은 명령환각을 보인다. 대부분 이들은 그 명령에 복종하지는 않는다" 그리고 환청의 1/3은 질문형태로 들린다. 정보 찾기보다 오히려 혼내는 것으로 온다Shea 2007. 이런 정보를 활용하면서 꾀병이 의심스러울 때는 환자의 환각의 본질에 대한 사려 깊고 구체적인 질문을 해야 한다.

- 면담자: 도둑질을 멈추는 게 왜 그렇게 힘드세요?
- 환자: 훔치라는 소리가 들려요.
- 면담자: 정확히 어떤 일을 하라고 말하나요?
- 환자: 네. "사무용품전문점에 가서 소프트웨어 프로그램을 가져와라"라고 말해요.
- 면담자: 그 소리가 환자분 머리 안에서 나오나요?
- 환자: 네. 나의 일부 같아요.
- 면담자: 그 소리가 환자분에게 질문을 하나요?

• 환자: 네. "값이 얼마냐?" 또는 "몇 시에 가게 문을 여나?" 와 같은.

이 사례에서 면담자는 잡히기 전에 이 환자에게 정신과 과 거력이 없었기 때문에 꾀병을 하고 있다고 추측했다.

"아무 효과가 없어요"

만약에 모든 표준적인 일련의 치료들이 시도되었는데 모두 실패하였다면, 아마도 단순히 그 환자는 치료 저항(treatment-resistant: (이 일은 지극히 정상적으로 일어나는 일이다)이라고 생각할 것이나, 이것도 장애 수당을 계속 받으려는 계속되는 시도일 수 있다.

전략

약물치료와 심리치료에 대하여 깊이 있게 물어 보는 것은 환자 가 그 치료들을 완전히 따라했는지 아닌지에 대하여 더 잘 이 해할 수 있을 것이다(예, 대체로 항우울제는 4~6주 동안 시도 해야 하며 심리치료는 적어도 8주를 시도한다). 만약에 그런 환자들이 그런 일반적인 치료를 시도했으나 더 이상 좋아지지 않았다면, 좀 더 공격적인 치료를 해야 한다. 몇 번의 대안적 인 항울제 치료 시도를 모호한 이유를 들면서 거부하는 환자에 게 그런 공격적인 치료가 매우 유익할 수 있다. 나는 환자에게 치료를 받지 않을 거라면 계속 장애수당 문서를 작성하는 것이 어려울 것이라고 설명한다; 이렇게 하여 그 환자가 나를 마지 막으로 만나는 순간이 되어 버린다.

"제가 아는 친구가 저와 비슷한 증상이 있는데 '클로노핀Klonopin'이라는 약을 먹었다고 하더라구요."

처방전이 있어야 약을 구할 수 있는 물질 남용자들은 어떻게든 그 처방전을 구하려고 노력하며, 가장 선호하는 방법은 원하는 처방전을 써줄 의사를 찾을 때까지 찾아 다니는 것이다. 다음 환자에 대해서는 주의해야 한다.

- 면담 초기에 마약 처방전을 요구하는 환자
- 다른 마약이 아닌 중독성이 없는 치료를 다 시도해 보았지만 효과도 없었고 견디기 어려운 부작용만 경험했다고 초기부터 주장하는 환자
- 친구나 친척의 약을 먹어 보았다고 말하는 환자
- 알코올이나 약물 남용의 과거력이 있는 환자

전략

"그 약물이 아주 위험하고 중독성이 있다는 것을 알고 계십니까?"라고 말하라. 약물 중독자들은 몇 가지 다른 방식으로 반응할 것이다. 아주 놀란 것처럼 "그래요?"라고 말하는 사람도 있고, 당황한 것처럼 보이며 부드럽게 "중독성이 있다고 말하는 것을 들었습니다. 하지만 저는 전혀 그런 문제가 없습니다."라고 반응하기도 할 것이다. 꾀병환자라고 진단할 수 있는 특정 반응은 없지만, 이런 반응이 당신을 이런 저런 방향으로 움직일 수 있도록 도울 것이다. 또 다른 도움이 되는 기법은 환자에게 일차진료의사나 전문간호사 또는 정신과 의사와 같은, 이전에 치료 받았던 전문가에게 물어보라고 하는 것이다. 이런 합리적인 요청에 대해 환자가 망설이거나 피하려 하는 것으로 보이면 의심해볼 만하다.

10^장
청소년 환자와의 면담술

- 가족을 포함시켜라
- "모르겠어요"증후군을 극복하라
- 마약, 성, 행동문제에 대해서 물어보는 전략을 개발하라

젊은이들의 꾸민 것 같은 태도를 비웃지 마라; 그들은 그냥 자신의 모습을 찾기 위해서 이것 저것 시도해보고 있는 중이다.

Logan Pearsall Smith

성인 정신병리 대신 청소년을 포함시킨 이유는 3가지다; (a) 아동과 청소년은 대부분 일반 수련과정의 일부분이다; (b) 많은 성인 전문가들에게 청소년 평가를 요청하게 된다; (c) 많은 성인 환자들이 여전히 10대 후기에서부터 20대 초기 즉 청소년 후기부터 고통을 받아왔다. 청소년을 평가하는 기법을 완전히 익힌다면, 성인환자에게도 같은 기법을 사용할 수 있을 것이다.

가족면담

청소년과의 초기 면담에는 최소한 일부분, 때로는 그 모든 세션에 가족 구성원을 포함한다. 청소년들은 증상을 최소화하고 부인하기를 잘한다. 그래서 어떤 문제가 있는지 확인하기 위해서 가족을 따로 면담해야 할 필요가 있을 것이다. 더구나 청

소년의 대부분의 정신과적 장애는 가족 역동이 매우 유의한 영향을 미치거나(예, 반항성장애, 우울증), 때로는 가족불화의 원인이(예, 주의력결핍 및 과잉행동장애) 되는 등, 가족 문제와 강하게 연결되어 있기 때문이다. 게다가 가족원의 동의와 협조 없이는 어떠한 치료도 가능하지 않다.

그래서, 첫 면담에는 모든 가족이 참석하도록 계획하라. 보통 나는 대기실에 가서 환자에게 악수를 하면서 내 소개를 하고, 가족에게는, "처음 약 1시간 가량 우리 모두 같이 만나고, 나중에 제가 자녀분과 이야기할 시간을 따로 마련하는 것이 어떻겠습니까?"라고 말한다.

면담실에 들어가면, 가족이 앉을 자리를 정하고, 성인환자에게 하듯이 잠시 입을 다물고 들어라. 얼마간 침묵이 흐른 후 다음과 같은 질문으로 이야기하도록 도울 수 있다.

» 오늘 무슨 일로 오셨습니까?
» 어떤 문제로 이렇게 오시게 되었습니까?

또는 좀 더 간단히,

» 좋아요, 누가 이야기하시겠습니까?

보통은 부모가 말을 시작하는데 이때 주의 깊게 듣는 것이 중요하다. 왜냐하면 한 가족의 요구는 치료자가 추측하는 것이나 해 줄 수 있는 것과 상당히 다를 수 있기 때문이다.

임상 사례

17세된 아들을 정신과에 데리고 왔다. 사무실에 들어서면서 어머니가 한 첫 번째 말은 "제 아들이 마약을 사용했다는 것을 인정하게 해주시면 좋겠습니다"였다.

아들이 깜짝 놀라서 엄마를 쳐다보면서, "지금 제정신이세요?"라고 소리쳤다.

이렇게 된 상황은, 부모가 아들의 약물 사용을 의심해 왔지만, 아들에게 가족 문제에 대해서 치료받을 것이 있어서 함께 가족 치료 받으러 가자고 말했다. 어머니가 원하는 것은 임상가가 즉시 경찰을 불러서 아들을 물질남용 재활치료 센터에 데려가게 하는 것이었다. 그 임상가는 이것이 가능하지 않으며 비자발적인 입원을 위해서 필요한 법 절차가 어떠한지 설명했다. 결국 그 청소년은 물질남용과 우울증치료를 받기 위해 외래에 오기로 동의했다.

최소한 5분 동안 자유롭게 이야기하도록 두고, 그 동안 치료자는 그들이 인식하는 문제에 대해서 어떤 말이 오고 가는지 이야기를 듣기만 한다. 이 때 가능한 진단명을 생각하면서 가족의 의사소통 방식과 가족역동에 대해서도 이해하게 될 것이다. 몇 분 동안 들은 후에, 정신과 과거력과 사회력을 확인하기 위해서 중간에 끼어 들어서 여러 가지 질문을 할 것이다. 부모 편을 드는 것처럼 보이지 않도록 하기 위해서 중립적인 태도를 취하는 것은 중요하다. 부모가 환자에 대해서 끊임없이 이야기를 하면(반대의 경우에도), 다음과 같은 교정적인 코멘트를 하라.

» 사람마다 분명히 이 문제에 대해서 많은 느낌을 가지고 있습니다. 하지만 방해받지 않고 각자의 관점이 어떠한지 들어 보는 기회를 가지는 것이 중요합니다.

얼마간 시간이 지난 다음에, 청소년과 단독으로 이야기를 하고 싶을 것이다.

» 가족 여러분들과 만나서 반가웠습니다. 이제 저는 아드님하고 만 이야기하고 싶습니다. 그러고 나서 다시 다 같이 함께 모여서 무슨 이야기를 했는지 토론할 것입니다.

개인면담

초기 질문과 전략들

개인 면담에 시간이 얼마나 걸리나? 특별한 법칙은 없다. 민감하고 예민한 14세 우울증 청소년과의 면담은 한 시간도 적절하겠지만, 행동장애가 있는 화나고 자발적이지 않은 17세 청소년 환자와는 단독으로 5분 이상도 견디지 못할 수 있다. 표현을 잘하고 집중을 잘 하는 것처럼 보일수록, 개인면담에 더 많은 시간을 할애하고 싶어하게 될 것이다.

청소년 환자와 단 둘이 사무실에 앉아 있다고 생각해 보자. 대부분의 시간을 성인환자와 보내는 임상가들은 이 시간이 되면 얼어 붙는다. 어색하고 당황스러워 하는 15세의 청소년에게 무엇이라 말할 것인가? 특히나 지금은 환자의 부모는 방을 떠나고 없다.

당신은 아마도 많이 어색한 침묵을 피하고 싶을 것이며, 그래서 원래보다 더 말을 많이 하게 된다. 어느 정도 자신의 이야기를 하는 것은 치료적 관계를 수립하기 위해 용인된다. 다음과 같은 긴장을 줄이는 문장으로 시작할 것이다.

> 자, 이제 학생의 이야기를 들어보면 좋겠어요. 30분 정도 우리 둘이서만 이야기할 수 있는 시간이 있어요. 집에서 무슨 일이 있었는지 본인 입장을 편안하게 이야기했으면 좋겠어요.

만약 가족들끼리 논쟁이 과열되면, 다음과 같은 방식으로 반응하라:

> 휴, 논쟁이 아주 치열한데? 학생은 어떻게 생각해요?

청소년들은 아주 사적인 질문을 하는 전문가와 만나본 경험이 없을 수도 있다는 것을 기억하라. 그래서 다음과 같은 진술로 시작하는 것이 도움이 될 수도 있다.

> 개인적인 질문을 좀 해도 괜찮을까요?
> 대답하기 거북한 질문을 좀 할까 하는데, 원하지 않으면 대답하지 않아도 돼요.

면담의 어떤 시점에서, 개인비밀 보장의 원칙에 한계가 있을 수도 있다는 것을 말하라. 염려라는 밀과 같은 단어로 문장을 바꾸어서 이야기를 하라:

> 생명이 위험할지도 모른다는 염려가 되지 않는 한 학생이 이야기한 것을 부모님에게 말하지 않을 거예요.

후에, 가족들을 다시 불러 모으기 전에, 다음과 같이 물어
보아라.

> » 혹시 내가 부모님에게 말하지 않았으면 좋겠다고 생각하
> 는 부분이 있어요?
> 이런 일들에 대해서 부모님과 이야기해도 괜찮겠어요?

만약에 "네"라고 대답을 한다면, 다음과 같이 말하라.

> » 내가 말을 했으면 좋겠어요. 아니면 학생이 직접 말을 하면 좋
> 겠어요?

이런 방식으로, 환자의 통제감을 증대시킬 수 있다.

"잘 모르겠어요" 증후군

청소년들은 자신의 내적인 감정에 대해 이야기하는 것을 어려
워한다. 때로 이것은 자신이 약해 보이는 것을 원하지 않기 때
문이거나 또는 단지 감정을 표현하는 언어가 발달되어 있지
않기 때문이다. 그래서 감정에 대해 직접 물어보는 것은 다음
과 같은 형식의 대화로 이어질 가능성이 있다:

• 면담자: **우울해한 적이 있습니까?**
• 환자: **잘 모르겠어요.**
• 면담자: **화난 적이 있습니까?**
• 환자: **잘 모르겠어요.**
• 면담자: **기분이 어떠했습니까?**
• 환자: **그냥 괜찮았던 것 같아요.**

어떻게하면 "잘 모르겠어요"라는 말 이상의 것을 얻어 낼 수 있을까? 한 가지 방식은 환자에게 발언을 거부할 권리를 허락하는 것이다:

> 자, 정말 모르면 모른다고 말해도 괜찮아요. 그리고 말하고 싶지 않은 것이 있어도 괜찮아요. 그러나 그런 때는 그냥 말하고 싶지 않아요라고 말 했으면 좋겠어요.

다른 전략은 벽에 붙어 있는 파리 질문을 하는 것이다:

> 내가 벽에 붙어 있는 파리라고 가정하자. 그 파리가 학생의 감정 중 하나 속으로 들어갔다면, 그 파리는 어떤 것을 보게 될까?

또는, 약간 변형시켜서,

> 학생이 지금 느끼고 있는 감정처럼 친구가 느끼고 있다면 그 친구는 어떻게 보일까?

이러한 질문은 주관적인 상태를 묘사하는 것보다 덜 위협적인 전제를 주기 때문에, 환자가 자신의 행동을 묘사하는 것이 수월해진다.

세 번째 전략은 전치의 방어기제를 이용하는 것이다. 환자에게 그런 문제가 있는 친구가 있는지 물어 보아라:

> 현재 문제를 겪고 있는 친구가 있어요? 그 친구들에게 무슨 일이 생긴 건가요?

이렇게 하여 친구의 반사회적 행동이나 자살행동에 대해 심도 깊은 대화를 할 수 있다. 이는 아마도 실제로는 자신의 이야기일 것이다.

다루어야 할 주제

청소년들과 면담술은 가능한 사적인 정보는 많이 노출하지 않게 하면서 스스로 이야기를 하게 만드는 것이다. 가장 훌륭한 전략은 호기심과 존경을 가지고 대하는 것이다; 유머감각은 늘 도움이 된다.

대부분의 청소년들은 음악에 관심이 많아서, 말을 꺼내기에 좋은 소재이다.

> 음악 좋아해요? 누구를 좋아하나요?

그러나 청소년들이 좋아하는 그룹에 대해 한번도 들어보지 못한 경우가 더 많을 것이다. 그런 때는 다음과 같이 말할 수 있다.

> 그게 무슨 음악인지 전혀 알 수가 없네요. 좀 창피하기는 하기만 나는 재즈를 좋아해요.

30대가 훌쩍 넘은 사람이라면 스스로 다소 보수적이고 고지식하다는 것을 인정하라. 이것이 대부분의 청소년들의 마음 문을 열게 할 것이며 멋있는 척하려고 하는 것보다 훨씬 낫다.

학교와 다른 활동에 대해서 물어보기

마음을 완전히 닫은 청소년의 마음을 열게 하는 데 도움이 되는 다른 질문들은 학교와 친구, 관심사에 대해서 물어보는 것이다. 이 각각은 진단적인 질문을 위한 디딤돌 역할을 하기도 한다.

  » 어느 학교 다녀요?
  » 그 학교는 어때요?
  » 재미있어요?
  » 쉬워요?
  » 다른 학생들은 어때요?
  » 주로 누구랑 어울리나요?

이렇게 위협적이지 않은 질문들을 한 후에, 성적에 대해 물어보라. 성적이 낮거나 또는 자신의 성적에 실망하고 있다면 다음과 같이 이야기하라.

  » 그 성적이 평소의 성적인가요? 아니면 최근에 무슨 변화가 있었나요?

성적의 변화는 우울증이 생겼다거나 물질남용을 하고 있다는 신호이다. 다음과 같이 물어볼 수 있다.

  » 특별히 어렵게 느껴지는 과목이 있어요?

DSM-5에는 읽기, 쓰기, 계산하기의 전통적인 범주 아래 학습장애를 분류해 놓았다. 이런 질문으로 학습장애가 있는지 힌트를 얻을 수 있다. 그러나 어린이들은 일반적으로 십대가 되기 전에 학습장애 진단을 받는다.

» 방과후에는 주로 무엇을 하나요?

» 운동이나 동아리 활동 같은 방과후 활동에 참여하나요?

» 제일 좋아하는 활동을 무엇인가요?

이러한 질문들이 환자의 마음을 열게 하고 치료적 관계를 형성하는 데 도움이 되기도 하지만, 우울증을 선별하는 좋은 질문이기도 하다. 사회적 활동을 하지 않는 것은 십대 우울증의 일반적인 현상이다. 반대로, 분명히 어떤 활동에 흥미를 보이고 좋아하는 환자는 우울증 가능성이 희박하다.

» 밤에 평균 몇 시간 정도 TV를 보나요?

» 평균 몇 시간 정도 컴퓨터 앞에서 시간을 보내나요?

이런 질문은 환자가 얼마나 사회적 활동에 참여하는지 알 수 있는 힌트를 제공한다.

약물과 알코올에 대해서 질문하기

4장에서 언급된 기술은 약물사용에 대해서 물어볼 때, 비판단적인 태도로 의사소통 하는 데 도움이 된다. 그래서 다음과 같이 정상화 기법을 사용할 수 있다:

» 요즘 학교에서 술도 많이 마시고 약물도 꽤 성행한다고 들었어요. 그런 친구들을 혹시 알고 있어요?

» 요즘 청소년들의 90%가 약물도 사용하고 술도 마신다고 신문에서 읽었어요. 학생도 혹시 그런 적이 있었어요?

또는 증상 기대symptom expectation를 사용하라:

» 얼마나 자주 술을 마시나요?

» 어떤 종류의 약물을 사용해요?

어떤 환자들은 다음과 같은 직접적인 질문에 쉽게 반응하기
도 한다:

» 술을 마시거나 약물을 사용하나요?

성에 대해서 질문하기

청소년을 면담할 때 성에 대해서 물어보는 것이 중요하기는
하지만, 그런 질문이 언제 하는 것이 적절한지 잘 판단하여 상
식적으로 하라. 환자와의 치료적 관계가 잘 이루어지지 않은
상태라면, 그 질문은 미루고 다음 방문 때 물어보거나 아예 하
지 않는 것이 좋을지 모른다. 성에 대한 질문은 어느 것이든
환자에 의해서 이상화되거나 혐오스러워 보이지 않도록 하는
것이 중요하며, 정신과 평가의 필수 요소로 보여지는 것이 낫
다. 성적인 과거력은 정신과적이고 의학적인 다양한 문제 때
문에 중요하다. 여기에 에이즈의 위험요소를 사정하고; 성적
학대의 과거력을 밝혀내고; 우울증과 조증, 약물남용, 또는 다
른 장애의 증상의 하나로써 성적인 행동을 하는 것인지 사정
하는 것을 포함된다.

이러한 좀 말하기 거북한 문제에 접근하는 좋은 방법은 성
에 대해서 이야기하는 것보다 로맨스에 대해서 이야기하기 시
작하는 것이다.

» 누구 사귀는 사람이 있어요?

» 그 사람과 얼마나 오랫동안 사귀었어요?

» 그 사람의 이름은?

» 그 사람의 어떤 점이 좋아요?

그 관계에 있는 사람에 대해서 알았으면 이제 성적인 문제로 이야기를 시작할 수 있다.

» 성생활에 대해서 함께 이야기해도 괜찮을까요?

» 성관계를 하나요?

» 콘돔을 사용해요?

» 에이즈에 대해서 알고 있어요?

» 콘돔을 사용하지 않거나 잘 모르는 사람과 섹스를 해서, 나중에 후회할 만한 성 행동을 한적이 있나요?

질문 중에 건강과 관련된 질문을 끼워 넣으면서 성적인 질문에 접근할 수도 있다.

» 환자분의 건강에 대해서 몇 가지 질문을 하고 싶어요:

» 두통이 있어요?

» 위장관계 문제는요?

» 성적인 문제는 있습니까?

» 성적으로 활발합니까?

» 담배를 피나요?

» 약물을 사용하거나 술을 마시나요?

괜찮아 보이면, 성적인 정체성에 대해서도 물어 본다:

» 자신의 성적인 느낌이 정상인지 아닌지 궁금해했던 적이 있었

어요?

» 성에 대한 느낌이 다른 친구들의 느낌과 다르다고 느낀 적이
있었어요?

이러한 질문 중에 성적인 지남력(sexual orientation)이나 성적인 정
체성(sexual identity)이라는 용어를 사용하지 않았다. 이러한 용어들
은 청소년들을 혼란스럽게 하거나 마음이 멀어지게 만든다.

행동문제에 대해서 물어보기

행동장애와 반항성장애는 종종 의뢰받는 일반적인 이유들이
다. 그리고 치료자는 환자가 자신의 행동이 불법적임을 인정
하도록 하는 책무를 갖게 되었다는 것을 알아야 한다. 일반적
으로, 부모들이 가족미팅을 할 때 그런 행동들에 대해서 말할
것이다. 그런 상황에서 환자와 개인면담을 시작하는 좋은 방
법은 다음과 같다:

» 어머니가 느끼시기에 학생이 많은 것을 훔친다고(또는 무엇이
든 의심되는 행동) 생각하시는 것 같군요. 저는 그게 사실인지
아닌지 알아낼 방법이 전혀 없어요. 하지만 학생이 물건을 훔
친다면, 아마도 그럴 만한 이유가 있을 것 같군요. 그게 아마
학생이 원하는 것을 가질 수 있는 유일한 길인 것 같기도 해요.
또는 친구들이 한번 해보라고 부추겨서 그럴 수도 있겠구요.

또는 좀 더 간단하게,

» 부모님이 학생의 행동에 대해서 무엇이라고 말하시는지 알고
있어요?

만약 관계가 좋고, 웬만한 유머에도 개의치 않는다면, 떠들어 내도록 유도하는 접근을 사용하라.

» 자, 학생이 도둑질을 아주 잘 한다는 말을 들었어요. 지금까지 훔친 것 중에 가장 최고는 뭐였어요?

환자가 나쁜 행동을 했다는 자백을 얻어내기 위해서만 이러한 질문들을 하는 것은 아니라는 것을 기억하라; 그보다 환자가 왜 그런 행동을 하는지 알아내는 데 주요 관심을 가져야 한다. 또래집단의 압력이 있었는가? 부모님에 대한 분노를 표현하는 방법인가? 조증 에피소드의 증상인가? 이러한 문제를 다루면서 반사회적 행동장애의 진단기준에 맞는지도 계속 살핀다.

11^장
가족원과 기타 정보원과의 면담

- 정보제공자들을 1차 평가의 일부로 만나려고 노력하라
- 정보제공자에게 환자에 관한 질문을 효율적으로 하라
- 정보제공자에게 기본적인 정신교육을 할 준비를 하라

가족이나 친구 동료 등 환자의 정보제공자들을 면담하는 것은 많은 정신과 평가의 중요한 부분이다. 치료의 어떤 시점에서 환자가 정보원을 만나는 것을 동의하지 않으면 알 수 없는 것들이다. 내 경험으로는 항상 필요한 것은 아니지만 어떤 문제가 발생했을 때 환자를 이해하기 위해 정보원을 만나는 것은 중요하다.

특별한 제안을 하기 전에 가족원과 기타 정보원을 만나는 데 다음 3가지 목표에 대해 생각하는 것이 효과적이다.

1. 가족이 혼자가 아님을 알게 한다.
2. 정보제공자를 지지하고 기분을 환기할 수 있게 한다.
3. 변화에 대한 희망을 불어넣어 준다(Mueser and Glynn 1999에서 인용).

정보제공자에게 이야기의 이슈를 꺼내게 하는 방법

나는 보통 다음과 같이 묻는다.

"환자 평가의 일부로 당신 생활에 관련된 누군가와 이야기 하는 것이 도움이 됨을 발견합니다. 괜찮으시겠습니까?"

대부분 환자들은 이에 동의하고 특히 평가를 하면서 별도의 관심을 갖는 데 대해 감명을 받는다. 그들이 동의한다 가정하고 이에 대해 이야기할 최상의 사람이 부모나 의미 있는 타인, 동거인, 친구 등 누가 있는지를 생각해야 한다.

때로 환자들은 치료의 일부가 되는 정보제공자를 거절하기도 한다. 이것은 그들의 권리이다. 그러나 그들의 문제의 근원을 찾는데 도움이 된다. 동시에 이상한 행동이나 약물 사용 같은 것을 숨기고 싶어서 일 수도 있다. 그러나 어떤 면으로는 이 이유들은 이해할 만한 것이다.

임상 사례

수년간 30대 우울증 남성을 치료해왔다. 점차 치료로 호전되고 있으나 인생의 충만감을 못 느낀다고 계속 불평했으며 자신이 기분부전증이 맞다고 한다. 그의 인생에서 중요한 문제 중 하나는 자신은 원치 않는데 아내가 자녀를 더 갖기 원한다는 것이다. 부부치료는 아니지만 그들 관계의 본질을 더 잘 이해하고 치료상 그를 돕기 위해 아내와 함께 오길 몇 번 권유했다. 다음 회기에 함께 오겠다고 하고는 혼자 왔다. "부인은요?" 놀라서 물었다. "곰곰이 생각해봤는데 아내가 이 면담에 오는 게 아내에게 도움이 되리라는 것은 맞지만 생각해보니 이 면담은 선생님과 내가 함께 하는 내 시간 이라는 것을 깨달았습니다.

궁극적으로 우리의 동맹을 강화하려는 그의 결정을 받아들인 나의 행동이 치료의 질을 증진했다.

내가 요청해서 환자가 어머니와 함께 왔다. 이때 어떤 질문을
할 것인가? 이번이 그 정보제공자와 면담할 수 있는 절호의
기회이므로 압박감이 옴을 느낄 수 있다. 그래서 미리 질문 목
록을 준비하는 것이 최선이다.

환자를 면담할 때처럼 가족을 면담할 때도 개방식 질문으로
시작하고 나서 특수 질문을 한다.

"낸시가 어떻게 지내고 있다고 생각하세요?"라는 질문으로
시작한다. 어떤 정보원은 특수하고도 유용한 정보들을 충분히
넘쳐흐르게 제공할 수 있겠으나 또 어떤 사람은 드문드문 말
하고 "괜찮아요. 어떤 때는 불안해하기도 하지만 약을 잘 먹고
좋아 보였어요"

이런 경우에 정보제공자는 임상용어로 말하지 않으므로 당
신이 보고자 하는 특별한 정보에 대해 가르칠 필요가 있다.

Murray-Swank 등은 정보제공자를 면담할 때 다음과 같은
질문들을 추천한다.

1. 환자분이 이런 문제를 갖게 된 원인이 무엇이라고 생각하
   십니까?
2. 이 문제에 대해 진단명을 알려준 사람이 있습니까? (진단
   명을 들었다면 그 진단명을 무슨 뜻으로 이해하고 있는
   지 질문을 계속 하는 게 좋다)
3. 환자분을 좋아지게 한 어떤 일이 있습니까?
4. 환자분을 나쁘게 한 어떤 일이 있습니까?

이런 질문들은 정보제공자에게 환자의 진전을 추적하는 데
가장 유용한 용어가 어떤 것인지 가르치게 한다.

불안한 낸시 사례로 돌아가서 당신은 "낸시가 불안하다고

말했을 때 공황발작을 생각했다. '행복약'은 공황문제를 극복
하도록 도와주는 불안약물 아티반이라고 생각했다"고 말할 수
있다. 이런 종류의 정신교육은 궁극적으로 약물을 적절히 이
용할 때 환자를 이해하도록 돕는 것이다.

　당신이 얻고자 하는 특수문제에 따른 특수정보로는 다음과
같은 것이다.

- 자살
- 폭력
- 일상생활 수행능력
- 직장에 나가나?
- 하루 종일 소파에 앉아만 있나 아니면 어떤 일이든 하는가?
- 잠을 자나?
- 무엇을 먹나?
- 집중하는 것은 괜찮은가?
- 항상 같은가? 아니면 최근에 변화가 있나?

　질문을 하는 데 도움이 되는 또 다른 방법은 환자의 전형적
인 생활을 확인하는 것이다.

　"스미스 씨. 내가 당신 남편을 보는 것은 한 달에 30분 정
도밖에 안 됩니다. 아주 작은 부분만 봅니다. 그런데 난 좀 더
알고 싶어요. 남편이 아침에 눈 뜰 때부터 시작해서 전형적인
날은 어떤 것인가요?"

정보제공자가 직면적일 때 무엇을 하나?

때로는 가족원이 펑하고 터질 때가 있다. 환자가 별로 편안해

하지 않기 때문에 의사가 정말 유능한지 궁금해할 수 있다. 만일 이것이 사실로 느껴지면 나는 그 문제를 가족원과 직접 이야기 한다.

"내가 낸시를 치료하고 있는 것에 대해 어떻게 생각하세요? 내가 도움이 되고 있다고 생각하십니까? 내가 낸시에게 최고의 의사일까요? 낸시를 더 잘 도울 수 있는 방법에 대한 아이디어가 있으신가요?"

분명한 것은 일반인에게 약물에 대한 자문을 구할 필요는 없지만 가족원이 하는 말을 듣고 놀랄 것이다. 얼마 전 나는 항울제로 한 여성을 치료하고 있었다. 최근에 Celexa를 복용했고 그 약이 상당히 효과가 있는 것으로 생각했다. 남편이 병원에 왔을 때야 치료에 대해 불만족하다는 것이 분명해졌다.

"이 약물이 잘 작용한다고 생각하지 않아요."라고 말했다. "내 여동생은 Paxil을 복용하는데 효과가 아주 좋아요"

나도 Paxil 사용에 아무 문제가 없었다. 그 약은 수많은 효과적인 항울제 중 하나인데 남편과 환자가 심리적으로 원하는 것이 분명해 보였다. 그래서 난 그것으로 처방했고 환자에게 효과가 있었다. 커다란 플라세보요인이 있음이 의심할 여지가 없다.

정보제공자가 약물복용을 반대할 때

가족이 약물복용을 못하게 한다고 환자가 말할 때가 있다. 그런데 그 약물이 정말 그 환자에게 필요하고 효과적이라고 믿는다면 나는 가족과 강하게 맞선다. 때로는 단순히 그 자리에서 환자의 허락하에 전화기를 든다.

그 당시 정보제공자가 마침 정신과약물의 위험성에 대한 언론보도를 듣고 민감하게 반응하기도 한다. 이 때는 짧은 만남으로 쉽게 그의 마음을 도울 수 있다. 또 어떤 경우에는 정보제공자가 약물이 잘못된 접근법이라고 단호하게 말할 때, 환자가 안정적이고 약을 끊어도 잘 지낼 수 있을 것 같다고 느껴지면 나는 쉽게 차츰 용량을 줄이는 것에 동의할 것이다. 내 경험으로는 그런 경우 대부분 환자와 정보제공자 모두 몇 달 내에 다시 약물을 재개해 달라고 진료실로 돌아온다. 그러나 항상 그런 것은 아니다.

때로는 정보제공자가 비효과적인 약물에 대해 반대자여서 "항약물"인 것으로 보일 수 있다.

가령 양극성 장애환자가 평생에 걸쳐 그야말로 모든 정신과 약물을 복용했던 환자가 있었는데 내가 정신과 의사의 긴 줄에서 마지막이었다. 어머니는 약물반대자인 것으로 추측되는데 내게 와서 말하길 "난 쟤이 실험대상이 되는 것에 질렸어요. 당신네 의사들은 이 약들 속에 우리 애를 처넣었어요. 그 약들이 우리 애를 저렇게 만들었어요."

효과가 있었던 약이 있는지 물었더니 "효과가 있는 것은 lithium뿐이었어요"라고 말했다. 역설적이게도 난 몇 달 전에 lithium을 끊었다. 그래서 약물반대자로 불리던 정보제공자는 꽤 큰 부작용을 가진 약물로 되돌아가도록 나를 확신시키는 것으로 끝냈다. 그러나 비교적 효과적인 것으로 끝났다.

정보제공자는 어떤 정보를 원하나?

내 경험으로는 정보제공자는 다음과 같은 생각과 염려를 가지고 면담에 온다.

- 내 사랑하는 사람을 진정시키기 위해 약물로 조이려 하나?
- 내가 환자의 문제 원인이라고 비난하려 하나?
- 나에게 새로운 책임 덩어리를 지우게 하려 하나?
- 이 의사는 유능한 의사인가?
- 나의 정신건강을 평가하려 하나?
- 이것은 가족치료 또는 부부치료인가?

이에 대한 정답은 없지만 정보제공자를 만나기 전에 이 목록을 검토해 보는 것이 도움이 된다. 대화 중에 이런 관심사항 중 하나를 잘 집어서 그것으로 말할 수 있다.

HIPAA (Health Insurance Portability and Accountability Act : 의료정보보호법)시대에 개인적 이슈를 다루는 방법

HIPAA는 환자의 정보를 다른 건강관리제공자와 공유하는 데 있어서 다소 자유로운 편이다. 일단 환자가 이 용지에 서명하면 매번 특별한 허락을 받지 않아도 치료자들이나 다른 의사에게 말하는 것이 허용된다. 환자의 생명이 위험할 때는 예외이다.

가족이 당신에게 전화할 때는 어떠한가? 그들에게 말할 수 있나? 그렇다. 당신이 정보를 받는 사람이면 그럴 수 있다. 그러나 그들은 종종 서명한 것을 해제하지 않고는 당신에게 말할 수 없다는 오해를 갖고 있다. 정보제공자가 전화할 때 내가 말하기 "난 당신이 말하는 것은 무엇이든 들을 수 있다. 그러나 당신 부인이 동의하지 않으면 내게 말한 것을 당신에게 이야기할 수 없다"

내가 받은 전화와 정보에 대해 환자에게 말할 수 있다는 정보제공자의 동의를 얻으려 하나 때로는 환자가 보일 반응에 대해 정보제공자가 두려워한다. 전형적인 시나리오는 내가 개별적으로 치료하고 있는 남편에 대한 아내의 전화이다. 아내는 남편이 술에 취하면 언어폭력을 한다고 말하는데 내가 이 전화 내용을 남편에게 말하면 더 폭력적이 될까봐 두려워한다. 분명한 것은 이 정보제공자가 환자에게서 긴박한 위험이 있다고 생각되면 동의서와 상관없이 치료자가 개입할 의무가 있다. 그러나 대부분 이것은 개인적 판단에 따른 의사결정 judgment calls 이다. 치료에 영향을 줄만큼 너무 중대한 정보(환자가 약물남용자로 드러나는것 같은)라고 느끼면 나는 그 정보자가 동의했다고 주장할 수 있다. 내 경험상 그 정보를 내가 꽤 신속하게 입수한 것이라는 것을 환자가 이해하기 때문이다.

입원작업

입원작업을 할 때 정보제공자를 다루는 것은 그 자체로 도전이므로 별도로 다룰 필요가 있다. 다음은 전형적인 입원 정보제공 시나리오이다.

오전 10시 당신은 신속하게 일하기 위해 병동 주변을 종종걸음치며 갔다. 왜냐면 1시까지 외래에 가야하기 때문이다. 인덱스 카드를 보니 리스트에 8명의 환자가 있음을 본다. 각 환자들과 간호사, 사회복지사들과 이야기를 나누고 기록해야 한다.

로버트 존스는 그 다음이다. 23세인 그는 3일 전에 과다약물복용으로 자살기도를 한 후 입원했다. 그러나 그를 사정해본후 그가 정말 자살생각을 한 게 아니라고 느낀다. 당신은 그의 "과용량"은 15개의 Klonopin 1 mg이었다. 이 용량은 그의 정상처방이 하루 3 mg임을 감안하면 별로 위험하지 않은 용량이다. 다시 만날 것을 거절한 전 여자친구의 전화를 받은 직후 과다용량을 복용하였다. 정신없이 약을 털어넣고 즉시 아버지와 911에 동시에 전화를 걸었다. 10분 이내에 응급실로 이송되어 정신과 병동에 입원했다. 3일의 과정을 통해 나와 팀원들은 그가 자살위험은 없으므로 정신치료와 약물치료를 너 잘 통합하는 지역진료실에 의뢰하는 깃을 포함한 외래치료 계획을 세웠다.

오늘은 퇴원인사를 하고 퇴원계획을 이해시키기 위해 그의 방에 들어갔다. 그러나 그의 방에 부모와 여동생이 있는 것을 보고 놀란다. 아버지의 첫 번째 질문은 "정말 퇴원시킬 겁니까? 단지 사흘만에? 자살하려고 했는데!" 이었다.

어떻게 할 것인가? 가족과의 긴 만남시간은 계획에 없겠지만 분명 가족은 그들이 사랑하는 사람의 정신과 의사와 중요한 만남을 가질 만하다. 치료자의 소견으로는 이 환자는 도와야 할 사람들의 긴 목록 중 하나이지만 가족에게는 사랑하는 사람의 목록에 있는 단 한사람이다. 가족에게 공감하는 것은 치료자가 올바른 일을 하도록 돕는 것과 동떨어진 것일 것이다.

"죄송합니다. 제가 지금 바로 만날 시간은 없습니다만 사회복지사나 간호사와 이야기하도록 시간을 만들 수는 있습니다"라고 반응하는 것은 잘못된 길이다. 가족에게 들리는 저변의 메시지는 "난 전혀 상관없다" 또는 "나는 당신을 만날 시간이 없다" 또는 "당신의 사랑하는 사람의 문제는 내게 그렇게 중요하지 않다"이다.

대신 내가 얼마나 바쁘든지 간에 심호흡을 하고 미소를 띠우며 "만나게 되어 반갑습니다"라고 말한다. 서서 말하기보다 앉을 장소를 찾고 당신의 시간이 부족함을 양해를 구하며 말한다. "로버트에 대해 이야기할 시간이 있었으면 좋겠지만 지금은 안타깝게도 10분밖에 시간이 없습니다. 정말 죄송합니다. 그러나 로버트에게 일어나고 있는 일을 말씀드릴 충분한 시간이라고 생각합니다. 질문이 더 있으시면 사회복지사를 만나실 수 있도록 이야기해 놓겠습니다."

정신교육

현실적으로 겨우 10분 동안 할 수 있는 게 과연 무엇일까? 먼저 정신과 입원치료의 목적과 제한점에 대해 교육한다. 가족들은 정신과병동에 입원하는 것이 수년간 진행되어 온 문제에 대한 답이라고 생각한다. 그들은 가족역동이슈, 직장문제, 사회문제 또는 학교문제 같은 광범위한 문제들을 의사가 고쳐줄 수 있는 완벽한 약을 가지고 있다고 기대한다. 그렇다면 병동입원이 어떤 것인지 교육할 필요가 있다.

"과거에는 입원기간이 수개월로 길었다. 그러나 요즘은 짧아졌다. 치료자의 목표는 환자가 당면한 위기를 해결하고 퇴원하기 전에 안전하게 하는 것이다. 치유작업은 실제 환경에서 장기간에 걸쳐 이루어지기 때문에 외래치료를 잘할 수 있도록 만들어 놓았다."

어떤 임상가는 보험회사라는 거대한 코끼리가 있다고 말할 것이나 "불행하게도 보험회사에서도 환자가 퇴원하면 위험하다는 것이 분명하지 않는 한 수일 동안의 입원보험료만 지불할 것이다"

그러나 이것은 치료자가 적용하고 싶어 하지 않는 카드이다. 가족은 치료자가 보험료를 내는 것이 아니기 때문에 환자를 조기에 퇴원시키려 한다는 메시지를 가질 수 있기 때문이다.

가족에게서 배움

정신교육은 양방향이다. 입원 시 가족에게 질문할 가장 중요한 질문이 무엇일까? 지금 상황이 위기이기 때문에 당신은 위기를 일으킨 요인과 안전에 초점을 두고 싶을 것이다.

"수지가 입원하게 된 사건이 무엇인지 이해하는 것이 중요합니다. 어떤 일이 있었는지 가족의 말씀을 듣고 싶어요."

이때 가족은 당신이 환자를 면담하면서 받았던 인상과는 전혀 다른 관점을 주는 일이 흔하다.

임상 사례

50세 여성이 죽고 싶다고 말하면서 응급실에 걸어 들어와 오후에 입원하였다. 남편이 자신을 더 이상 사랑하지 않으며 다른 여성을 만나는 것이 의심된다고 말했다. 정신과의사가 다음 날 아침에 남편과 환자의 큰 딸을 만났다.

- 면담자: **비키가 당신과의 관계에 대해 염려해왔다고 말했어요.**
- 남편: (혼란스럽게 바라보며) **"염려"한다는 말이 무슨 뜻인가요?**
- 면담자: **당신과 거리감이 있고 외박도 하고 어떤 사람을 만나는 것 같다고요.**

남편과 딸이 당황스레 처다보며 고개를 저었다.

- 남편: **지난 겨울에 비키 없이 밤에 나가본 적이 없어요. 비키가 나가고 싶지 않다고 해서 크리스마스파티에 일하러 나갔는걸요. 우린 기본적으로 찰떡궁합인데요.**
- 면담자: **비키가 응급실에 오기 수일 전에 무슨 일이 있었나요?**

- **딸:** 엄마가 이상한 말을 했어요. 매사를 걱정했어요. 같이 백화점에 갔는데 가게에 들어가려 하지 않았어요. 거기는 **오렌지경보**(역주: 테러 등 고도의 위협이 있을 때 발령하는 미국의 경계태세)**가 내려서 위험하다고. 그 가게에 테러범이 폭탄식물을 기르고 있다고요.**

추후 평가에서 그 환자는 남편이 테러범과 잠을 자왔다는 피해망상을 가진 우울 정신증으로 고통을 받고 있는 것으로 밝혀졌다.

요약하면 환자를 병원이나 사무실 어디에서 면담하든 가장 중요한 자원, 즉 환자를 가장 잘 아는 사람을 잊어서는 안 된다는 것이다.

12장

다루기 어려운 환자와의 면담술

- 적대적인 환자
- 유혹적인 환자
- 우는 환자

> 엄격하면서도, 공정하며, 이해를 잘하는 사람이 되어라. 한 손에는 채찍을 다른 손에는 달콤한 설탕을 들고 있어라.
>
> Elvin Semrad
> The Heart of a Therapist

적대적인 환자

초기 면담에서 환자가 적대적일 때는 치료자의 잘못이 아니라는 것을 기억하라. 치료자가 지나칠 정도로 형편 없거나 이상한 사람이 아니라면, 적대적인 공격은 환자의 병리적 현상이 나타난 것일 뿐이다. 첫 면담에서 환자가 화를 내는 일반적인 이유는 편집증, 우울증이나 조증으로 인한 초조, 경계성 인격장애에 기인한다. 적대감을 제거하는 가장 좋은 방법은 원인을 진단하고 그에 맞는 치료적 중재를 하는 것이다.

적대적이면서 편집증적인 환자

적대적이면서 편집증적인 환자는 치료자가 자신을 직접 위협한다고 생각하거나, 공교하게 만들어진 음모의 일부분이라고 생각하기 때문에 화를 낸다. 이런 잘못된 투사를 중화시키는 좋은 방법은 손쉬운 유머를 사용하거나 약간 멍청하게 보여

라. 일반적으로 환자는 이런 태도를 적의 의도와는 일치하지 않는 것이라고 인식한다.

임상 사례

양극성 장애를 가진 환자가 남편에 대한 편집증으로 비자발적으로 입원 했는데, 남편이 누군가를 사수해서 자신을 죽이려 한다고 믿고 있다. 처음 면담부터 이것은 아주 분명히 나타났는데 환자는 자신이 잘못 입원한 것이므로 당장 퇴원하기를 원했다.

- 환자: 어떻게 나를 여기에 입원시킬 수가 있어요? 당신은 그럴 권리가 없어요. 당장 변호사를 부르겠어요.
- 면담자: 물론 변호사를 부르실 수 있어요. 그것은….
- 환자: (가로막으며) 변호사를 부르겠어요. 하지만 그래봤자 아무 소용이 없을 거예요. 그렇지 않아요? 모든 변호사들이 이 게임에 가담되어 있어요. 그래서 변호사들은 모두 당신이 원하는 말만 할 거예요.
- 면담자: 어떤 게임을 말하시는 건가요? 제가 점검 했는데, 여긴 그냥 정신과 병원입니다.
- 환자: 그러면 선생님은 정확히 여기서 무슨 일이 벌어지고 있는지 알고 있을 겁니다. 그런 순진한 얼굴은 치워 버리세요.
- 면담자: 저는 순진하지 않습니다. 정신과 의사라는 것이 잘못이라면 모를까. 저는 환자분을 도와주려고 여기에 있습니다. 그리고 만약 환자분이 그것을 믿으신다면, 저는 환자분이 관심 있어 할 부르클린에 다리를 가지고 있습니다.

• 환자: 무슨 다리요?
• 면담자: 네, 그냥 오래된 농담인데 효과가 없군요. 여기서 미치지 않으려면 농담을 해야 하더군요. 뭐 이 정도면 저에 대해서 충분히 아셨을 거고, 우리가 무슨 이야기를 하고 있었죠?
• 환자: 저를 죽이려고 하는 사람들에 대해서요.

이때 환자는 말문을 열면서 생산적인 대화가 이어졌다. 유머는 환자가 전혀 기대하지 못했던 것이므로 적대적인 사고로 달려나가던 열차에서 탈선하기에 충분하다.

초조하고 우울한 환자

우울한 환자는 적대적으로 보일 수도 있지만, 이 적대감은 저수지처럼 고여있는 고통을 감춘 것이다. 이때는 다음과 같이 상당히 직접적인 해석을 하는 것이 좋은 기술이다.

» 화난 것처럼 보이지만, 그 화난 감정 밑에 어떤 슬픔 같은 것이 있는 것 같습니다.
» 저한테 얼마나 화가 났는지 알겠어요. 하지만 그 화난 감정 밑에 당신을 괴롭히는 뭔가가 있는 것 같습니다.

경계성 인격장애 환자

초조하고 우울한 환자와 마찬가지로 경계성 인격장애 환자도 분노 아래에는 고통이 묻혀 있다. 미숙한 대처기술 때문에 환자는 자신의 고통을 견딜 수가 없고 합리적으로 문제해결을 하지 못한다. 대신 외부로 투사하는데, 당신에게는 상당히 불편할 정도로 비난의 말을 쏟아낸다. 이런 시간 동안 평정을 유지하는 것이 쉽지 않지만, 이런 분노가 외로움의 위기로 볼 수 있다면 도움이 될 것이다. 따뜻한 마음을 가지라. 그리고 반격을 하거나 자신을 보호하기 위해 냉담한 껍질 속으로 들어가려는 경향이 자연스레 일어나는데, 그렇게 되지 않으려고 노력하라. 방어적인 태도는 환자를 더 화나게 하고, 냉담한 태도는 버림받았다는 느낌을 더 강화시킨다.

대신, 계속 호기심과 관심을 가지며 환자를 돌보라. 경계성 인격장애 환자를 위한 효과적인 진술은 다음과 같다:

> » 토론하기 위해서 하는 말인데요, 방금 무슨 일이 일어난 것 같습니까? 저에게 아주 많이 화가 나신거 같은데... 그 분노가 어떤 것인지 알고 싶습니다.
> » 제가 환자분을 화나게 만든 것 같군요. 무슨 일인지 알고 싶습니다. 그래서 그것을 잊어 버리고 환자분이 좀 더 나아지도록 돕는 일을 계속했으면 좋겠습니다.

유혹적인 환자

유혹적인 행동은 대개 첫 번째 만남에서는 나타나지 않지만, 눈에 띄게 유혹적인 행동에 대해서 어떻게 대처하는 것이 좋은지 알아 두는 것이 도움이 된다. 처음부터, 환자와 성적으로 개입하지 않는다는 절대적인 맹세를 재다짐하라. 이러한 일은 전문직 윤리규범을 깨는 것이기도 하지만 치료자와 환자 모두에게 치명적이다. 이런 경계선을 위반할 것 같은 유혹을 느끼면 바로 슈퍼비전을 받거나 직업을 바꾸는 것이 좋다.

이는 당신이 환자에 대해 절대로 성적인 감정을 느끼지 않을 것이라는 말이 아니다. 그런 감정에 절대로 반응하지 않겠다는 당신의 맹세가 확실하다면, 당연히 당신은 훌륭한 치료와 간호를 제공하면서 동시에 이런 감정들을 조절할 수 있을 것이다.

　유혹적인 행동은 은근하고 노골적인 두 가지 가면을 가지고 있다. 은근하게 유혹적인 행동은 은밀한 눈길, 노출적인 옷차림, 면담자의 사생활에 대한 지나친 관심이 포함된다. 그런 은근하게 유혹적인 행동은 몇 가지 방법으로 조절될 수 있다:

- 비교적 공식적인 치료적 관계를 유지하라.
- 환자를 부를 때 성(이 선생님, 김 부장님 등)과 직책을 사용하라.
- 면담 시 현재의 증상에 초점을 맞추라.
- 사소한 잡담은 피하라.

　"이 면담의 목적은 환자분이 어떤 문제로 힘들어하는지를 더 잘 이해하기 위한 것입니다. 그리고 저는 그것이 초점이 되어야 한다고 생각합니다"와 같은 진술로써, 사생활에 대한 환자의 질문에서 벗어나라.

　노골적으로 유혹적인 행동은 면담자가 언제 시간이 있는지, 손을 잡아주거나 안아주기를 요구하거나 면담시간 이외에 밖에서 만나달라고 하는 직접적인 요구를 하는 것이다. 이런 행동에 대해서는 그러한 만남은 적절하지 않고 불가능하며 왜 그런지에 대한 설명을 단호하게 직접적으로 할 필요가 있다.

임상 사례

이 환자는 30대 여성으로서 남편과 이혼하는 과정에 있다. 환자는 우울증인지 진단받기 위해 면담을 예약했다. 면담자는 30대의 기혼 남성이다. 이 사례는 면담이 끝나갈 때 일어난 것으로 임상가는 이미 항우울제복용을 권했다.

- 면담자: 제가 생각하기에는 환자분이 치료를 받으신다면 도움이 될 것 같습니다.
- 환자: 선생님이 저를 치료해 주시면 안 될까요?
- 면담자: 안될 것 같습니다. 저는 정신약물치료자 입니다. 그래서 그 약물이 효과가 있는지 확인하기 위해서 가능한 빠른 시일로 예약하려고 합니다.
- 환자: 하지만 저는 선생님이 좋아요.
- 면담자: (유혹적인 태도의 느낌을 감지하기 시작하면서) 좋습니다. 저는 환자분의 약물에 대해서 주로 집중할 것이기 때문에 심리치료를 좀 더 자주 받으면 도움이 되리라는 생각이 듭니다.
- 환자: (유혹적으로 웃으면서) 저는 저의 치료자이면서 동시에 애인이 될 수 있는 사람을 만나고 싶어요.
- 면담자: 잠깐만요. 심리치료자나 정신과 의사가 환자와 전문적인 관계 그 이상을 가지는 것은 정말 해가 됩니다. 그런 일은 우리 관계에서 절대로 일어나지 않을 것입니다. 환자분이 오늘 말하신 것으로 보아서, 외로우시다는 것을 알겠습니다. 친구관계를 돈독히 하시는 것이 좋을 것 같습니다. 하지만 그것은 병원 밖에서 이루어져야 하는 것이요.

이 환자는 결국 심리치료 의뢰에 동의했으며 유혹적인 태도 없이 치료를 계속할 수 있었다.

우는 환자

많은 환자들이 처음 면담할 때 울게 되는데 초보 치료자는 이때 어떻게 해야 할지 당황하게 된다. 그런 상황에서 치료자 자신도 어떤 감정을 갖게 될 것이다. 이것은 마음에 강하게 와 닿는 공감부터 불안한 느낌의 불편감까지 다양할 것이다. 이때 친한 친구나 가족 구성원이 당신 앞에서 울게 되면 했을 만한 일들, 즉 등을 두드리거나 안아주거나 마음을 편안하게 해주는 말과 같은 행동을 본능적으로 하려고 할지도 모르겠다. 이는 일반적으로 전문적인 관계에서는 실수를 저지르는 일이다. 그러면 어떻게 해야 하는가?

환자마다 적절한 접근법은 다르다. 환자가 울면, 늘 분명하지는 않지만, 그 눈물의 의미를 이해하려고 노력하라. 예를 들면 최근의 이혼에 대해서 이야기를 하면서 우는 환자는 버림받았다는 느낌, 앞으로 있을 재정적인 어려움, 실패했다는 느낌, 그 관계가 끝났다는 안도감 같은, 몇 가지 이유로 눈물을 흘릴 것이다.

환자가 눈물을 흘리면, 티슈(진료실에 늘 있어야 한다)를 건네주고, 몇 초 동안 공감적으로 기다리고, 그런 후에 다음과 같은 질문을 하라:

» 아주 힘들었다고 말하는 것에 대해 얘기해 보세요?

» 아주 감성적으로 보이십니다; 무엇 때문에 눈물이 나시나요?

» 울면서 어떤 생각이 떠오르셨습니까?

얼마나 자주 우는지 물어보는 것 또한 도움이 된다.

» 그 일로 인해 많이 우시는 편이십니까?

보통은 전에는 운 적이 없다고 할 것이며, 이것은 흔히 확인 Validation 의 면담 기술이다.

환자가 운 것에 대해서 창피해하거나 수치심을 느낀다면 다음과 같은 말로 확인하라.

» 울면 아주 마음이 편해져요.
» 계속 울어도 됩니다. 여기서 마음이 편안해져서 눈물이 나는 것이니 괜찮아요.
» 우는 것은 치료과정의 중요한 부분입니다.

물론, 눈물을 흘리는 것이 아주 좋은 일이라는 인상을 주고 싶지 않다. 이러한 눈물은 강렬한 감정적인 고통을 의미한다는 것을 다시 한번 기억해야 하며 특별히 자살사고가 있는지 주의 깊게 확인해야 한다(22장 참고).

13^장
진단적 면담에서 사용되는 실제 정신역동

· 환자의 현실왜곡 정도를 사정하라
· 부정적 전이를 감지하고 그것을 극복하라
· 방어기제와 대처반응을 확인하라
· 역전이를 진단을 위해서 사용하라

> 정신분석은 손가락 하나를 내어 주면 곧 손 전부를 다 내어 주게 될
> 것이라고 말해진다.
>
> 프로이드

정신역동에 대해서 계속 관심을 갖는 것은 진단을 위한 면담
을 하는 동안 여러모로 도움이 될 것이다. 첫째, 나타난 증상
은 보통 생활환경과 그에 대한 역기능적 반응의 산물이기 때
문에 진단의 정확성을 높이게 될 것이다. 정신역동은 방어기
제를 말해 주는 탁월한 언어이며, 환자에 대한 역전이를 어떻
게 생산적으로 사용하는지 이해하도록 돕는다. 두 번째, 특히
환자가 치료자에 대해 부정적 전이를 가지고 있을 때, 정신역
동의 원리를 이해하는 것은 면담 그 자체를 잘 관리하도록 돕
는다. 마지막으로, 방어기제를 이해하는 것은 인격장애를 진
단하는 데 도움이 되는데, 이에 대해서는 30장에 좀 더 자세하
게 나와 있다.

현실왜곡

현실왜곡은 흔히 중요한 정신역동적인 요소가 환자의 심리상태에 작용하고 있다는 첫 번째 신호이다. 정신증은 현실왜곡의 극단적인 형태이지만 정신증이 아닌 환자들에게도 현실왜곡이 존재한다. 예를 들면 우울증 여성은 가족에게 일어난 모든 안 좋은 일은 자신 때문이라고 생각하며, 자기애적 환자는 과거의 치료자들은 모두 자격미달이어서 도움이 안 되었다고 말할 것이며, 알코올 중독 환자는 남편이 멍청해서 자신이 술먹는 것을 비난한다고 말할 것이다.

흔히 현실왜곡은 면담 도중에 갑자기 튀어나온다. 때로 그것에 대해서 더 깊이 알아볼 필요가 있다. 망상이 있는지 확인하기 위한 선별질문을 할 것을 권한다(27장 참조). 그러나 이런 환자들에게 명백한 망상이 있다고 이야기하는 것은 아니다; 좀 경미한 정도의 왜곡에 대해서 말하는 것이다. 현실왜곡을 확인하는 방법은 환자가 다른 사람의 동기를 어떻게 해석하는지 또는 모든 사건들을 어떻게 이해하는지 관심을 갖는 것이다.

임상 사례

이 환자는 25세 여성으로 폐쇄공포증을 동반한 공황장애와 알코올 남용도 같이 있다. 최근에 정신과의사가 불안장애를 위해서 벤조다이아제핀계 약물을 처방해 주지 않았기 때문에 정신과 의사를 만나지 않고 치료를 중단한 상태이다.

• 환자: 그 선생님이 "절대로 안 돼요. 저는 Xanax를 절대로 처방해 주지 않을 겁니다"라고 했어요.

• 면담자: 그 선생님이 그런 말을 했을 때 무슨 생각이 들은

것 같아요? (환자의 관점을 탐구하기 위해)

- 환자: 사실, 잘 모르겠어요. 아마도 그게 그 선생님의 법칙이겠죠.
- 면담자: 어떤 법칙을 말하는 건가요?
- 환자: 아마도 저 같은 환자에게는 그런 종류의 약을 절대로 처방해 주지 않는다는.
- 면담자: 당신 같은 환자라고요?
- 환자: 그 약이 정말 필요한 불안한 환자들이요.
- 면담자: 왜 그것이 정말 필요한 환자들에게 약을 처방해 주지 않을까요?
- 환자: 누가 알겠어요. 아마도 지쳐서 그렇겠죠. 모든 정신과 의사들이 그렇잖아요.

이 환자는 정신과 의사가 지쳤다는 관점을 보여 주었고, 아마 돌봄을 받지 못하고 있다는 세상에 대한 일반적인 관점을 반영하는 것일지도 모른다. 바꾸어 말하면, 환자의 말은 투사라는 방어기제를 반영하는 것일 수 있으며, 이 속에서 중독성향이 있는 약물을 처방 받지 못한 것에 대한 분노를 부인하고 그것을 정신과의사에게 투사하는 것이다. 그 의사는 그것이 필요한 사람들에게 처방해 주지 않기 때문에 환자에게 가학적인 것으로 보인다. 환자의 현실왜곡이 무엇이든 간에, 당신도 거기서 예외가 아니라는 것은 확실하며, 미래에 발생할 일들을 예방하기 위해서 미리 전략을 준비할 필요가 있다. 다음 진술은 환자가 세상을 보는 시각을 이해한다는 표현을 함축하고 있다:

» 환자분의 말씀을 들으니, 환자분께서는 인생의 불행한 부분을 보고 또 보고 하신 것 같군요. 그래서 여기서도 똑같은 일이 일어날 것이라 생각해도 놀라지 않을 것 같군요.

일단 환자의 현실왜곡을 감지하면, 방어기제와 대처기전이 작용하고 있는지 확인하라.

부정적 전이

두 사람이 만날 때마다, 거기에는 실제로 여섯 사람이 있는 것이다. 자기 스스로를 어떻게 생각하는 지와 관련된 본인이 있으며, 상대방이 생각하는 사람이 있으며, 진짜 본인 그 자체인 사람이 있다.

윌리엄 제임스

전이를 통해서, 환자는 무의식적으로 과거의 관계에 반응하고 그것을 현재의 관계에 반영한다; 초기 면담에서는 이것이 반드시 문제가 되는 것은 아니다. 환자는 치료자에게 긍적적 전이를 일으켜, 자신의 어머니 같은 누군가 자신이 존경하는 사람을 치료자에게서 떠올려서, 치료자에게 놀라울 만한 것이 있다고 자동적으로 생각하게 만들 것이다. 그렇다면 앉아서 그것을 즐겨라.

그러나 부정적 전이는 문제가 될 수 있는데, 특별히 분노를 포함하고 있을 때가 그렇다. 환자는 지금까지 살아오는 동안 사람들에게서 잘못 대접을 받았을지도 모르며, 그래서 치료자도 별반 다를 바가 없다고 생각할 것이다. 뭔가 긴장감이 흐른다면 부정적인 전이가 있는지 살펴보라. 아마 환자는 화가 난

말투일 것이며 도전적인 질문을 할 것이고 질문에 대해서도 단음절로 답할 것이다.

정신분석석 성신치료에서는 해석이 치료의 중추 역할을 하기 때문에 부정적 전이를 실제로 확인해야 한다. 그러나 진단적인 면담에서는, 부정적 전이는 실제로 생산적이지 못하므로 그것을 인식하고 중립화시키는 공감적인 말로 전이를 다루는 것이 바람직하다. 어떻게 이런 말을 하는지 배우는 것은 쉬운 일이 아님에도 불구하고 – 연습을 하고, 하고, 또 하는 것 이상이다 – 다음에 나와있는 목록들은 면담하는 동안 환자들이 일반적으로 진술한 것을 포함시켜 놓았다. 이러한 진술의 대부분은 부정적 전이나 방어기전을 반영하는 것이다. 이러한 모든 진술들은 실제로 초보자에게는 올가미를 던지는 것과 같다.

환자의 말 뒤에 숨겨진 가능한 의미들을 나열해 놓았다: 가능한 이라는 말을 강조해야 겠다. 때로는, 그런 말에 어떤 숨겨진 의미도 없으며 그냥 사실을 말하는 것이다. 예를 들면, 면담하는 동안 당신이 지루해하는 것처럼 보일 수 있으며, 사실 당신은 지루하다. 만약 환자가 정확하게 관찰하고 말하는 것이라면, 그 진술을 해석하려고 하지 말라. 그것은 정직하지 않은 것이며 환자에게 정당하지 않을 것이다. 여기에 나열해 놓은 숨겨진 의미들은 오직 예를 들어 놓은 것이다. 그런 말을 하는 모든 환자가 여기에 제안해 놓은 것을 정확하게 의미한다고 생각하면 곤란하다. 각각의 진술을 개인마다 다르게 해석해야 하며, 그것은 특정한 환자에 대한 당신의 지식에 기초해야 하는 것이다.

일반적으로, 가능한 반응들이 부정적인 진술을 극복하는 방법이어서, 진단적 면담을 계속할 수 있도록 해 준다. 만약 당신이 정신역동적 치료를 하는 사람이라면 이것은 그것과는 아주 다르다는 것을 기억하라.

> 당신은 별로 도움이 되는 사람이 아니군요.

- **숨겨있는 가능한 의미:** 아무도 나를 도와주지 않았고 당신도 예외는 아니야.
- **가능한 반응(공감적으로 고개를 끄덕이며):** "그래요, 그런 말을 들은 것이 처음이 아닙니다. 그래서 그럴 때는 저는 항상 환자분에게 '제가 어떻게 하면 좀 더 잘 도와드릴 수 있을까요?' 하고 물어봅니다." (이는 당신이 정말로 환자를 도와주려고 하고 치료적인 관계가 환자의 이런 진술에 의해서 손상이 되지 않을 것이며, 실제로 그것을 강화시켜 주는 것임을 환자와 의사소통 하는 것이다.)
- **숨겨있는 가능한 의미:** 나는 아주 특별한 환자이고 당신은 나를 아주 특별하게 치료해야 해.
- **가능한 반응:** "처음 만나자 마자 알아채지 못하는 의사를 만난다는 것은 분명히 실망스러운 일일 거예요. 그렇지만 너무 일찍 판단하시는 것 같지 않으신가요?" (환자의 손상된 특별감을 강조하고, 그 관계를 회복할 수 있는 기회를 주라.)

> 지루해 보이세요.

- **숨겨있는 가능한 의미:** 당신이 지루한 것은 당연하지, 나는 정말 지루한 사람이니까.
- **가능한 반응:** "저는 지금 전혀 지루하지 않아요. 하지만 환자분이 말하고 있는 것들이 지루하다고 생각하십니까?"
- **숨겨있는 가능한 의미:** 내가 말한 모든 것에 당신이 아주 충

실하고 즉각적으로 반응하기를 원한다.; 만약 당신이 침묵
한다면, 당신이 나에 대해서 부정적인 감정을 가지는 것이
틀림이 없다고 추측을 한다.
• **가능한 반응:** "전문가로서, 침묵하는 것은 지루하다는 것을
뜻하는 것은 아닙니다. 대개는 집중하면서 흥미 있게 듣고
있다는 것을 의미하는 것이죠."

　» 그냥 조용히 앉아서 고개만 끄덕이실 생각이신가요?

• **숨겨있는 가능한 의미:** 당신은 그냥 우리 부모님 같다. 우리
부모님도 나에게 어떤 관심을 주지 않고 내가 무슨 말을 해
도 무반응이었다.
• **가능한 반응:** "이런 것이 도움이 되지 않을 것 같아 보이시
나요? 저는 실제로 할 말이 많은데 환자분이 이야기를 다
할 수 있도록 혀를 깨물면서 참고 있는 중입니다. 제가 환자
분의 이야기를 아주 잘 듣고 그것을 아주 잘 이해해야 환자
에게 도움이 된다는 것을 알거든요."

　» 어떤 자격증을 가지고 계십니까?

• **숨겨있는 가능한 의미:** 나는 정말 고통스럽다. 그런데 당
신 또는 다른 사람이 나를 도와줄 수 있을지 확신이 들지
않는다.
• **가능한 반응:** (소지한 자격증에 대해서 재빨리 말하면서)
"저는(　)(예, 학교나 병원의 이름)에서 일하고 있는(　)(예,
인턴, 수련의, 간호사)입니다. 제가 환자분을 도울 수 있는
지 걱정이 되어서 그러시는 것입니까?"

- **숨겨있는 가능한 의미**: 나는 평생 무능하다고 느끼면서 살았다. 이것이 어떤 느낌일지 당신도 맛보기를 원한다.(이는 투사적인 동일화로 알려진 미숙한 방어기전의 예이다.)
- **가능한 반응**: (당신의 자격증에 대해서 말하라) "하지만 저의 주된 자격증은 당신과 함께 있는 것으로 증명이 됩니다; 저는 환자분을 이해하고 할 수 있는 한 최선을 다해서 돕기를 원합니다." (이것으로 당신은 자존감은 당신이 유능하다고 말하는 그 누군가에 의해서 좌지우지 되지 않는다는 것을 보여주는 것이다.)

  » 제가 이야기하고 있는 말을 이해하고 있는 것 같지 않으시군요.

- **숨겨있는 가능한 의미**: 나는 당신이 나를 완전히 이해하지 않아서 화가 난다. 나는 당신이 내가 지금까지 한번도 가져보지 못한 완전히 공감적인 부모님이 되기를 바란다.
- **가능한 반응**: "그래요, 저도 거기에 동의할 수 밖에 없군요. 어떤 사람이 다른 사람을 정말로 이해한다는 것은 아주 어려운 일이죠. 하지만 좀 더 이야기를 해 보고, 제가 최선을 다해 보겠습니다."

  » 결혼하셨어요?

- **숨겨있는 가능한 의미**: 내가 당신과 결혼을 했더라면 좋았겠다.
- **숨겨있는 또 다른 가능한 의미**: 당신은 결혼을 한 것 같다. 그리고 아마 훌륭한 배우자를 가지고 있을 것이며, 그것이 당신이 나보다 얼마나 나은지, 그리고 내가 얼마나 패배자

인지를 증명해 주고 있다.

- **가능한 반응:** (웃으면서) "잠깐만요! 제가 생각하기에는 그런 질문을 제가 해야 하는 것인데요?"
- **또 다른 가능한 반응:** "결혼요? 그런데 제가 저의 개인사에 대해서 말하기 시작하면 환자분을 이해하는데 방해가 된다는 것을 알아요. 그리고 그것은 우리가 여기 있는 이유가 아니지 않나요?"

방어기제와 대처반응

불편하고 불쾌한 감정이 일어날 때, 우리는 항상 그것을 완화시키는 방법으로 방어기제를 사용한다. 표 13.1에 나와있는 분류는 Vaillant (1988)의 방어기제 서열을 조금 변형한 것이다.

주요 방어기제

방어기제에 대한 정의와 예를 간단히 제시하였다. 여기에 나와있는 예들은 만약에 남편이 환자를 떠났다면 어떻게 반응할지에 대한 다양한 방식들이다.

성숙한 방어기제

성숙한 방어기제는 역기능보다는 심리적으로 건강한 사람이 사용하는 것으로 건강하게 이끈다.

억제

- **정의:** 감정을 의식적으로 억제
- **예:** 나는 지금 상당히 실망스럽고 슬프지만 이런 감정으로 인해 내 인생에 심각한 영향을 끼치게 하지는 않을 것이다.

표 13.1. **방어기제의 분류**

성숙한 방어기제

억제 suppression
이타심 altruism
승화 sublimation
유머 humor

신경증적 방어기제

부인 denial
억압 repression
반동형성 reaction formation
전치 displacement
합리화 rationalization

미숙한 방어기제

수동 공격 passive aggression
행동화 acting out
해리 dissociation
투사 projection
분열조장(이상화/평가절하) splitting:idealization/devaluation

정신증적 방어기제

외부 현실 부정 denial of external reality
외부 현실 왜곡 distortion of external reality

Adapted from Vaillant, G.E. (1988). Defense mechanisms. In A.M.Nicholi,Jr. (Ed.), The New Harvare Guide to Psychiatry, Cambridge, MA:Harvare University Press. 81.

이타심

- 정의: 다른 사람들을 위해서 좋은 일을 함으로 감정을 억제
- 예: 여성 쉼터에서 자원봉사를 해야 겠다.

승화

- 정의: 감정을 생산적이고 사회적으로 보답 받을 수 있는 것으로 바꾸는 것
- 예: 거절감을 어떻게 대처해야 하는지에 대한 책을 당장 읽기 시작해야 겠다.

유머

- **정의**: 감정을 간접적이고 유머스러운 방법으로 표현
- **예**: 와! 대단해! 그렇지 않아도 오랫동안 90kg이나 되는 그 못생긴 뚱보에게서 벗어 나려고 했는데.

신경증적 방어기제

신경증적인 방어기제는 억압이나 전치와 같이 즉시 심리적인 스트레스를 유발시키거나, 또는 언젠가는 결국 그 실제적 고통이 표면으로 나타나게 되므로 성숙한 방어기전보다 덜 건강하다.

부인

- **정의**: 그런 감정이 존재한다는 것을 부인한다.
- **예**: 이런 거부감은 하나도 괴롭히지 않아.

억압

- **정의**: 그 감정이 의식에 떠오르지 않도록 꾹꾹 눌러 버리는 것 (불행하게도, 그 감정은 예상치 못한 방식으로 따라다닌다.)
- **예**: 그가 나를 떠난 것에 대해서 아무 악감정도 없어. 하지만 지난 몇 주 동안 계속 머리가 깨질 것 같이 아파. 왜 이런지 모르겠어.

반동형성

- **정의**: 반대적인 것으로 감정을 옮겨감으로써 부정적인 감정에 대해서 잊음.
- **예**: 그 일이 생기고 난 다음에 우리는 정말 가까운 친구가 되었어. 그 사람은 정말로 괜찮은 사람이야.

전치

- **정의:** 원래의 대상이나 사람에 대한 감정을 다른 사물이나 사람에게 전이하는 것.
- **예:** 내 직장상사가 요즘 정말 내 성질을 건드린단 말이야.

합리화

- **정의:** 왜 힘들지 않은지에 대한 확신을 주는, 그러나 거짓인 이유를 만들어 내는 것.
- **예:** 어떻든 내 삶에 큰 변화를 원했어. 내가 여태까지 원하고 원한 모든 일을 할 수 있도록 이 일이 결국에는 내게 힘을 줄 거야.

미숙한 방어기제

미숙한 방어기제는 좀 더 심각한 스트레스를 유발하고 흔히 다른 사람들에게 부정적인 영향을 준다.

수동 공격

- **정의:** 분노를 간접적이면서 수동적으로 표현한다.
- **예:** 저런, 미안해요. 지난주에 옷을 다 구세군에 보내 버렸어요. 당신이 그 옷들이 필요하리라고는 생각도 못 했어요.

행동화

- **정의:** 감정을 인식하고 있기보다는 행동으로 표현하는 것.
- **예:** (늦은 밤에 전화를 걸어서 욕설을 퍼붓는다.)

해리

- **정의:** 고통을 느끼기 보다는 해리되는 것.

- **예**: 지난 주 내내 정말 텅 비었어: 그가 나를 떠났다는 기억이 아주 희미해.

투사

- **정의**: 분노를 부인하고 다른 데로 탓을 돌리는 것.
- **예**: 그 사람이 나를 떠난 후로 우리 친구들에게 나에 대해서 험담을 한 것이 틀림이 없어.

분리조장(이상화/평가절하)

- **정의**: 자기와 대상에 대한 심상이 극단적으로 상반된 성질에 따라 구분되어 존재하는 것으로 모든 것이 좋고 나쁘다는 명백한 이분법적 구도로 사물을 인식한다. 자신을 거부하기 전에는 아주 좋은 사람이었는데 거부하고 난 다음에는 아주 나쁜 사람이라고 정의하는 것. 이렇게 하여 고통스러운 것을 분노와 저주로 변형시킨다.
- **예**: 나는 늘 그 사람이 아주 끔찍한 사람인 줄 알고 있었어. 이번에 증명이 된 거지. 아마 그 사람은 뿌리부터 썩었을 거야.

정신증적 방어기제

정신증적인 방어기제는 외부 현실에 대해 아주 분명하고 확실한 것을 나타내므로 정신과저인 사고과정이 있다는 것을 알리는 신호이다.

외부 현실을 부정

- **정의**: 제목 자체에 내포됨
- **예**: 그는 절대로 나를 떠나지 않았어.

외부 현실의 왜곡

- 정의: 제목 자체에 내포됨
- 예: 그는 나를 떠나지 않았어! 출장을 간 거야. 다음 주면 돌아올 거야.

진단을 위한 면담에서, 방어기제를 확인하는 것은 환자가 인격장애(그런 환자는 전형적으로 미숙한 방어기제를 사용한다)를 가지고 있을지도 모른다는 가능성을 빨리 알아차리는 데 유용하며 병의 진행 정도(좀 더 건강한 방어기제를 사용하는 환자는 다른 사람보다 더 나은 경향이 있다)를 알 수 있도록 돕는다.

정신역동적인 귀를 가지고 환자의 이야기를 들으면서, 다음의 질문을 자신에게 하라:

- 지금 당신에게 이야기하고 있는 심리적인 고통으로부터 환자가 자신을 어떻게 보호하고 있는 것 같은가?
- 환자는 성숙한 또는 미성숙한 방어기제를 사용하려고 하는가?
- 방어기제를 사용하여 불행해서 빠져 나오고 있는가(성숙한 방어기제) 또는 그 속으로 점점 들어가는 것 같은가(신경증적이고 미숙한 방어기제)?
- 만약에 당신이 치료자라면, 어떤 방어기제를 더 사용하도록 격려하고 싶은가? 그리고 어떤 방어기제가 비생산적이라고 지적하고 싶은가?

면담이 끝나가는 즈음 환자 기록을 하기 전에, 이 방어기제를 살펴보는 것이 도움이 될 것이며(부록 A에 나와있는 포켓 카드를 보라), 어떤 것을 환자가 사용하는 것 같은지 확인하는 것이 도움이 된다는 것을 발견하게 될 것이다. 환자가 사용하는 방어기제에 대해서 적어도 몇 초 동안 생각해보는 습관을 가져라. 이는 미래에 환자의 방어기제를 더 잘 인식하도록 도울 것이다.

대처 양식

대처 양식과 방어 기제는 비슷한 개념이다. Vailant (1988)는 대처반응을 방어기제와 구별했다: 대처 는 "다른 적절한 것으로부터 도움을 이끌어 내며" "정보수집이나 위험 예상, 위험에 대한 반응 연습하기와 같은 자발적인 인지적 노력"이 포함된다(Vaillant 1988, p.200). 반면, 방어기제는 스트레스에 대한 "비자발적인 인지적인 반응" 이다.

대처를 스트레스 사건을 극복하기 위해 일어나는 일련의 적극적인 행동반응과 인지반응이라고 생각하라. 환자의 현병력과 스트레스를 어떻게 다루었는지에 대해 들으면서 환자의 대처형식을 알아볼 수 있을 것이다. 대부분의 정신과 환자들이 효과적인 대처 반응을 사용하지 않는다는 것은 별로 놀랄 만한 일이 아니다.

현병력에 묘사된 주된 문제에 대해 환자는 어떻게 반응하는가? 우울이 문제라면, 환자는 적절하게 대처하는가? 가령, 친구나 가족들을 만나서 지지를 받음으로써; 잠시 여러 가지 책임을 줄임으로써; 또는 영화를 보거나 휴가를 가는 것과 같은 자신을 즐겁게 할 만한 행동을 함으로써. 또는 환자가 부적절하게 대처하는가? 가령, 혼자 지내거나, 가까운 사람들에게 히스테리를 부리거나, 또는 자해적인 행동을 하는 등.

만약 불안이 주된 문제라면, 혼잣말로 불안감이 지나갈 것이라고 말하거나, 심호흡을 하거나, 산책을 하는 것과 같은 긍정적인 대처 전략을 사용하는가? 또는 지나치게 병원 응급실을 자주 방문하거나, 알코올이나 다른 약물을 사용하거나, 단음식을 폭식하는 것과 같은 좀 더 부정적인 대처 전략을 사용하는가?

방어기제와 같이, 긍정적인 대처전략을 많이 사용하도록 권장하며 부정적인 대처전략은 사용하지 않도록 한다.

역전이를 진단적으로 사용하기

역전이는 치료자가 환자에 대하여 느낄 수 있는 부정적, 긍정적 모든 감정을 말한다. 특히 부정적인 감정을 느낄 때, 초보자는 그런 감정을 억제하거나 무시하려고 하는 경향이 있다. 그러지 말라. 이러한 역전이 감정은 치료자에게 임상적으로 매우 가치 있는 것을 알게해 준다. 환자가 당신에게 어떤 감정을 일으키게 하는 것들은, 환자가 자신의 삶에서 만나는 거의 모든 사람들에게 불러 일으키게 만드는 감정일 것이다. 이런 것이 환자가 갖고 있는 문제의 본질에 대해 강력한 통찰력을 제공한다는 것을 알아야 한다.

임상 사례

45세의 남성이 우울증과 자살 사고로 정신과에 입원했다. 그는 최근에 직장에서 해고당했으며, 지난 몇 년 동안 가까운 친구를 잃게 되어 외롭다고 불평했다. 다음은 입원 면담을 하면서 5분 동안 오고 간 대화 내용이다.

• 면담자: 얼마나 오랫동안 우울하게 느끼셨습니까?
• 환자: 꽤 오래됐어요. 하지만 선생님은 혹시 그냥 수련의 아닙니까?

- 면담자: (즉시 방어해야 할 필요를 느끼면서) **글쎄요, 그렇습니다. 저는 이 병동의 고참 수련의입니다.**
- 환자: (눈을 찡그리며) **고참 수련의. 알겠습니다. 상당히 정치적인 자리이군요, 그렇지 않습니까?**
- 면담자: (불편감이 증가하면서 더 방어적으로 되면서) **아닙니다. 이 자리가 특별히 정치적이라고 생각하지 않습니다. 저는 다른 수련의를 감독합니다.**
- 환자: **네, 항상 선생님을 지켜보는 사람이 있게 마련이죠, 그렇지 않습니까? 선생님이 잘하면, 아마 이 부서에서 좋은 자리를 잡겠지요. 저는 그런 일들에 대해 잘 압니다. 저는 수련의보다 주치의와 이야기하고 싶습니다. 그 사람이라면 늘 자신이 어떻게 평가 받는지 걱정하지 않을 것이니까요.**
- 면담자: (화가 나서 소리지르고 싶은 마음과, 그 환자를 사무실에서 쫓아 내고 싶은 것을 꾹 참으면서) **사실, 환자분께서는 아침에 주치의를 만나실 것입니다. 하지만 제가 오후에 환자분이랑 짤막하게 이야기해야 합니다.**

이 환자는 계속 면담하는 것에 동의했으며 질문에 대해 아주 짧고 거만하게 대답을 했다. 면담을 계속하면서, 심각한 자기애적 인격장애의 면모가 드러났고, 환자에 대한 나의 역전이 반응이 환자가 어떻게 자신의 인생에서 중요한 사람들을 멀어지게 했는지, 그리고 어떻게 우울하게 되었는지를 분명하게 이해할 수 있게 하였다.

중요한 것은 당신이 환자에 대해서 부정적으로 느끼게 될 때, 그에 따라 반응하지 말라는 것이다. 대신 환자의 정신병리에 대해 가능한 연결점을 찾아서 분석하라.

정신과적 병력

14^장
현 병력

· 지난 1~2주 전에, 여기를 오게 만든 무슨 일이 있었습니까?
· 현재의 문제를 일으키게 하거나 더 나쁘게 만들만한 사건이 있었습니까?
· 이 문제 때문에 어떤 치료를 받으려고 하신 적이 있습니까?

추천시간: 10분

현 병력이란 무엇인가?

현 병력은 정신과 면담에서 가장 중요한 부분이지만, 무엇이 포함되어야 하는 가에 대해서는 여전히 의견이 일치하지 않는다. 심지어 숙련된 임상가들도 현 병력에 접근하는 방식이 다르다. 어떤 사람들은 이것을 "현재 위기력"이라고 생각하고, 과거 한 주 동안에 있었던 일에 집중한다. 그런 임상가들은 "최근 어떤 일로 오늘 저를 찾아오시게 되었습니까?" 라는 질문으로 면담을 시작한다. 또 어떤 사람들은 환자의 주요 증상에 대한 진체적인 과거병력을 물어보면서 시작한다: "우울증에 대해서 말해 주십시오. 몇 살부터 우울하다고 느꼈습니까?" 이러한 임상가들은 현재의 에피소드 이전부터 살펴본다.

이러한 각 접근은 임상상황에 따라서 다를 것이다. 만약에 환자가 비교적 복잡하지 않고 간단한 정신과 과거병력을 가지고 있다면, 먼저 그것을 살펴본 다음 현 병력으로 옮겨가는 것이 타당할 것이다. 환자의 과거병력이 길고, 많은 병원과 치료자를 전전하였다면, 처음부터 과거병력으로 시작을 해서 현 병력을 사정하려면 너무 시간이 많이 걸릴 것이다.

초보 임상가가 빠지기 쉬운 가장 일반적인 함정은 현 병력에 너무 많은 시간을 투자한다는 것이다. 시간이 많이 갔다고 해서 환자의 말을 중간에 막는 것은 공감하지 하는 것처럼 보이고 환자가 가장 힘들고 어려웠던 시간을 함께 하지 않는 것처럼 여겨지기 때문에 그렇기 쉽다. 그래서, 단원 I에서 제안된 어떻게 질문하고, 어떻게 주제를 민감하게 바꾸는지에 대한 기법을 기억하는 것이 중요하다. 이러한 기법을 사용하여 부드럽게 지속적으로 환자가 현 병력에 집중할 수 있도록 하라.

다음에서 현 병력에 접근하는 두 가지 기법을 서술하였다; 환자마다 어떤 기법을 사용해야 할지 정해야 한다.

현재 위기중심의 접근법

위기는 "어떤 일이 생겨나고 있는 과정의 중요한 지점이나 상황; 전환기"라고 사전에서 정의하고 있다. 면담을 시작하면서, 스스로에게 물어보라. "왜 지금 왔을까? 왜 지금이 환자의 인생에서 중요한 지점일까? 여기 오도록 만든 어떤 일이 최근에 있었을까?" 보통 정신과적인 위기는 1~4주 지나서 일어나므로, 이 기간에 대해 집중해서 질문하라.

> » 지난 1~2주 전에 환자분께서 여기를 오게 만들 만한 어떤 일이 있었습니까?
> » 지난 몇 주 동안 겪었던 스트레스에 대해서 이야기를 해 주십시오.

이번에는 환자가 언제 처음으로 증상이 시작되었는지 확인하면서 질문을 시작할 수 있다.

> 이러한 문제가 언제부터 나타나기 시작했습니까?
> 기분이 아주 좋았을 때로 기억되는 마지막이 언제입니까?

몇 달, 또는 몇 년간의 질병 과정에 대하여 질문하면 결국에는 현재 겪고 있는 증상으로 돌아오게 된다.

> 자. 이제 현재의 증상에 대해서 이야기 해 봅시다. 언제 시작되었습니까?

현 병력에 대한 이런 접근법이 좋은 점 중 하나는 면담결과를 기록할 때 대부분이 이런 형식으로 이루어져 있다는 것이다. -"이 환자는 아무 정신과 증상 없이 지내다가 18세부터 우울증을 느끼기 시작했다" 와 같이 시작한다.

팁
면담을 우아하게 하기

최상의 상태에서, 잘 짜여진 면담은 임상가와 환자사이에서 상호작용이 아주 부드럽게 흘러가는 댄스를 연상케 하며 환자는 "정신과적"인 면담이라기보다는 자신의 삶에 대해 열정적으로 이야기하고 있다는 느낌을 갖는다. 이런 경험을 하게 하는 무대를 만드는 한 가지 방법은 환자의 직업, 취미, 삶의 상황에 대한 진심어린 관심과 호기심을 보여줌으로써 환자가 임상적인 문제로 자연스럽게 이야기를 틀 수 있도록 하는 것이다. 당신이 유명인들을 면담하는 바바라 월터(역주:미국 텔레비전 쇼 프로그램의 사회자)라고 상상하고, 그와 같은 호기심으로 환자에게 다가가라.

- 면담자: 국세청에서 일하셨다고 하셨는데, 어떤 일을 하셨습니까?

- 환자: 전화상담을 주로 했었습니다. 하지만 한 계절만 일했습니다.

- 면담자: 그러면 제가 국세청에 전화를 하면 당신이 전화를 받았겠군요?

- 환자: 네, 하지만 다른 일도 많이 했습니다. 세금 공제에 대해서 질문하면 제가 대답을 했습니다.

- 면담자: 어, 정말입니까? 만약에 제가 환자분에게 전화해서 얼마나 세금을 더 내야 하는지 질문하면, 환자분께서 모든 정보를 모아서 볼 수 있었다는 이야기인가요?

- 환자: 아 네, 필요한 모든 자료를 다 가지고 있습니다. 적어도 컴퓨터에 이상만 생기지 않는다면요. 처음으로 아주 좋은 직업이었죠. 하지만 여름에는 보통 해고를 당하는데 왜 그런지 모르겠어요(환자가 낙심해 보인다)

- 면담자: 참 안됐군요. 왜 해고를 당하셨죠? (환자는 현재 우울증을 유발하게만 어려운 일들을 이야기하기 시작한다)

이전에 언급되었던 질문을 하면, 대부분 자동적으로 자신의 이야기를 연대기적으로 하기 시작한다. 이렇게 되면, 잠시 조용히 들어야 할 때이다. 기억하라. 이것은 당신이 관찰하고, 청취하고, 가설을 세우는 "정찰기"이다(3장 참조). 하지만 환자가 갑자기 다른 문제나 다른 시간대로 이야기를 돌려서 한다면, 환자가 원래의 주제로 되돌아 가도록 해야 할 것이다.

- 환자: 아내가 저에게 소리를 지를 때에는 정말 화가 나요. 하지만 아내는 늘 그런 식이죠. 법대 다닐 때를 생각해보니, 아내는 끊임없이 바가지를 긁었어요. 저는 도서관에서 밤늦게까지 공부 하느라 시간을 많이 보내야 했었는데, 아내는 이해하려고 하지 않았죠.

- 면담자: 그 때 이야기는 나중에 하시면 좋을 것 같아요. 지금은 지난 2주 동안 무슨 일이 있었는지 집중적으로 말해 주시면 좋겠습니다. 부인에게 화가 많이 나셨다고 했는데, 무슨 일이 있었습니까?

특히 환자의 고통을 촉진시킨 잠재적 요인에 대하여 질문하라.

  » 환자분의 문제를 일으키거나 촉진시킨 사건이 있었습니까?

대개 환자는 특정한 촉진요인이 있었다는 것을 부인한다. 정신과적인 질병을 의학적 모델로 바라보는 환자에게는 특히나 그렇다. 그런 환자는 아마도 다음과 같이 대답할 것이다.

  » 아니요, 그런 일을 일으킬 만한 특별한 일이 없었어요. 저의 인

생은 꽤 괜찮은 편이에요; 그냥 우울할 뿐이에요.

양극성 장애 같은 정신질환은 그 자체의 질병 과정이 있지만, 대개는 특정 촉진요인 없이 그냥 상태가 나빠지는 경우는 드물다. 흔히 특정한 사건과 고통을 연결하지 못해서 환자의 기억을 잠시 자극시킬 필요는 있다. 일반적으로 환자를 불안정하게 만드는 특정 사건에 대해 질문을 하면서 주의 깊게 살펴볼 수 있다(표 14.1). 물론 목록에 있는 모든 항목을 물어볼 필요는 없다. 이미 면담의 전반부를 통해서 어떤 사건이 일어났을 것인지에 대한 짐작을 하고 있을 것이다. 이런 질문들을 하면서, 사건과의 상관관계가 증상의 원인이 되지 않는다는 것을 기억하라. 정신과 문제가 생길 즈음에 정신사회적 스트레스사건이 발생했더라도 관련이 없을 수도 있다.

표 14.1. **정신과적 증상의 일반적인 촉진요인**

- 친구 또는 친척과의 논쟁
- 거절 또는 버림받음
- 사랑하는 사람의 사망이나 주요 질병
- 사망이나 이혼 같은 부정적인 사건이 발생한 날
- 주요 의학적 질병이나 나이와 관련된 기능장애
- 직장이나 학교에서의 스트레스 사건
- 정신건강전문요원의 휴가
- 약물 불이행
- 약물 남용

진단적 질문으로 바로 시작하기

효과적이고 빠른 진단적 면담을 하는 비밀 중 하나는 부드러운 끈기이다; 환자가 우울증에 대해서 이야기할 때, 즉시 우울증 진단 항목이 있는지 사정하라.

- 환자: 지난 몇 주 동안 가장 나쁜 문제는 아주 자신이 없어졌다는 겁니다.
- 면담자: 수면에도 영향을 미쳤습니까?
- 환자: 하루에 2~3시간 이상 못 잤습니다. 그런 다음날은 몸을 질질 끌고 겨우 일하러 갈 수 있습니다. 그만 두어야 할 것 같습니다; 그 일은 지겨워요.
- 면담자: 우울증 때문에 일에 집중할 수 없습니까?

여기서 면담자는 환자가 직장에 대해서 이야기한 것에서 암시를 받아 우울증에 대한 주제로 계속 이야기를 이끌고 있다 (6장에서 다룬 '부드러운 전환' 참조). 만약 면담자가 이런 식으로 이끌어가지 못한다면, 환자는 우울증 진단과는 다소 관련이 없을 직장환경에 대해서 자세하게 이야기 할 것이다. 나중에, 사회력에 대해서 이야기 할 때, 면담자는 환자가 직장에 대해서 말한 것으로 다시 돌아갈 수 있을 것이다:

- 면담자: 좀 전에, 직장 일이 지겹다고 하셨습니다. 어떻게 그 직장에서 일하게 되셨습니까? ('연관된 전환'을 사용했다는 것을 명심하라)

현재 그리고 질병 전의 기능 수준

이제는 쓸모없게 된 DSM-IV-TR진단 체계의 축V에서는 0부터 100까지 척도로 이루어진 환자의 전반적 기능사정 점수를 기록했다. 어떤 특정한 숫자로 환자의 기능 정도를 파악한다는 것이(보험회사에서만 그 번호에 집중) 그렇게 유용해 보이지는 않지만, 축V가 있어서 면담자가 환자의 현재나 기본적인 기능에 대해서 잊지 않고 물어보게 한다고 생각한다.

전반적인 기능을 사정하기 위해, 삶의 세 가지 중요한 부분에 대해서 질문하라: 사랑, 일, 재미. 사랑은 가족, 배우자, 친한 친구와 같은 모든 중요한 인간관계를 다 포함한다: 일은 월급을 받는 직장뿐만 아니라, 학교, 봉사활동, 많은 만성 정신질환자들이 참여하고 있는 구조화된 일상 활동도 포함한다. 재미는 취미활동과 여가활동을 포함한다.

» 질병이 직장이나, 인간관계, 취미활동에는 어떤 영향을 미쳤습니까?

이런 질문을 조금 바꾸어서 물어보면 자동적으로 환자의 질병 전 기능에 대해서 물어보게 된다. 어떤 환자는 자신의 삶에서 정신과 질환을 분리해 내는 데 어려움을 느낀다. 그렇다면, 기본적인 기능수준을 사정하기 위해서 다른 질문을 해야 할 것이다.

» 이러한 불안(또는 다른 증상)이 시작되기 전에, 직장생활은 어떠하셨습니까?
» 가족과 배우자와 어떻게 지내셨습니까?
» 주로 어떤 취미활동이나 여가활동을 하셨습니까?

여러 번의 증상 악화와 호전을 겪은 만성질환자들을 위해서는, 악화된 두 시기 사이에 대해서 같은 종류의 질문을 해야 한다.

» 환청도 들리지 않고 자살하고 싶지 않았을 때인, 가장 기분이 좋았던 지난 번을 생각해 보십시오. 그 때의 삶은 어땠습니

까?(사랑, 일, 재미에 대한 질문을 계속하라.)

현재와 기본적 기능수준에 대해서 물어보는 것은 진단을 위해서 아주 중요하다. 고전적인 예로 조현병과 양극 장애를 살펴보자. 조현병은 기능 수준이 몇 달 또는 몇 년 동안 점점 감소하지만, 양극성 장애 환자는 지난 몇 주 내에 기능이 급격하게 좋아질 수 있다. 기본적 기능수준을 결정하는 것은 치료목표를 세우는 상황에서 또한 중요하다. 예를 들면, 지난 몇 해동안보다 최고의 기능수준에 도달하도록 돕는 것이 목표가 될수 있다.

임상 사례

한 레지던트가 바쁜 정신과 외래에서 정신증적이고 파괴적인 행동을 보여서 앰불런스에 실려온 환자를 면담하고 있었다. 그 환자는 32세 여성으로 과거 응급실 기록에 "정신분열정동장애"라는 진단이 나와있다. 챠트에 "수차례 정신과 재입원"이라는 문구를 보고서, 레지던트는 그 환자가거의 병원 밖에서는 지낸 적이 없어 만성적으로 기능 수준이 낮다고 짐작했다. 그러나 환자의 정신사회력을 사정하면서 일년 전, 처음 입원하면서 연속적으로 입원하기 전까지, 어느 지방 병원 연구부의 비서로 일했다는 사실을 알고서 놀랐다. 이 정보로 인해서 이 면담자는 환자의 과거병력에 좀 더 주의를 기울였고, 환자의 건강한 병전 기능과 보다 일치하는, 경계성 인격장애 또는 외상 후 스트레스 장애와 같은 변별 진단의 가능성을 알아내게 되었다.

15장

^장

정신과 병력

증상의 과거력
- 이러한 증상을 처음 느꼈을 때가 몇 살이었습니까?
- 이런 에피소드가 몇 번이나 있었습니까?
- 마지막 에피소드는 언제였습니까?

치료의 과거력 암기법: Go CHaMP
- 일반적인 질문 General questions
- 현재 치료자는 누구입니까? Caregiver
- 정신과 병원에 입원한 적이 있습니까? Hospitalization
- 이런 증상 때문에 약을 드신 적이 있습니까? Medication
- 정신치료를 받으신 적이 있습니까? Psychotherapy

추천시간: 10분

정신과 병력을 기록하는 것은 지루한 작업이 될 가능성이 있다. 그러나 정신과적 병력이 진단과 치료계획을 세우는 데 얼마나 중요한지를 깨달으면 그렇게 되지 않을 수 있다.

특정한 정신과 질환마다 위험요소, 병전 증상, 발병시기, 진행과 같은 특징적인 과거력을 가지고 있다. 특정환자의 정신과적 병력을 상세히 알면 환자의 질병과정을 교과서에 나와 있는 것과 비교해 볼 수 있으며, 정확한 진단을 내릴 가능성을 높이게 된다.

보통, 환자는 수 년간 어딘가에서 치료를 받다가 당신을 찾아 올 것이다. 그런 환자가 결국에는 전문가에게 의뢰되는 이유 중 하나는 전문가들이 이전의 상세한 치료 과거력을 얻어 내는 일을 훌륭하게 해내기 때문이다. 과거에 어떤 치료를 받아왔는지, 그리고 과거의 치료가 효과적이었는지 아닌지를 정확하게 분별해 낼 수 있다. 이런 정보들을 토대로 앞으로 어떤 치료를 하는 것이 좋은지 추천하게 되는데 이 모든 것들은 1~2회의 50분 면담으로 가능하다.

정신과적 병력을 사정할 때의 잠재적인 함정은 현 병력을 사정할 때와 비슷하다. 면담이 끝나갈 즈음에, 어떤 면담자들은 복잡한 과거병력에 사로잡혀서 대부분의 시간을 그 과거병력을 평가하는 데 시간을 보낼 수 있다. 게다가 과거병력을 사정할 때 기계적으로 될 수 있으며 너무 표면적인 정보만 가지고 있어서 정확한 진단을 내리는 데 필요한 정보가 부족할 수 있다.

증상 과거력

일반적으로는, 현 병력을 사정하는 데 5~10분 정도 걸릴 것이며, 사정이 끝날 때쯤에는 잠정적으로 몇 가지 진단명을 생각하고 있어야 한다. 그 다음에는 이러한 증상들의 과거력을 얻는 것이다. 특별히, 발병시기, 병전 기능수준, 현재까지 그 에피소드들이 어떻게 진행되어 왔는지에 대해서 알고자 할 것이다.

발병 시기

» 몇 살 때 처음으로 그런 증상들이 생겼습니까?

발병시기를 아는 것은 기분장애나 조현병, 불안장애의 잠재적 진단 중에 어떤 것을 결정할지에 도움이 된다(Jones 2013.

병전 기능 또는 기본적인 기능

병전 기능/기본적인 기능에 대해서는 14장을 참조하라.

현재까지의 에피소드들의 과거력과 촉진인자

그 에피소드들의 기간, 심각 정도와 악화에 대해서 물어보라. 이런 정보는 치료에 대한 과거력을 사정하는 동안 나오기도 한다. 예를 들면, 조증 에피소드 또는 조현병의 악화는 보통 입원한 시기와 일치한다.

병원 입원력에 대해서 물어볼 때, 시간을 절약할 수 있는 방법은 최초의 입원과 가장 최근의 입원, 에피소드의 총 횟수에 대해서 물어보는 것이다.

- 언제 처음 발병하셨습니까?
- 총 몇 번 입원하셨습니까?
- 마지막이 언제였습니까?

치료 과거력

치료 과거력을 알게 되면 이후 치료에 대한 결정에 도움이 될 뿐만 아니라 진단을 확실히 하는 데도 도움이 된다. 예를 들면, 리튬이 기분장애 에피소드에 도움이 되었다면, 양극성 장애가 가장 먼저 떠오를 것이다. 과거에 어떤 것이 시도되었으며 그것들이 효과가 있었는지 아닌지에 대해서 알아야 할 것이다. 정확하고 상세하게 아는 것이 중요한데, 엉성한 치료 과거력은 훌륭한 치료 계획을 세울 수 없게 하기 때문이다. 예를 들면, 수많은 약물이 "시도되었지만 성공적이지 않았다"고 기록되어 있는 환자의 차트를 보고 "치료가 안 되는 환자" 라는 꼬리표를 붙일 수 있기 때문이다. 치료 과거력을 사정할 때 다음 형식을 사용하기를 권한다.

- 일반적인 질문들 General questions
- 현재 치료자들 Current caregivers
- 입원력 Hospitalization history
- 약물 사용 과거력 Medication history
- 정신치료 과거력 Psychotherapy history

어떤 카테고리도 빠지지 않기 위해서 Go CHaMP의 암기법을 사용하라.

위에 나와있는 순서대로 질문할 필요는 없다 - 사실, 현 병력을 사정하는 동안 이 부분에 대해 이미 많은 정보를 얻을 수 있을 것이다 - 하지만 중요한 질문을 잊어 버리지 않기 위해서 다섯 가지 항목을 생각하는 것이 도움이 될 것이다. 면담하는 중간에, 이러한 각 항목에 대한 충분한 정보를 얻었는지 머리 속으로 체크해 보라.

일반적인 질문들

> 우울증을 치료하기 위해서 어떤 종류의 치료를 하셨습니까?
> 어떤 것이 가장 도움이 되었습니까?

눈치가 빠르고 준비된 많은 환자들은 이런 질문에 대한 응답으로 당신이 치료에 대해 알아야 할 필요가 있는 거의 모든 것에 대해서 말해 줄 것이다. 그렇지 않은 환자들에게는 좀 더 구체적인 질문이 필요하다.

» 우울하지 않았을 때는 삶이 어떠했습니까?

어떤 경우에는 최상의 "치료"가 어떤 가까운 사람과의 관계나 역기능적인 관계에서 빠져 나오는 것이다. 주의 깊게 과거력을 사정하면서 이런 것들을 알 수 있으며, 치료계획에 이 부분이 포함될 수 있다.

현재 치료자들

환자가 현재 어떤 치료자를 만나고 있는지 알 필요가 있다. 만약 그 환자가 처음으로 정신과 치료를 받는다면, 아마도 당신이 유일한 치료제공자일 것이다. 만성 정신질환자라면, 정신과 의사와 정신약물치료자를 동시에 만나고 있을지도 모르며 사례 관리자, 집단 치료자, 주치의(가정전문의 또는 내과의사)가 있을 수도 있으며 낮 병동이나 주거치료 시설에 있을지도 모른다.

입원력

» 정신과적인 문제로 입원하신 적이 있습니까?

여러 번 입원한 적이 있는 환자에 대해서는 병원 이름과 각 입원시기를 확인하는 데 너무 많은 시간을 보내지 말라; 아마한 시간 내내 걸릴 수도 있다. 대신, 최초와 최근의 입원이 언제였는지, 그 동안 몇 차례 입원했는지 알아보라. 만약 환자가 여러 번 입원 했다면 입원시기가 특정 기간에 몰려 있는지 알아보라. 어떤 환자는 질병에 대한 병식이 없고 처방 약물을 꾸준히 복용하지 않기 때문에 질병 발생 초기에만 여러 차례 입원하고 그 이후에는 간간히 입원했을 수도 있다. 반대의 경우도 발생할 수 있는데, 정서장애 환자는 나이가 들어갈수록 더 심해지기도 한다. 입원했을 때가 증상이 더 심해진 때라고 생각하면 된다.

> » 언제 처음으로 입원하셨습니까?
> » 그 동안 몇 번이나 입원하셨습니까?
> » 지난 해에는 몇 번 정도 입원하셨습니까?
> » 언제 마지막으로 입원하셨습니까?

이러한 질문 이외에 환자가 왜 입원했는지 물어보는 것도 도움이 된다:

> » 일반적으로, 어떤 일 때문에 입원하게 되었습니까?

다음의 예에 나와 있는 것처럼 입원에 대한 추측이 틀릴 수도 있다.

임상 사례

만성 조현병 환자가 지난 2년 동안 수 차례 입원했다고 이야기 했다. 면담자는 환자의 정신과 증상이 나빠졌기 때문에 입원 했을 것이라고 추측했으나, 환자에게 입원원인을 물어보니 대부분의 입원이 알코올 중독 때문이었다고 대답을 했다. 그래서 면담자는 처음에 계획했던 것보다 더 상세히 약물 중독의 과거력에 대해서 알아보게 되었다.

약물 치료력

약물치료에서 가장 중요한 것은 약역학이나 약동학이 아니라 약물 불이행이다.

Dr. Ross Baldessarini
정신약물학 과장
맥린 병원(McLean Hospital)

» 우울증 처방을 받은적이 있습니까?

환자가 복용했던 약물에 대해서는 가능한 모두 기록하라. 많은 환자들이 약 이름은 기억하지 못하지만 그 약이 어떻게 생겼는지 또는 부작용이 무엇이었는지는 기억할 것이다. 약의 이름, 모양, 부작용 등에 대해서 많이 알수록, 과거력을 효과적으로 얻을 수 있을 것이다. 책상에 Physicians' desk reference (PDR)를 갖다 놓는 것이 도움이 된다. 왜냐하면 이 책은 많은 약물 사진을 나와 있어서 환자가 그 사진을 보면서 무슨 약을 먹었는지 확인하는 데 도움이 되기 때문이다. 심리학자와 사회복지사 등 의사가 아닌 사람들에게 정신약물학에 대한 기초를 주기 위해서 많은 책들이 나와있는데 이러한 정보에 익숙할 필요가 있다.

» 그 약을 얼마나 몇 주 동안 드셨습니까?

대부분의 정신과 약물은 치료효과를 위해서는 적어도 몇 주 이상 복용해야 한다. 항우울제는 4~6주가 걸리며, 항 정신약물은 임상 상태에 따라서 1~2주 또는 더 오래 걸린다. 그래서 단순히 환자가 복용했던 특정 약물을 기록하는 것으로는 환자가 그 약물을 적절히 복용했다는 것을 의미하지 않는다.

이 지점에서 일반화시키는 질문을 하는 것이 도움이 될 것이다:

» 보통 매일 약을 먹을 필요는 없지만, 어떤 사람들은 상태에 따라서 매일 먹을 필요가 있습니다. 당신은 어떻습니까?

팁 이전에 어떤 치료를 받았는지에 대해서 환자들이 얼마나 정확하게 기억하는가?

임상적으로 관련은 있지만 충분히 연구되지 않은 이 부분에 대해 최근에 놀랄만한 연구가 시행되었다 Posternak & Zimmermman 2003. 한 연구자가 평균 3.5년 동안 대학 병원 정신과 외래에서 치료를 받은 73명의 환자를 면담했다. 면담 후에, 연구자들은 환자들의 챠트를 검토해서 환자들이 얼마나 정확하게 항우울제 약물복용에 대해서 기억해내는지 살펴 보았다. 결과는? 전반적으로 환자들은 지난 5년 동안의 한 가지 약물에 대해서 80% 정도 기억했다. 하지만 단지 26%에서 두 번째 약물이 첫 번째 약물의 효과를 증대시키기 위해서 첨가 되었을 때만 기억했다. 그리고 2년 전에 복용한 것에 대해서는 아무도 기억하지 못했다. 중요한 점은 치료가 간단할수록 복용한 약물에 대해서 정확하게 기억한다는 것이다.

정신치료 과거력

최근에, 정신치료는 점점 특정질환에 따라 맞춤치료를 하기 시작했으며, 그것이 효과가 있다는 것이 점점 증명되고 있다 Barlaw 1993. 또한 정신치료도 약물치료처럼 부작용이 있을

임상 사례

면담자는 6~7년 정도의 우울증과 불안증을 가진 46세 기혼 여성을 면담하고 있었다. 치료 과거력을 사정하는 동안, 환자는 말하기를 다른 항우울제를 여러 번 복용했었지만 거의 효과가 없었다고 말했다. 면담자는 그 환자가 약을 꾸준히 복용했는지에 대해서 일반화하는 질문을 사용하여 물어보았다. 그는 우울할 때만 약을 먹었으며, 매일 먹기도 했다가 2주에 한 번씩 먹기도 했다고 한다. 면담자는 어떤 항우울제도 적절하게 복용하였다는 것을 발견할 수 없었다. 결국 환자에게 매일 약물을 복용해야 하는 이유에 대해 교육하게 되었다.

수 있다는 것도 점차 분명해졌다. 그래서, 정신치료에 대한 과거력을 아는 것은 아주 중요하다.

» 당신의 문제로 인해서 상담을 받거나 정신치료를 받아 본 적이 있습니까?
» 얼마나 자주 정신치료를 받았습니까?
» 얼마동안 그 치료를 하셨습니까?

치료의 횟수와 기간에 관한 정보는 별로 위협적이지 않으므로 정보를 얻기가 용이하다.

» 어떤 종류의 치료를 받으셨습니까?
» "인지치료", "행동치료", 정신역동치료"같은 이름이 있습니까?

환자들은 아마 참여했던 정신치료의 기술적인 명칭에 대해서는 잘 알지 못할 것이다. 이때는 이러한 문제를 다음과 같이 설명하면서 알아낼 수 있다.

» 치료자가 환자분을 불안 또는 우울하게 만드는 "자동적인 사고"에 집중하였습니까?
» 치료자가 면담마다 숙제를 내 주었습니까?
» 불안을 일으키는 것들에 대해서 어떻게 극복할지에 대해서 연습해 보도록 하셨습니까? (인지-행동치료)
» 치료자가 환자분의 어릴적 경험에 집중하고 이러한 것들이 어떻게 환자분의 현재 삶에 영향을 미쳤는지에 대해서 집중적으로 이야기를 하셨습니까? (정신역동치료)

또한 좀 더 개방된 질문을 할 수 있다:

» 너무 상세하게 이야기하실 필요는 없으시구요, 정신치료 동안 어떤 종류의 것들에 집중하셨습니까?
» 치료자가 심리학자, 정신과 의사, 사회복지사였습니까?

이러한 것을 아는 것이 도움이 될 수도 있고 아닐 수도 있다. 예를 들면, 환자는 정신치료사와 만나고 있다고 이야기를 하겠지만, 사실 그 환자는 정신과 의사를 한 달에 한번 아주 잠깐 만났을 수도 있다. 그렇다면 이것은 정신치료라기보다는 정신약물중재였다고 보면 된다.

» 치료자를 만나는 것이 어떠했습니까?
» 그 치료가 도움이 되었습니까?

» 어떻게 도움이 되었습니까?

이러한 정보는 아마 앞으로 어떤 치료가 적절할지를 사정하는 데 특히 유용할 것이다.

» 어떻게 치료를 그만 두셨습니까?

치료를 그만 둔 방식을 보면 환자가 그 치료를 어떻게 생각하고 있었는지 알 수 있을 것이며 앞으로 어떻게 치료를 할 것인지 계획하는 데 도움이 될 수 있다. 예를 들면, 어떤 환자들은 단지 약속 시간에 나타나지 않는 것으로 치료를 그만두기도 하며, 어떤 환자는 좀 더 극적으로 그만두기도 한다. 어떤 환자는 "교과서에 나와 있는 대로" 그만 두기도 하지만 표현하지 않은 슬픔과 치료자에 대한 분노를 계속 느낄 수도 있다.

16 장

일반 신체질환 선별

암기법:MIDAS
- 현재 어떤 약물을 복용하고 있습니까?
- 어떤 질병이 있습니까?
- 일차 진료의사가 있습니까?
- 알레르기나, 약물 부작용이 있습니까?
- 수술 받으신 적이 있습니까?

신체계통 리뷰
추천하는 시간: 3분

정신과 환자에게 일반 신체질환에 대해서 물어보는 이유는 두 가지이다.

- **신체질환을 검사하기 위해.** 많은 정신과 환자, 특히 만성 조현병환자는, 신체검진을 잘 하지 않는데, 이는 경제적 문제도 있고 정신질환으로 인해서 진료약속을 잘 지키지 못하기 때문이다 Hall et al. 1980. 그래서, 진단되지 않은 신체질환의 이환율이 높을 수 있다. 이러한 상태가 그들의 정신과적인 상태에 영향을 미치든 미치지 않든, 적절한 치료를 받지 않고 있기 때문에 신체질환을 선별하는 것이 좋다.

- **정신 질환의 원인이 될 수 있는 일반적인 신체적 원인을 발견하기 위해.** 수많은 신체질환과 약물이 정신과 증상을 일으킬 수 있으며 이미 가지고 있는 증상을 악화시킬 수 있다 David and Fleminger 2012. 그래서 이 장은 그런 질환이 있는지 질문하기 위한 면담술을 다룬다.

MIDAS

MIDAS 방법으로 접근하면, 신체상태에 대해서 물어보는 것을 절대로 잊지 않을 것이다.

- 현재 복용하는 약물 Medication
- 질병력 Illness history
- 일차 진료의 Primary care Doctor
- 알레르기 Allergies
- 수술력 Surgical history

현재 복용하는 약물

환자가 복용하는 약물을 포함하여 모든 약물의 목록을 작성하라. 그 약물을 처방대로 복용하는지도 확인하라.

질병력

다음과 같은 선별질문으로 시작하라.

> » 어떤 신체적인 문제가 있습니까?
> » 이전에 어떤 신체질환에 걸린 적이 있습니까?

그러나 이때의 일반적인 문제는 다음 임상사례에서 나타나듯이, 환자가 주의 깊게 생각하지 않고 "아니오"라고 대답한다는 것이다.

임상 사례

우울증으로 인해서 여러 번 입원했던 36세의 여성이 어떤 신체적인 문제가 있는지 질문을 받았을 때, "아니오"라고 대답을 했다. 나중에, 면담자가 어떤 약물을 먹고 있는지 질문했을 때, 정신과 약물에 대해서 쭉 나열을 하고선, "신지로이드도 먹고 있어요"라고 이야기를 했다. 그 대답에 면담자가, "신체적인 문제가 없다고 하신 것 같은데요"라고 했더니, "네 없어요. 갑상선기능저하가 있었는데요, 그 약을 먹고 나서는 없어졌어요" 라고 환자가 응답했다.

일차 진료의

앞에서 본 임상 사례처럼, 질병에 대해서만 물어보면 부적절한 정보를 얻게 된다. 신체질환에 대한 정보를 얻는 또 하나의 방법은 환자가 다른 의사를 만나고 있는지 먼저 물어보는 것이다.

» 정기적으로 만나는 의사가 있습니까?
» 무슨 일 때문에 만나고 있습니까?

치료제공자와의 관계에 대해서 이야기하면서, 과거의 진단과 치료에 대해서 더 많이 알아 낼 수 있을 것이다. 환자의 특징에 대해서도 또한 알아 낼 수 있을 것이다.

· 면담자: **의사를 정기적으로 만나고 있습니까?**
· 환자: **예, 외래에서 만나고 있어요. 하지만 저에 대해서 조금도 관심이 없죠.**

이런 대답은 좀 더 깊이 탐구되어야 하는데 수동공격적이거나 자기비하적인 경향과 같은 치료에 방해가 될 수 있는 개인 특성을 나타내는 것일 수 있다.

이 질문을 하는 동안, 환자에게 이전의 치료자에게 전화를 해서 정보를 얻어도 될지 물어보라. 일차 진료의와 함께 환자에 대해서 상의하는 것은 환자의 평가에도 도움이 될 뿐만 아니라, 그 환자를 당신에게 의뢰한 치료자에게도 유용한 정보를 제공하게 된다.

알레르기

일반적인 선별질문은 다음과 같다.

> » 어떤 약물에 알레르기가 있습니까?

이 질문만으로 충분하지만, 여기에도 함정이 있을 수 있다. 어떤 환자는 무엇이 알레르기 반응인지 자기 나름대로 이해를 하고 있다. 아마 그들은, 기관협착증과 같은 심각한 알레르기 반응에 대해서 물어 본다고 생각해서 미미한 알레르기 반응은 있더라도 없다고 대답할 것이다. 또한 환자는 알레르기 그 자체 대해서가 아니라, 약물 알레르기 반응에 대해서만 관심이 있다고 생각할 수도 있다. 그래서 이렇게 물어보는 것이 좋다.

> » 어떤 약물에 알레르기나, 반응, 부작용이 있었던 적이 있습니까?

어떤 환자는 항정신병 약물이나 우울증과 같은 약물에 일반적이지 않지만 실제적인 알레르기 반응이 수많은 약물에서 보인다고 말할 것이다. 그렇다면, 알레르기 반응이 어떠한지 물어 보라.

» 그 약물에 어떤 알레르기 반응이 있었습니까?

환자의 반응이 분명하지 않으면, 약물의 효과에 대해서 알고 있는 지식에 근거해서 다음과 같이 물어 보라.

» Haldol을 먹으면 근육에 경련이 생깁니까? 손이 떨리거나 몸을 움직이는 것이 느려지셨습니까?

알레르기에 대해서 기록할 때, 그 반응에 대해서 구체적으로 쓰라. 예를 들면, 환자가 "항정신병 약물에 알레르기가 있음"이라고 쓰는 것은 부정확하다. 그렇게 되면 환자가 그 약물로 인해 증상이 호전되었어도 앞으로는 절대로 항정신병 약물을 복용하지 않아야 한다는 것을 의미한다. 좀 더 정확한 진술은 "Haldol은 근 긴장 이상을 유발함"이 될 것이다. 이것은 다른 항정신병 약물로 바꾸어 시도해볼 가능성이 있다는 것을 나타낸다.

수술력

과거의 수술력에 대해서 구체적으로 물어보는 것은 중요하다; 많은 환자는 "신체적인 문제"에 대해서 질문을 받을 때, 자진해서 이런 정보를 제공하지 않는다. 왜냐하면 너무 오래된 이야기일수도 있으며 수술을 받은 것 그 자체가 신체적인 문제라고 생각하지 않을 수도 있기 때문이다.

임상 사례

주요 우울증을 가진 54세의 남성이 자신이 가진 유일한 신체질환은 위장염이라고 했다. 면담을 하는 중간에, "췌장절제술을 받은 직후, 84년도 경에 이혼했다"고 했다. 좀 더 자세히 질문해보니, 수술을 한 이후에 금주하기 시작했기 때문에, 수술이 인생의 전환점이 되었다고 말했다.

신체계통 리뷰

증상을 검토하는 목적은 환자가 MIDAS 질문에 대한 대답으로 언급하는 것을 잊어 버렸을 만한 신체적인 문제를 기록하는 것이다. 모든 환자에게 증상을 검토하는 것이 필요한지 아닌지에 대해서는 의견이 분분하다. MIDAS 질문은 폐암의 증상일 수 있는 잦은 기침 같은, 큰 문제의 첫 번째 증상인 미미한 증상들을 놓칠 수 있다. 하지만 증상을 검토하는 것은 시간이 많이 걸리기 때문에, 대부분의 정신보건의료인들은 신체검진을 위해 다른 전문가에게 의뢰한다.

여기에 적절한 타협점이 있다. 1분 정도의 간단한 증상검토와 5분 정도의 좀 더 자세한 증상검토(표 16.1)의 두 가지 접근법을 소개하였다. 어떤 것이 더 나은 지는 환자와 임상상황에 따라서 다르다.

간단하고 자세한 증상검토는 계통별 질문으로 시작하는데 머리부터 시작하여 발끝의 순서로 진행되는데, 이는 기억하기 쉽고 중요한 질문을 잊지 않게 한다.

표 16.1. **간단 형식과 완전한 형식의 증상검토**

증상리뷰	환자	이론적 근거
간단한 형식	젊은, 중, 상류층	통계적으로 좀 더 사소한 신체문제를 가지고 있다; 정기적으로 신체검진을 잘 한다.
완전한 형식	노인; 만성 정신질환자	통계적으로 좀 더 많은 신체문제를 가지고 있다; 정기적으로 신체검진을 잘 하지 않는다.

간단한 계통별 리뷰

» 머리부터 시작해서 발끝까지 신체적인 문제가 있는지에 대해서 물어볼 것입니다. 두통이나 경련을 겪은 적이 있습니까? 시력이나 청력에 문제가 있습니까? 냄새나 촉각, 삼키는 데 문제가 있습니까? 갑상선에 문제가 있습니까? 폐렴이나 기침 같은 폐에 문제가 있습니까? 심장에 문제가 있습니까? 위궤양이나 변비 같은 위장관계 등에 문제가 있습니까? 소변보는 데 문제가 있습니까? 관절에 문제가 있습니까? 걷는 데 문제가 있습니까?

자세한 계통별 리뷰

일반적인 증상

» 전반적으로, 건강하신 편입니까?

» 관절이나 피부에 문제가 있습니까?(Lupus을 암시하는 것일 수도 있다)

» 과도한 출혈이나 빈혈증상이 있습니까?(빈혈이 우울증을 유발할 수도 있다)

» 당뇨나 갑상선에 문제가 있습니까?(당뇨는 무기력이나 혼수상태를 유발할 수 있으며; 갑상선 문제는 우울증이나 조증을 유발할 수도 있다)

» 암에 걸린 적이 있습니까?

» HIV나 결핵 같은 감염에 걸린 적이 있습니까?(HIV는 많은 흡사한 정신과적인 장애를 나타내며; 결핵은 우울증과 비슷한 증상을 보인다)

이비인후계(머리, 눈, 귀, 코, 목)

» 두통이 있습니까?(뇌종양을 암시할 수 있다)

» 머리외상을 입은 적이 있습니까?(신경정신학적 상태로 이끌 수 있다)

» 시력이나 청력에 문제가 있습니까?

» 다른 사람들이 인식하지 못하는 것을 보거나 들은 적이 있습니까?(위협적이지 않은 방식으로 환자에게 정신과적인 문제에 대해서 물어 볼 수 있는 편리한 타이밍을 제공해준다)

» 코피를 흘리십니까?

» 다른 사람들이 맡지 못하는 냄새를 맡곤 하십니까? (측두엽간질의 증상일 수도 있다)

» 치아문제는 없습니까?

» 자주 목이 아프십니까?

심장호흡기계

» 심장에 문제가 있습니까?

» 가슴에 통증이 있습니까; 심장이 빨리 뛰는 것을 느끼십니까?

» 고혈압이 있습니까?

» 가끔 숨이 차십니까? (폐기종, 관상동맥질환)

» 기침을 심하게 하십니까? (폐암)

» 쌕쌕거리십니까?(천식)

주의할 점 !!

심장질환과 공황발작을 구별하라; 우울증으로 잘못 진단될 수 있는 무기력과 피곤한 증상의 원인이 되는 울혈성 심부전증을 배제하라. 폐암 진단 가능성에 대해서 살펴보라. 이는 종종 신경성 식욕상실증과 우울증의 체중감소와 흡사하다.

위장관계

» 오심이나 구토의 문제가 있습니까?

» 스스로 구토를 유발하신 적이 있습니까? (폭식행위를 선별하기 위해)

» 삼키는 데 문제가 있습니까?

» 변비나 설사를 하십니까?

» 대변에 어떤 변화가 있습니까?

주의할 점 !!

숨겨진 대장암이나 위암의 가능성을 배제하라; 정신과적인 문제와 동반하는 예민한 장 증후군을 진단하라. 이러한 질문에 대한 응답은 약물선택에 영향을 준다(예; 이미 변비 문제가 있는 환자에게 삼환계 항울제는 가능한 피하고 싶을 것이다).

생식기계

» 소변볼 때 타는 듯한 느낌이 들거나 지나치게 소변을 많이 본다든지 하는 문제가 있습니까?

» 잔뇨현상이나 실금의 문제가 있습니까?

» 성 기능이나 성욕에 문제가 있습니까?

» 성병(HIV, 매독)에 걸린 적이 있습니까?

» 질 검사와 유방촬영은 언제 하셨습니까?

» 월경에 어떤 문제가 있습니까? 언제 마지막으로 하셨습니까?

» 혹시 임신하셨습니까?

주의할 점 !!

방광암을 배제하라; 남자는 전립선암, 여자는 자궁, 난소, 유방암의 가능성을 배제하라. 전립선 비대와 같은 항콜린제 약물의 사용에 금기가 있는지 확인하라.

신경계

» 경련을 일으키신 적이 있습니까?

» 정신을 잃으신 적이 있습니까?

» 스트로크를 일으키신 적이 있습니까?

» 팔이나 다리에 저릿저릿한 느낌을 가진 적이 있습니까?

» 걸음걸이, 몸의 움직임이나 균형에 문제가 있습니까?

» 말하는 것이나 생각하는 것에 문제가 있습니까?

» 글씨체에 어떤 변화가 있습니까?

주의할 점 !!

뇌암, 간질, 스트로크가 있는지 확인하라. 다발성 경화증, 파킨슨 질환, 치매가 있는지 선별하라.

HIV 위험성 사정

HIV 위험성에 대한 말을 시작하는 것이 다소 어색하지만 특히 중요하기 때문에 따로 떼어 이야기하려고 한다. 면담 후반부에, 사회력을 사정할 때, 인간관계에 대한 능력을 사정하기 위해서 친밀한 관계에 대한 질문을 할 것이다. 여기서 HIV의 위험성과 관련된 성 기능에 대해서 집중하여 이야기 할 것이지만, 이 또한 다른 관심사와 관련이 있을 수 있다.

다음과 같이 소개하는 말로 시작하라.

> » 제가 보통 일반적으로 물어보는 것들이 있습니다. 어떤 것은 듣기에 다소 어색할 수도 있는데, 그렇다면 저에게 알려주십시오.
> » 괜찮다면, 많은 사람들이 에이즈에 대해 걱정을 많이 하기 때문에, 성관계에 대해 물어보려고 합니다.

그리고나서 HIV를 선별하는 질문을 계속하라.

> » 현재 성관계를 하고 있습니까? 주사를 맞은 적이 있습니까?
> » HIV에 걸릴 위험이 있다고 믿을 만한 근거가 있습니까?

여성인지 남성인지에 따라서, 다음과 같은 질문을 계속하라.

> » (남자환자에게): 과거 15년간 남자와 성관계를 하신 적이 있습니까? (만약 '네'라고 대답한다면) 구강 또는 항문섹스와 같은, 어떤 종류의 성행위를 하였는지 말해주실 수 있습니까? 콘돔을 사용하셨습니까?

이러한 질문을 제안해 준 Stephen Brady 박사에게 감사를 표한다.

» (여자환자에게): 다른 남자와 성행위를 하거나 약물을 하는 남자와 성관계를 하신 적이 있습니까?
» (남녀환자 모두에게): 지금까지 성관계를 가진 파트너가 몇명쯤 됩니까?

이 지점에서, 적절하게 HIV에 대한 사정은 끝마치게 된다. 정신과적인 장애나 치료약물로 인해 야기되는 성 기능에 대한 다음과 같은 질문을 계속할 수 있을 것이다.

» 자신의 성 기능에 대해서 만족하십니까?
» 우울할 때 성 기능에 변화가 있는 것 같습니까?(또는 다른 정신과적인 문제로 인해서)

만일 성적으로 학대 당하거나 강간 당한 것으로 의심되는 환자와 면담을 하고 있다면, 그에 대해 물어볼 수 있는 좋은 시점이기도 하다.

» 때로는 사람들은 자신의 의지와 상관없이 성행위를 강요당하기도 합니다. 그런 일이 있었습니까?
» 강제로 성행위를 한 적이 있습니까?

주의할 점 !!
이러한 질문들에서 강간, 추행, 학대라는 말의 사용을 피한다. 이것은 배우자나 친척에 의해 강압적으로 성행위를 당한 환자들 그리고 자기의 경험을 그런 말로 떠올리고 싶지 않은 환자들에게 유용하다.

17장

정신과 가족력

- 혈연가족 중에서 신경예민, 신경쇠약, 우울증, 조증, 정신증 또는 조현병, 알코올이나 약물중독, 자살시도를 한 적이 있거나 신경성으로 정신과에 입원한 적이 있는 사람이 있습니까?
- 혈연가족 중에서 심장질환, 당뇨, 암, 경련, 치매와 같은 의학적이거나 신경학적인 질환을 가진 사람이 있습니까?

추천하는 시간: 간단한 가족력을 위해서는 2분, 가계도를 위해서는 5분

가족력은 두 가지 방법 중 하나로 접근할 수 있다. 한 가지는 정신과 또는 의학적인 장애를 일으킬 수 있는 유전적인 위험성에 대해서 간단히 확인하는 것이다. 두 번째 방법은 좀 더 광범위하며 면담 중 사회력을 시작하는 한 방법이기도 하다. 여기서 두 가지 방법에 대해서 다룰 것이며, 어떤 것이 더 나을지는 사용자에게 달려있다.

간단한 가족력

다음과 같은 길지만, 많은 정보를 얻을 수 있는 질문을 하라. 이는 Morrison & Munoz(2009)가 제안한 것이다:

» 혈연가족 중에서 신경예민, 신경쇠약, 우울증, 조증, 정신증 또는 조현병, 알코올이나 약물중독, 자살시도를 한 적이 있거나

신경성으로 정신과에 입원한 적이 있는 사람이 있습니까?

이 질문은 길기 때문에 각 질환을 얘기할 때마다 조금씩 간격을 두어서, 환자가 생각할 시간을 주면서 아주 천천히 물어야 하며, 혈연관계에 대해서도 설명해야 한다.

» 혈연관계라고 함은, 부모, 형제자매, 부모님의 형제들, 조부모, 사촌들을 의미합니다.

팁

환자가 "아니오"라고 대답하면 다음 질문으로 넘어갈 수 있다. 그러나 환자가 "네"라고 대답하면 정확하게 어떤 진단명을 가지고 있었는지 확인하도록 하라. 환자가 정신 질환에 대해서 잘 알아서 정신과 전문용어를 알고 있지 않다면, 이는 쉬운 일이 아니다. 가족이 어떤 치료를 받았는지 물어보는 것이 도움이 될 것이다; Lithium, Carbamazepine (Tegretol), divalproex sodium (Depakote)과 같은 약물치료를 했다면 양극성 장애를 암시한다; 항정신병약물(오래된 약으로는 haloperidol (Haldol)과 chlorpromazine (Thorazine)이 있으며, 신약으로는 risperidone (Risperdal), olanzapine (Zyprexa), quetiapine (SeroquelO, ziprasidone (Geodon), aripiprazole (Abilify)가 있다); 전기충격요법을 받았다는 것은 우울증, 양극성 장애, 또는 조현병을 암시한다; 항우울제과 항불안제가 사용되었을 수도 있다. 20년 전에는 약물치료가 다르게 사용되었음을 기억하라. 예를 들면, diazepam (Valium) 전성기에는 우울증 치료로 많이 쓰였으나, 현재는 benzodiazepine을 사용한다는것은 불안장애가 있음을 암시하는 것이다.

유전적 성향이 있는 의학적 신경적인 장애가 있는지 확인하기 위해서 다음과 같이 질문하라.

» 혈연가족 중에서 심장질환, 당뇨, 암, 경련, 치매와 같은 의학적이거나 신경학적인 질환을 가진 사람이 있습니까?

일차가족에게서 정신질환이 있다는 것을 아는 것이 진단적으로 어떻게 도움이 될까? 표 17.1은 가족적 경향이 있는 것으로 알려진 정신과적 장애에 대해서 나열해 놓았다. 상대적인 위험은 일반인구(상대적인 위험률이 1인)의 위험과 가족력

표 17.1. **가족적인 성향과 정신과 질환**

DSM-5 장애	일차가족에게 질환이 있을 경우 일생 중 상대적 위험[a]	일반인구의 평생유병율[b]
양극성 장애 I, II	25	4
조현병	19	1
신경성 폭식증	10	2[c]
공황장애	10	5
알코올 중독	7	13
범 불안장애	6	6
신경성 식욕부진증	5	1[c]
특정 공포증	3	12
사회적 불안장애	3	12
주요 우울증	3	17
강박사고행동 장애	?	2[b]
광장공포증	3	5

[a] Relative risk figures from Reider, R. O., Kaufmann, C. A., et al. (1994). Genetics. In R. E. Hales, S. C. Yudofsky, and J. A. Talbott (Eds.), American Psychiatric Press Textbook of Psychiatry. Washington, DC: American Psychiatric Press. See text for explanation.

[b] Lifetime prevalence figures from Kessler, R. C., Berglund, P., Demler, O., et al. (2005). Lifetime prevalence and age-of-onset distributions of DSM-IV disorders in the national comorbidity survey replication. Archives of General Psychiatry, 62, 593–602.

[c] Data from Hudson, J. L., Hiripi, E., Pope, H. G., et al. (2007) The prevalence and correlates of eating disorders in the National Comorbidity Survey Relication. Biological Psychiatry, 61, 348–358.

이 있는 사람의 위험을 비교해 놓은 것이다. 예를 들면, 양극성장애를 가질 상대적인 위험은 25인데, 이는 만약 환자의 아버지가 양극성 장애를 가지고 있다며, 그 환자는 다른 일반적인 사람에 비해 양극성 장애를 가질 위험이 25배가 된다. 각각의 장애에 대한 기본적인 평생유병율은 다음에 나와있다.

가족에 대한 정보는 보통 다른 임상정보와 함께 사용된다. 예를 들면, 새롭게 발병한 정신증 환자가 조현병인지 양극성장애의 조증인 지를 결정할 때, 가족력은 아주 중요하다.

가계도: 사회력으로서의 가족력

가계도를 그리려면 시간이 많이 걸리므로 실제 임상에서는 점점 인기를 잃어가고 있다. 그러나 그렇게 많은 시간이 걸리는 것이 아니며, 시간을 들여서 투자를 하면 그만큼 풍부한 정보로 보답을 받는다. 가계도는 환자의 발달력을 사정하는 또 다른 방법이기도 하다.

방법은 간단하다. 환자의 가족에 대해서 보다 잘 이해하기 위해서 가계도를 그릴 것이라고 환자에게 이야기하면서 시작하라. 남자는 사각형으로 여자는 원으로 그린다. 각 가족에 대해서 다음과 같은 정보가 필요하다.

- 나이
- 사망했다면, 사망 시 연령, 원인(사망했다면 사각형이나 원에 사선을 긋는다)
- 정신과적 문제, 물질남용, 주요 의학적인 문제의 존재여부
- 환자와의 관계 정도(예; 친밀함, 소원함, 성적 또는 신체적 학대의 가해자인지 피해자인지)

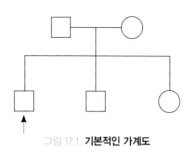

그림 17.1. **기본적인 가계도**

　오른쪽에서부터 나이가 가장 많은 형제자매가 오도록 하면서 원가족을 그리기 시작한다(그림 17.1).

　일단 환자의 챠트에 가계도의 골격을 그리고 나면, 각 가족 구성원에 대해서 질문하고 그 정보를 챠트에 기록하라. 자신만의 방식이 있겠지만, 원이나 사각형안에 나이를 써 넣고, 사망한 사람을 표현하기 위해서 사선을 긋고, 이혼한 경우 이중사선을 긋는다. 그림 17.2에 나와있는 예를 보면, 환자는 34세의 이혼 남으로, 두 자녀가 있으며, 알코올 중독과 우울증의 가족력을 가지고 있다.

　일단 가계도를 완성하면, 3가지 일을 끝낸 것이다: 즉 (a)정신과 가족력, (b) 의학적인 가족력, (c) 사회발달력의 기본 골격에 대한 정보를 얻은 것이다. 환자를 거의 보기 어렵다면 이 가계도는 환자의 사회적인 상황에 대해서 빨리 알아차리는 데 도움이 될 것이다.

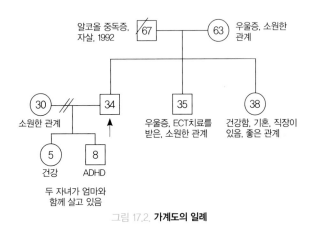

알코올 중독증,
자살, 1992

우울증, 소원한
관계

소원한 관계

우울증, ECT치료를
받은, 소원한 관계

건강함, 기혼, 직장이
있음, 좋은 관계

건강

ADHD

두 자녀가 엄마와
함께 살고 있음

그림 17.2. **가계도의 일례**

18장

사회 발달력

- 어디서, 어떻게 자랐는지 자신의 배경에 대해서 간단히 말씀해 주시겠습니까?
- 다음 주제에 대해서 연대기적으로 살펴보라.
  * 어린 시절의 가족 생활
  * 친구관계에 중점을 두면서 학교 생활
  * 직업과 관련된 경험
  * 친밀한 관계와 성관계
  * 현재의 사회적 지지체계
  * 목표와 소원

추천하는 시간: 5분

정신분석이 전성기였을 때는, 사회, 발달력 자체가 바로 정신과적인 면담이었다. 수련의들은 모유 수유부터 환자의 첫 번째 성적인 환상까지 모든 것을 다 질문하도록 교육받았고, 이는 몇 시간이 걸렸다. 그 결과는 기록하여 프로이트의 정신성적 갈등개념에 초점을 두면서 정신분석을 위해서 사용되었다.

현대의 정신약물학 시대에는 면담하는 사람들은 다른 쪽 극단의 형태를 취하여, 환자의 직업이나 결혼유무 이외에는 물어보지도 않고 DSM-5의 진단을 위한 질문으로 넘어간다.

진단을 위한 간단한 면담을 하면서 사회, 발달력을 질문하는 목적을 무엇일까? 얼마나 광범위 하게 해야 하는가? 사회력은 다음 두 가지 면에서 유용하다: (a) 환자를 진단을 내리는 대상이 아니라 한 사람의 인간으로 보게 한다. 그리고 (b) 사회력을 통해서 인격장애의 진단에 접근할 수 있다(31장 참조).

기본적인 질문을 하는 데는 5분 정도 소요되며, 좀 더 광범위하게 물어보려면 10~20분이 걸리며 평가를 하기 위해서 2회의 면담이 보장되어야 한다.

어린 시절의 가족생활

다음과 같은 질문으로 시작하라:

» 어디서 자랐는지, 어떻게 자랐는지 환자분의 배경에 대해서 간단히 말씀해 주시겠습니까?

그리고 나서 발달 단계마다 연대순으로 좀 더 구체적인 질문을 하라.

» 형제자매는 모두 몇명이고 환자분께서는 몇 번째이십니까?

가족 내에서의 상대적인 위치는 심리 발달에 독특한 영향을 미친다. 전형적인 시나리오를 보면, 외동딸이나 아들 같은 경우 외로움을 느끼며, 대 가족의 맏이는 부모의 역할을 하도록 강요당하며, 중간에 위치한 자녀는 대체로 관심을 많이 받지 못하며, 막내는 늘 어머니의 눈에 넣어도 아프지 않은 자식이다.

» 부모님은 어떤 일을 하셨습니까?

부모의 직업은 환자와 부모와의 관계에 영향을 미친다. 예를 들면, 여기저기 여행을 다녀야 하는 직업을 가진 아버지는 집에 있는 시간이 많지 않을 것이다. 이런 질문으로 또한 환자의 경제사회적인 상황에 대해서 알 수 있는 기회가 된다 : 가난하게 또는 풍족하게 자랐는가?

» 부모님과의 관계는 어떠하셨습니까?

이 주제로 진단에 필요한 면담을 하기에 충분한 시간을 가지지 못하겠지만, 이 질문으로 그 집안의 분위기가 어떠했는지를 가늠할 수 있다. 평화로웠는지, 사랑이 가득한 환경이었는지, 혼란스럽고 늘 화가 나는 상황이었는지?

» 부모님 말씀을 듣지 않을 때, 부모님은 어떻게 하셨습니까?

이런 질문으로 자연스럽게 신체적 성적인 학대가 있었는지 물어보게 된다. 환자의 대답에 따라 좀 더 구체적인 질문을 다음과 같이 할 수 있다.

» 자라면서 신체적으로나 성적으로 학대를 당하셨습니까?
» 집안에 다른 중요한 어른이 있었습니까?

흔히 다른 친척이 환자의 어린 시기에 긍정적 또는 부정적으로 중요한 요인이 된다.

» 다른 형제들과는 어떻게 지내셨습니까?

다른 형제들과의 친밀한 관계는 부모와의 역기능적 관계의 보상으로 작용하기도 한다.

» 자라면서 환자분과 가장 가까운 형제는 누구였습니까?

교육과 직업

» 학교 다니는 것을 좋아하셨습니까?

이런 질문으로 가족 밖의 사회적인 상황에서 환자가 어떻게 처음으로 반응했는지 가늠할 수 있을 것이다.

» 친구가 많은 편이었습니까? 아니면 주로 혼자서 지내셨습니까?
» 가장 절친한 친구가 있습니까?

환자가 사람들과 관계하는 삶의 패턴은 학교 생활의 첫해 또는 두 번째 해에 분명하게 나타난다.

» 학교 성적은 어떤 편이었습니까?

학교 성적은 지능과 끈기에 대한 대략적인 척도가 된다.

» 졸업한 다음에 (또는 학교에서 중퇴한 후에) 어떤 일을 하셨습니까?

환자가 고등학교 졸업 후 바로 대학에 들어갔나? 아니면 직장생활을 하였나? 또는 무엇을 할지 몰라서 한동안 방황했나?

» 하시는 일(직업)을 좋아하셨습니까?
» 직장동료와 상사들과 어떻게 지내셨습니까?

환자가 직장생활을 시작하면서 관계하는 패턴이 변하지 않고 계속 되었나? 직장 상사와 어떤 어려움이 있었나?

친밀한 관계(성 관계력)

환자에게 성에 대해서 어떻게 물어볼 것인가? 이는 항상 어색한 주제이며, 특히나 성적인 기호와 관련된 정보에 대해서 말하지 않으려고 한다. 한 연구에서 청소년들은 사람보다 컴퓨터상으로 자신이 동성애라는 사실을 4배나 더 많이 드러내는 경향이 있다고 하지만, 컴퓨터에 대답한 그 반응들도 청소년들 사이에 실제적인 동성애숫자보다 훨씬 밑도는 수치이다 Turner et al, 1996. 그래서, 성적인 과거력에 대해서 물어볼 때는 아주 민감하게 해야 한다.

13장에서 다루었던 이야기를 기억하라. 의학력에 대해서 사정하는 동안 그리고 HIV의 위험성에 대해서 사정하는 동안 성적인 과거력에 대해서도 물어볼 것을 제안했다. 사회력을 물어보면서 이런 문제에 접근하는 것도 대안이 될 수 있다. 성적인 과거력을 사정하는 것은 환자의 친밀한 관계의 질에 대해서 물어보는 것이기 때문에 HIV의 위험성을 사정하는 것만큼의 이론적인 근거는 필요하지 않다. 다른 사람들과 친밀하게 관계하는 것이 가능한지? 친밀한 관계가 안정적인지, 아니면 과도기인지, 또는 경계성 인격장애에서처럼 혼란스러운지?

사회력의 다른 부분도 연대기적으로 진행하라:

> » 언제 처음으로 데이트를 하셨습니까?

결국에는 면담자가 편한 방식으로 환자의 성적 기호를 물어보게 될 것이다. 판단적이지 않은 것이 한 가지 기술이다.

» 동성이나 이성 또는 남녀 모두에게 끌리십니까?

환자가 동성에게 끌린다고 말하더라도 그렇게 놀라지 않을 것이라는 암시를 주면서 아주 사무적으로 위의 질문을 하라.

다른 항목은 다음과 같다:

• 다음과 같은 일반화하는 진술과 함께 질문을 계속하라: "청소년들은 흔히 다른 성적인 생활스타일을 실험해보기도 합니다; 환자분도 그러셨습니까? 현재는 어떤 성적 기호를 가지고 계십니까?"

• 면담을 시작하는 초기에 일반적인 질문에 같이 넣어서 질문하라: "몇 살이십니까? 현재 결혼하셨습니까? 성생활은 어떻습니까?"

• 의학력을 하는 동안 HIV의 감염 위험에 대해 사정할 때 질문하라: "HIV 감염 위험이 있다고 생각하십니까? 동성애를 하신 적이 있습니까?"

» 현재 성생활에 대해서 만족하십니까?

» 성생활이나 성욕에 관해서 환자분을 힘들게 하는 부분이 있습니까?

» 언제 가장 중요한 첫 번째 관계를 가지셨습니까?

» 그 사람의 어떤 점이 마음에 끌리셨습니까?

환자가 친밀한 관계를 맺을 수 있는지? 삼차원적인 용어로 다른 사람들에 대해서 묘사할 수 있는지?

임상 사례

우울증으로 입원한 40세의 이혼한 남자를 면담하고 있다. 부인과 딸은 2년 전에 떠났다. 짧고 표면적인 관계를 형성하는 패턴이 평생 지속되었다. 관계에 대한 과거력을 탐색하는 동안 다음과 같은 대화가 이루어졌다.

- 면담자: 여자친구들에 대해서 말해보세요.
- 환자: 다들 짐승 같았어요.
- 면담자: 그 중에 하나를 골라서 말해주세요.
- 환자: 작년에 한 여자를 만났는데 그 여자는 들고양이 같았어요.
- 면담자: 들고양이 같다는 말이 무슨 말이죠?
- 환자: 그 여자는 아는 사람들이 하나도 없었어요.
- 면담자: 그런데 어떤 점에 끌렸습니까?
- 환자: 몸이 끝내줬어요.
- 면담자: 그래요. 성격은 어땠나요?
- 환자: 무슨 말이죠?
- 면담자: 만일 제가 그 여자를 만난다면, 어떻게 알아볼 수 있을까요?
- 환자: 대답하기 어려운데요. 그 여자의 태도요.
- 면담자: 어떤데요?
- 환자: 좋아요

이 환자는 자신의 삶에 있어서 중요한 사람들을 피상적으로밖에 묘사할 수 없는데, 이는 친밀감에 대한 두려움을 나타내는 것이다.

현재 활동과 관계

» 현재 배우자(사귀는 사람)의 어떤 점에 끌리십니까?

» 현재 결혼(관계)는 어떻습니까?

» (배우자 이외에) 친한 친구가 있습니까?

» 가족과 연락을 하십니까?

환자를 지지해줄 사람이 있나? 어려움이나 문제가 있다면 누구에게 전화를 하나?

» 여가시간에 무엇을 하십니까?

스포츠, 취미, 독서, 영화감상, 또는 다른 활동을 즐기고 있나, 아니면 오직 일만 하나?

» 지금부터 5년 이후에 당신은 무슨 일을 하고 있을 것이라고 생각합니까? 그리고 무엇을 하고 싶으십니까?

이 질문은 환자가 자신의 미래, 꿈, 소원에 대해서 어떻게 생각하고 있는지 알아볼 수 있는 틀을 제공한다.

임상 사례

1년 전까지만 해도 아주 성공적인 검사로 일을 했던 32세의 미혼 여성을 면담하고 있다. 그녀는 주요 우울증이 발생한 중에 해고 당했다. 사회력을 하는 동안, 일반적으로 의사를 싫어한다고 했는데, 자신의 아버지가 학대적이었고 의사였기 때문이라고 했다.

다음은 면담이 끝나갈 즈음의 대화이다.

- 면담자: 앞으로 5년 이후에 무슨 일을 하고 있을 것이라고 생각합니까? 그리고 무엇을 하고 싶으십니까?
- 환자: 아마도 그때쯤이면 죽어있을 겁니다. 난 의사가 되고 싶어요.

이후에 면담자는 의사가 되고 싶어하는 역설적인 소원의 의미에 대해서 좀 더 생산인 탐색을 했다.

진단을 위한 면담 : 정신과적 증상 리뷰

19 장

DSM-5 기준 기억법

DSM-5 기억법:
- Depressed Patients Sound Anxious, So Claim Psychiatrists
- 우울증과 기타 기분장애(Depression and other mood disorders)
- 정신증적 장애(Psychotic disorders)
- 물질남용장애(Substance abuse disorders)
- 불안장애(Anxiety disorders)
- 신체형 장애(Somatic disorders)
- 인지 장애(Cognitive disorders)
- 인격 장애(Personality disorders)

모든 것은 그 자체로 단순해야 하지만, 단순하지 않다.

아인슈타인

이 장에서는 DSM-5에 나오는 주요 질환의 진단기준을 기억하는 법에 대해서 다룰 것이다. 이 기억법은 정보를 잘 분류하는 방법을 제공한다. 전문가들이 생각하는 법을 연구한 사람들은 이렇게 정보를 다룰 수 있는 공통적인 방법이 있다고 생각한다Kaplan 2011. 이러한 방법의 대가인 Miller (1957)는 사람들은 오직 한번에 7(±2)의 정보량을 다룰 수 있다고 하는데, 이 이유 때문에 전화번호가 7자리 숫자로 되어 있다. DSM-5를 마스터하기 위해서도 7개 이상의 항목을 사용할 수 있는데 다음의 기억법이 도움이 될 것이다.

일곱 가지 주요 진단 범주 외우기

DSM-5에 나와있는 일곱 가지 주요 진단 범주를 외우면서 시작하라;

- Depressed Patients Sound Anxious, So Claim Psychiatrists.
- Depression and other mood disorders(주요우울증, 양극성 장애, 기분부전장애)
- Psychotic disorders(조현병, 분열정동장애, 망상장애)
- Substance abuse disorders(알코올과 약물남용장애)
- Anxiety disorders(공황장애, 폐쇄공포증, 범 불안장애, 강박장애)
- Somatic disorders(신체화 장애, 섭식 장애)
- Cognitive disorders(치매, 정신치매, 주의력 결핍 및 과잉행동장애)
- Personality disorders(인격 장애)

이러한 범주는 DSM-5로부터 조금 변형되었다는 것을 인식하라. 예를 들면, 여기에서는 주의력 결핍 및 과잉행동장애를 인지장애란에 같이 분류했는데, DSM-5에서는 이 장애를 "소아, 아동, 청소년 장애"로 분류해 놓았다. 또한 여기서는 섭식장애를 신체형 장애에 같이 포함을 시켰는데, DSM-5에는 따로 떼어 놓았다. 이렇게 한 목적은 새로운 분류를 만들려는 것이 아니라, 기억하기 쉽도록 일곱 가지 범주로 다시 분류한 것이다.

양성 진단기준에 집중하라

이제 주요 질환들에 대해서 암기를 했다. 이제는 진단기준을 기억해야 한다. DSM-5에 나와 많은 양의 배제와 수정에 대해서는 무시하고 대신 진단에 필요한 실제적인 행동과 정서에 집중하라.

예를 들면, DSM-5의 조현병 난에는 A부터 F까지의 6가지 진단 기준이 있다. B부분은 그 장애가 중대한 역기능을 일으켜야 한다는 일반적인 단서인데, 이는 모든 장애에 적용이 되므로 기억할 필요가 없다. D부분은 조현병을 진단하기 전에, 분열정동장애와 기분 장애를 배제하라고 이야기하는 부분이다. 이것을 외우기 위해서 소중한 당신의 신경세포를 쓸 필요가 없는 분명한 또 다른 정보이다. E부분은 물질남용이나 의학적인 원인이 있는지 확인하라고 상기시켜 주는 부분이며, 이 부분은 진단을 내리기 전에 해야 하는 것이다. F부분은 자폐적인 사람에게 조현병을 진단하는 것이 불가해하다는 것을 다룬 곳이다. 그래서 기본적인 두 가지 진단 기준 부분만 남는다; A(증상)와 B(기간).

이 장에서는 대부분의 주요 정신 질환의 기억법에 대해서 나열해 놓았지만, 어떻게 탐색 질문과 후속질문을 기술적으로 사용하여 진단을 확정하는지에 대해서는 다루지 않았다. 그것은 23장에서 31장에서 DSM-5의 진단 기준이 모두 자세히 나열되어 있다.

요점

이 기억법들을 어떻게 사용해야 하는가? 이것은 주요 진단 기준에 대해서 잊지 않고 물어보도록 확실하게 돕는 장치이다. 나와 있는 순서대로 물어보지 말라; 그렇게 하면 아주 딱딱한 면담이 될 것이다. 4장과 6장에 이미 나와 있는 주제 변화를 위한 기술들을 사용하면서, 면담을 하는 동안 자연스럽게 적절한 곳에서 진단에 관련된 질문을 하라. 그렇지 않으면, 이러한 기억법은 내 잘못된 두뇌활동의 산물이 될 것이다.

기분 장애 Mood Disorders

주요 우울증: SIGECAPS

우울한 기분 또는 흥미나 쾌락의 상실과 함께 다음 8가지 중 4가지가 2주일간 있어야 한다:

- Sleep disorder(수면증가 또는 감소)
- Interest deficit(흥미결핍; 무쾌감증)
- Guilt(죄책감; 무가치감, 무기력감, 후회)
- Energy deficit(에너지 결핍)
- Concentration deficit(집중력 결핍)
- Appetite disorder(식욕증가 또는 감소)
- Psychomotor retardation or agitation(정신운동 지체 또는 초조)
- Suiciality(자살경향)

메사츠세츠 정신과 의사 Carey Gross에 의해 고안된 기억법은 우울하고 에너지가 없는 환자를 위한 처방전에 쓰였을 것 같은 내용이다: SIG:Energy CAPSules. 각각의 철자는 주요 우울증의 진단 기준의 하나를 언급하다. 주요 주울삽화 진단 기준을 만족시키기 위해서, 환자에게 우울한 기분 또는 무쾌감증과 함께 앞에 나와 있는 증상 중 4가지가 적어도 2주 동안 있어야 한다.

기분부전(Dysthymia: ACHEWS)

우울한 기분과 함께 다음 6가지 중 2가지 증상이 2년간 있어야 한다:

- Appetite disorder(식욕증가 또는 감소)

- Concentration deficit(집중력 결핍)
- Hopelessness(절망감)
- Energy deficit(에너지 결핍)
- Worthlessness(무가치감)
- Sleep disorder(수면증가 또는 감소)

기분부전환자는 행복감에 "알러지"가 있다; 진단기준을 만족시키기 위해서는, 환자는 이 기억법에 나와있는 6가지 증상 중 2가지 증상과 함께 우울한 기분이 2년간 있어야 한다.

조증삽화: DIGFAST

비정상적으로 고양되고 과대하거나 과민한 기분이 최소한 1주일 이상 지속되며 다음 7가지 증상 중 3가지 이상이 심각한 정도로 나타난다.

- Distractibility(주의산만)
- Indiscretion(무분별함) (DSM-5에서는 "쾌락적인 활동에 지나치게 몰두"라 나와있다)
- Grandiosity(과대성)
- Flight of ideas(사고의 비약)
- Activity increase(활동 증가)
- Sleep deficit(수면 결핍)
- Talkativeness(평소보다 말이 많거나 말을 계속하고 싶은 욕구)

누가 이런 보석 같은 기억법을 만들었는지 모르지만 나는 이것을 언제나 사용한다. DIGFAST(빨리 파다)는 조증환자에

게 땅을 파야 할 업무가 주어진다면 재빠르게 땅을 판다는 속
도를 언급하는 것이다. 환자의 기분이 단지 과민한 상태라면,
7가지 진단 기준 중에서 4가지가 있어야 진단을 내릴 수 있다.

정신증적 장애 Psychotic Disorders

조현병: Delusions Herald Schizophrenic's Bad News

한 달 동안 다음 증상들 중 2개 이상이 있어야 하고 전구증상
이나 잔존 징후가 최소한 5개월 이상 지속되어야 한다.

- Delusions(망상)
- Hallucinations(환각)
- Speech disorganization(와해된 언어)
- Behavior disorganization(와해된 행동)
- Negative symptoms(음성증상)

조현병 진단 기준을 만족시키기 위해서 환자는 최소 6개월
이상 지속되어야 한다. 각 증상은 적어도 한 달 동안 암기법에
나와있는 5가지 증상 중 두 가지가 나타나야 한다; 다른 5개월
동안에는 약화된 형태(예; 병전 또는 잔여 증상)의 이러한 비
슷한 증상들이 있을 수 있다.

물질남용장애 Substance abuse disorders

Tempted With Cognac 모든 약물과 알코올 의존의 진단기준을
외우는데 사용된다.

- Tolerance(내성: 효과에 도달하기 위해 알코올의 현저한 양
  적 증가 요구)
- Withdrawal syndrome(금단증상 발생)

— Loss of Control of alcohol use(알코올 사용 통제력 상실: 다음 5가지 진단 기준 포함):

- 의도했던 것 보다 많은 양의 알코올 섭취
- 금주하려는 시도가 성공적이지 않았음
- 알코올을 섭취하거나 알코올의 영향에서 벗어나려는 것과 관련된 활동에 많은 시간 소모
- 중요한 사회적, 직업적, 취미 활동이 알코올 사용 때문에 단념하거나 감소
- 알코올섭취에 의해 신체 심리적 문제를 가진다는 인식에도 불구하고 지속적으로 음주

위에 나열된 7가지 중 3가지가 있어야 진단을 내릴 수가 있다. 알코올 의존을 위해서는 CAGE 질문이 종종 사용되기도 한다:

» "술을 끊거나 줄여서 마셔야겠다고(Cut back) 느낀 적이 있습니까?"
» "다른 사람으로부터 자신의 음주에 대해 비난을 받은(An-noyed) 적이 있습니까?"
» "자신의 음주에 대해 죄책감(Guilt)을 느낀 적이 있습니까?"
» "아침에 숙취로 인해 해장술(Eye-opener)을 마신 적이 있습니까?"

둘 또는 그 이상의 긍정적인 대답을 하는 환자는 알코올 의존의 가능성이 높다(Ewing 1984).

불안장애 Anxiety disorders
공황 발작(13개 중 4개)

기억해야 할 진단목록(총 13개)이 많기 때문에 이 진단목록을 이전의 방식처럼 기억하려고 하는 것은 도움이 되지 않는다. 대신 이러한 증상들을 3가지로 분류해서 기억하는 것이 좋다: ⒜ 심장, ⒝ 호흡곤란, ⒞ 두려움. 이것들을 기억하기 위해서 나는 가슴을 움켜쥐고(심장군), 숨을 거치게 몰아 쉬며(호흡곤란군), 두려움으로 떨고 있는(두려움 군) 환자를 떠올린다. 마침내 그들은 "3-5-5!, 3-5-5!"라고 외치고 있는 그들을 생각한다 – 아마 공황발작으로부터 주의를 분산시키는 방법일 것이다. 이러한 숫자들은 각각의 분류에 속해있는 진단기준의 개수를 언급한다: 심장군은 3개의 진단 기준을 가지고 있고, 다른 두 군은 각각 5개의 진단 기준을 가지고 있다.

위에서 제안된 기억법이 말이 안 된다고 생각하겠지만, 이렇게 시도해 본다면 절대로 그 진단기준들을 잊어 버리지 않을 것이다!

심장군: 3가지
- 심장발작을 동반하는 증상들을 생각하면 된다
- 심계항진, 가슴이 심하게 두근거림, 빈맥
- 흉통 또는 가슴의 불쾌감
- 메스꺼움 또는 복부 불편감

호흡곤란군: 5가지
어지러움, 가벼운 두통, 손발이나 입술의 저린감각(이상감각), 오한이나 화끈거림을 동반하는 과호흡증 hyperventilation 과 관련된 증상을 생각하면 된다.

- 숨이 가쁘거나 답답한 느낌
- 숨이 막히는 느낌
- 어지러움
- 감각과민(감각이 둔해지거나 따끔거리는 느낌)
- 오한이나 화끈거림

두려움 군: 5가지

떨리고 땀을 흘리는 것을 두려움과 관련시켰다. 비현실감을 기억하기 위해서, 심리적으로 공황을 피하는 방법을 생각하면 된다.

- 죽을 것 같은 공포감
- 미칠 것 같은 두려움
- 떨림
- 발한
- 이인증 또는 비현실감

각 군의 이름을 기억하는 것 이외에, 13개의 진단 기준을 잊지 않도록 3-5-5 패턴을 기억하라. 완전한 공황 장애의 진단 기준을 만족하기 위해서는 4가지 이상의 증상이 있어야 한다.

폐쇄공포증

폐쇄공포증 진단 기준의 기억법은 없는데, 이는 오직 두 가지 진단기준만 있기 때문이다: 도망치는 것이 힘들 것 같은 장소에 있는 것을 두려워하는 것과 그런 장소를 피하는 것. 자세한 것은 25장을 보라.

강박장애

강박장애의 진단의 필요조건으로서 강박사고와 강박행동, 또
는 이 두 가지 행동이 심각한 기능장애를 일으킬 만한 정도의
수준이어야 한다. 강박사고와 행동의 정의는 쉽게 익히고 기
억된다(25장을 보라). 그래서 이것에 대한 기억법은 따로 필요
하지 않다. 대신 임상에서 가장 많이 본 일반증상을 선택하여
놓았다; 이것은 DSM-5 진단에 제시된 것이 아니다.
Washing and Straightening Make Clean Houses:

- Washing(씻기)
- Straightening(정리하기)
- Mental rituals(정신적인 의식; 마술적인 단어나 숫자)
- Checking(점검하기)
- Hoarding(저장하기; DSM-5에서는 저장장애로 분리했다.)

외상후 스트레스 장애

PTSD 진단목록 기억법: PTSD 환자는 잔인한 핵폭탄의 공격
을 기억한다(Remembers Atrocious Nuclear Attacks)

- Reexperiencing: 사건에 대해 반복적이고 집요하게 떠오르
는 고통의 회상, 사건에 대한 반복적이고 괴로운 꿈: 진단을
위해 하나가 필요하다.

- Avoiding and Numbing: 외상과 연관된 자극을 회피하려 하
거나 일반적인 반응의 마비(예, 외상과 관련된 것들을 회피,
외상에 대한 기억상실, 정서의 범위가 제한, 중요한 활동에
흥미나 참여가 저하, 무관심, 미래가 단축된 느낌: 예:직업,
결혼, 자녀, 정상적 삶을 기대하지 않는다) ; 진단을 위해
하나가 필요하다.

- Increased Arousal: 증가된 각성반응의 증상이 2가지 이상 있을 때
  불면증, 초조, 집중의 어려움, 지나친 경계, 악화된 놀람 반응: 진단을 위해 두 개가 필요하다.

범 불안 장애(6개 중에 3개)

범 불안장애의 진단을 위한 첫 번째 부분은 쉽다: 환자는 최소한 6개월 이상 동안 무엇인가에 대해서 지나치게 걱정을 한다. 어려운 부분은 6가지 불안 증상을 기억하는 것이고, 그 중에 3개가 있어야 한다. 다음의 기억법은 맥베스가 던칸왕을 죽인 전후에 범불안장애가 있었다는 생각에 기초한 것이다:

- Macbeth Frets Constantly Regarding Illicit Sins:
- Muscle tension(근육의 긴장)
- Fatigue(피로)
- Concentration problems(집중력 문제)
- Restlessness, feeling on edge(안절부절)
- Irritability(과민)
- Sleep problems(수면 문제)

이 기억법이 진단 기준을 외우게 하는데 도움이 되지 않는다면, 다른 방법은 만약에 당신이 지속적으로 어떤 것에 대해서 걱정을 한다면 어떤 경험을 할지 상상해 보는 것이다. 아마도 **불면증**이 생길 것이며, 이로 인해 낮에는 **피로감**을 느낄 것이다. 또한 피로감은 **과민**과 **집중력 문제**를 유발시킬 것이며, 지속적인 걱정은 **근 긴장**과 **안절부절**을 야기하게 만들 것이다.

섭식장애

신경성 폭식증

Bulimics OverConsumes Pastries(다음 증상 4개가 있어야 함):

- Binging(폭식)
- Out-of-control feeling while eating(먹는 동안 먹는 것을 멈출 수 없음)
- Concern with body shape(외모에 대한 걱정)
- Purging(장을 깨끗이 함)

신경성 식욕부진증

Weight Fear Bothers Anorexics(다음 증상 3개가 있어야 함):

- Weight(정상체중의 85% 이하)
- Fear of fat(비만에 대한 두려움)
- Body image(몸에 대한 왜곡된 상)

인지장애

치매

기억력 장애는 적어도 다음 6개 증상 중 하나가 있어야 한다.

Memory LAPSE
- Memory(기억)
- Language(언어)
- Attention (Complex) (집중)
- Perceptual-motor(지각-운동)
- Social cognition(사회적 인지)

• Executive function(실행 기능)

이러한 증상을 어떻게 사정하는지에 대해서는 21장과 28장을 보라.

섬망

Medical FRAT(이 모든 5 가지 증상이 있어야 함)

• Medical cause(신체적 원인에 의한 인지손상)
• Fluctuating course(기복이 많은 질병과정)
• Recent onset(최근 발병)
• Attention impairment(주의력손상)
• Thinking (cognitive) disturbance(사고(인지)장애)

섬망은 신체적 질병에 의해 야기되기 때문에, "의학 동지 medical fraternity"의 일부가 되는 것이 진단을 돕는다. 이 진단을 만족시키기 위해서 이 모든 다섯 가지 진단 기준이 존재해야 한다. 자세한 내용은 28장을 보라.

주의력결핍 과잉행동장애 ADHD

반복되기는 하지만, ADHD에는 18가지 분리된 진단 기준이 있으며, 사진기 같은 기억력을 가지고 있지 않는 한 누구라도 다 기억을 하는 것을 불가능하다(표19.1). 공황장애처럼, 4가지 광범위한 카테고리로 증상들을 분류해서 기억할 것을 권하는데, MOAT라는 기억법을 사용하면 좋을 것이다(과잉행동 아동을 위해서 교실 주위에 MOAT(성곽주위를 판 못)가 필요할 것이다).

• Movement excess(과잉행동)
• Organization problems(일을 끝내기 어려움)

- Attention problems(집중문제)
- Talking impulsively(충동적으로 말하는 것)

인격 장애 Personality disorders

31장에서 10가지 인격 장애의 암기법을 포함해서 일반적으로 인격장애를 진단하는 법에 대한 윤곽을 그려 놓았으므로, 여기에서 반복하지 않겠다.

표 19.1. ADHD DSM-5 진단기준

1. 9개의 부주의 증상 중에 6개, 또는 9개의 과잉 행동/충동성 증상 중 6개 이상이 나타나야 한다.

   비조직/부주의 증상들 :
   - 조직문제
   - 업무를 조직하기 어렵다.
   - 작업이나 활동에 필요한 물건을 자주 잃어버린다.

   일을 완성하지 못함:
   - 집중문제
   - 집중이 어렵다.
   - 쉽게 분산된다.
   - 귀 기울여서 듣지 않는다.
   - 쉽게 잊어버린다.
   - 조심성이 없어서 실수를 잘한다.
   - 작업이나 놀이에 집중하기 어렵다.
   - 충동성/과잉행동증상
   - 충동적으로 말한다
   - 말을 많이 한다.
   - 질문이 다 끝나기도 전에 불쑥 대답한다.
   - 타인을 방해한다.
   - 조용히 있지 못한다.
   - 과도로 움직임 :
   - 손이나 발을 움직거리거나 몸을 뒤트는 등 가만히 앉아있지 못한다.
   - 차례를 기다리지 못한다.
   - 가만히 앉아 있어야 하는 교실이나, 다른 장소에서 차분하게 앉아 있지 못한다.
   - 어떤 장소에서 부적절하게 지나치게 뛰어다니거나 기어오른다.
   - 놀이나 여가활동을 평온하게 즐기지 못한다.
   - 계속하여 쉴 새 없이 움직인다.

2. 일부 증상은 12세 이전부터 나타나야 한다.

3. 이런 증상은 두 가지 또는 그 이상의 환경(학교, 직장, 집)에서 나타난다.

20장

진단을 위한 면담 : 가설 검증 기술

- 자유롭게 말하는 시간을 이용하여 가설을 형성하라
- 선별질문과 탐색질문으로 가설을 조사하라
- 면담하면서 진단적인 질문을 할 때는 우아하게 전환하라
- 확실히 하기 위해 정신과증상 리뷰를 하라

문제는 아주 제한된 시간에 어떻게 완전하고 정확하게 진단을 내리는가이다. 수련 초반기에는 환자 면담 시간이 길어도 별 문제가 되지 않는데, 수련이 끝나면, 하루에 몇 명의 환자를 보는가에 따라서 수입과 상관관계가 있다는 것을 재빨리 깨닫게 된다. 일 처리를 빨리하면서 동시에 제대로 해야 한다는 요구 사이에서 괴로운 나날을 보내게 된다.

임상에서 아주 바빠 일이 돌아가는 상황에서는 아마 그렇게 "정확하지" 못할 것이다. 한 연구에서 의료 차트에 있는 "일상적인 진단"을 SCID Structured Clinical Interview for DSM III R 를 사용해서 만들어진 "훌륭한 표준진단 gold standard diagnosis"과 비교하는 연구를 하였다. 여기에서는 환자의 차트뿐 아니라 학식 높은 정신과 의사와 심리학자와의 면담도 첨가하였다. 그 결과 일상적인 진단과 훌륭한 표준진단과의 일치 정도는 50%밖에 되지 않았으며, 일치하지 않는 진단의 반 정도는 원래의 치료자에게 피드백이

되어서 환자 치료에 중요한 변화를 가져왔다 Ramirez Basco et al., 2000.

이 결과는 면담하기 전에 모든 환자에게 SCID를 하여야 한다는 의미일까? 다행히도 그렇지는 않다. 왜냐하면 선별질문과 탐색질문이 포함된 이 부분에서 다루어질 기술은 훌륭한 표준진단인 SCID를 반영하여 실제 임상현장에 맞도록 변형되었기 때문이다.

진단하는 가장 좋은 방법은 다음 두 가지 과정을 따르는 것이라고 생각된다.

1. 환자에 대하여 잠재적으로 관련된 모든 자료를 수집한다.
2. 어느 진단이 가장 잘 맞는지 결정하기 위해서 그 자료들을 검토한다.

이 방법은 시간이 무한정 있다면 별 무리 없이 사용할 수 있을 것이다. 그러나 그렇지 않기 때문에, 특정 환자에게는 어떤 것이 관련이 있는 자료일지 전문가들이 미리 결정하는 방법을 고안해 내어, 진단을 위한 면담의 효과를 늘릴 수가 있었다.

어떻게 전문가들은 진단을 내릴까? 이 질문에 답하기 위해서 많은 관찰 연구가 이루어졌다 Elstein et al., 1978; Kaplan 2011. 이 연구자들은 경험이 있는 면담자는 처음에는 환자의 이야기를 주의 깊게 듣는 것으로 시작하고 개방적인 질문을 한다는 것을 발견했다. 이러한 기초적인 정보에 의해 면담 초기, 첫 5분 이내에 대략 4개 정도의 가설적 진단을 내린다. 그런 후에, 각 가설이 맞는지 확인하는 몇 가지 폐쇄 질문을 한다. 이러한 과정을 패턴 매칭이라고 하는데 환자의 증상 패턴을 진단에 필요한 증상 패턴과 비교하는 것이다.

이러한 접근에 대한 또 다른 시각은 질문의 "폐쇄된 원추 closed cone"를 생각해 보는 것이다Lipkin 2002. 1차 질문은 개방적이며 탐색적인데 이런 질문이 나중에는 특정 진단이 확정되는지 아니면 배제되는지 확인하기 위해서 점점 폐쇄형 질문을 하게 된다.

이와 같은 연구를 근거로 정신과 면담을 하면서 빠르게 진단을 내리기 위하여 다음 4단계를 제시한다.

자유롭게 말하는 기간

3장에서 환자가 먼저 말을 시작하게 하는 것이 치료적인 동맹관계를 만드는 방법이 되며 그 가치에 대해서 집중적으로 이야기를 하였지만 이것은 또한 가설을 만드는 시작단계로 중요하다. 진단을 만들어 내는 작업은 환자를 처음 보는 순간부터 시작하여 면담 내내 계속된다. 처음 몇 분 동안 치료자의 생각이 특별히 활동적이 되는 것은 중요하다.

환자의 말을 들으면서, "Depressed Patients Sound Anxious, So Claim Psychiatrists"의 암기법을 계속 염두에 두라. 환자가 우울증이나 조증같아 보이는가? 수미일관성있게 말하는가? 현실감각은 괜찮은가? 불안해 보이는가? 예리해 보이나 아니면 인지적으로 손상되어 보이는가? 여러 가지 신체 증상을 호소하면서 면담을 시작하는가? 말할 때 술 냄새가 나는가? 부적절하게 화를 내거나 권리 주장을 하는가? 가능한 진단 목록이 머리 속에서 금방 떠오를 때마다 적절한 선별질문과 탐색질문을 하면서 면담하는 동안 확인해야 할 것이다.

선별질문과 탐색질문

일단 가능한 진단 목록을 만들었으면, 그 가설들을 계속 점검해 보라. 그 질환의 핵심적인 특징을 잡아내는 선별질문을 하면서 시작하다. 단원 III에서 각 질환에 따라 선별질문을 하나 이상 제안해 놓았다. 예를 들면, 양극성 장애(24장 참조)의 선별질문은 다음과 같다.

> » 한 일주일 정도 너무 행복하고 기운이 넘쳐서 친구들이 말을 너무 빨리 한다고 하거나 평소와 다르고 이상하다는 말을 들은 적이 있습니까?

만약 환자가 "네"라고 대답을 한다면 조증 증상의 암기법을 떠 올리고 각 진단 기준에 대해 기본적인 폐쇄형 질문을 하라. 만약 환자가 "아니오"라고 대답을 하면서 질문을 이해했다는 것이 확실하다면, 양극성 장애가 아닐 가능성이 있다고 결론을 내리고 면담의 다른 부분으로 진행하라.

진단을 위한 면담은 치료자도 환자만큼 말을 많이 하는 적극적인 탐색 과정이다. 그런 적극적인 스타일이 조용하고 들어주는 스타일보다 진단에 필요한 정보를 얻어내는 데 더 효과적일까? 상식적으로는 그렇다. Maudsley Hospital 연구자들도 그렇다고 말한다. 사실적인 정보를 끌어내는 방식을 연구한 결과(Cox et al. 1981b), 면담자가 탐색 질문을 많이 하면서 자세한 정보를 요구하는 집중적이고 직접적인 스타일은 수동적인 스타일보다 더 많은 정보를 이끌어 낸다고 했다. 가장 훌륭한 자료는 증상마다 적어도 아홉 가지의 탐색 질문을 사용할 때 얻어진다. 우울증과 같은, 증상의 단순한 언급에 더하여, 증상의 빈도와 기간, 심각성, 맥락, 증상의 질에 대한 정

보를 얻었을 때 자료가 "훌륭하다"고 판단되며, 진단을 결정
하는데 이 모두가 지극히 중요하다.

이러한 직접적인 스타일이 사실적인 정보를 얻어내기는 하
지만 너무 많은 질문을 하여 상대적으로 환자의 감정을 들어
줄 만한 충분한 시간이 부족하지 않을까 하는 우려가 남아 있
다. 이런 문제를 Cox et al.(1981a)가 조사했는데 직접적인 질
문을 하는 면담자가 실제로 덜 직접적인 질문을 하는 면담자
보다 감정에 대해서도 더 많이 알게 된다는 것을 발견했다.

진단적 질문으로의 우아한 전환

요점

진단적 면담을 긴 진단적 질문의 체크리스트처럼 만들지
말라. 이러한 행동은 면담이 기계적이라는 느낌을 주게 하
여 치료적 관계 형성에 지장이 생길 수 있다. 대신, 6장에
서 배운 주제 전환의 기술을 사용하여, 면담하는 동안 관련
있는 부분에서 진단적인 질문을 하라. 단원 III의 대부분은
그런 전환을 하게 하는 팁을 제공한다; 여기서는 맛보기로
몇 가지 예를 제시해 놓았다.

진단적 질문으로 전환하는 예
우울증

결혼 생활의 그런 힘든 일들이 기분에는 어떤 영향을 주었는
지 궁금합니다.

강박장애

지각을 자주 한다고 하셨습니다. 환자분을 지각하게 만드는, 가령 집에서 자꾸 체크를 하고 청소를 해야 하는 등 의식행위 같은 것을 하십니까?

물질남용

그런 많은 스트레스 때문에서 자주 술을 마시곤 하십니까?

자살성향

환자분의 인생에서 아주 일이 잘 풀리지 않을 때 '내가 이렇게 살아야 하나'하는 그런 생각이 드십니까?

경계성 인격 장애

좀 전에 남편이 환자분을 몇 년 전에 떠나셨다고 하셨습니다; 그런 거부감을 주로 어떻게 다루십니까?

정신증

최근에 많은 스트레스를 겪으셨는데 생각이나 마음이 환자분에게 자꾸 속임수를 쓰지 않습니까? 그래서 무슨 소리가 들리거나 이상한 생각을 하지 않습니까?

정신과 증상 리뷰

팁

19장에 나와있는 모든 암기법을 기억하더라도, 진단하는 동안 중요한 질문을 하는 것을 잊어버리는 것이 보통이다. 정신과 증상 리뷰는 이러한 일이 생기는 것을 방지하는 데 도움이 된다. 면담이 끝나가는 어떤 지점에서, 머리 속에서 DSM-5의 암기법(Depressed Patients Sound Anxious, So Claim Psychiatrists)을 생각해내고 아직 알아내지 않은 어떤 질환에 대해서 선별질문들을 하라. 이러한 단계는 이전에 내가 비난하던 조사하는 것과 같은 접근을 연상시키지만, 대체로 상당히 짧다. 왜냐하면 이때 즈음이면 이미 중요한 주제에 대해서는 모두 다루었기 때문이다.

정신과 증상 리뷰는 일반적으로 다음과 같은 전환하는 질문을 하면서 시작하라.

> *주제를 조금 바꾸어서 사람들이 갖고 있을만한 다른 정신과 증상에 대해서 물어보려고 합니다.*

정신상태검사의 기본 요소 암기법

All Borderline Subjects Are Tough, Troubled Characters
- Appearance(외모)
- Behavior(행동)
- Speech(말)
- Affect(정서)
- Thought process(사고과정)
- Thought content(사고내용)
- Cognitive examination(인지검사)

정신과 사정에서 MSE (Mental Status Examination) 만큼 잘 못 이해되는 것도 없다. 두 가지 오해가 편재해있다. 첫 번째 는 지남력과 기억력을 테스트하는 면담 중 어떤 특정 시점에서 MSE가 이루어진다는 것이다. 그러나 MSE는 정신과 환자를 면담하는 동안, 즉 정서, 집중력, 기억력, 병식을 평가하는 동 안, 내내 이루어진다. 두 번째 신화는 MSE가 폴스테인의 Mini-Mental State Examination 와 똑같다고 하는 것이다. 그러나 폴스테인의 MMSE는 치매를 진단하기 위한 것이다. 일반 정신과에서 MMSE를 사용하는 데 대해서는 의문이 많아 지고 있는데 다음 장에서 다루게 될 것이다.

MSE는 환자의 최근의 인지기능과 정서기능상태를 평가하 는 것이다. 대개 첫 번째 면담에서는 환자의 과거력에 특별히 초점이 맞추어져 있지만, MSE를 잘 하기 위해서는 환자의 현 재상태에도 동시에 집중할 필요가 있다. 여기에 치료자의 "세 번째 귀"가 작동한다. 환자는 자신을 어떻게 표현하는가? 사고과정은 어떠한가? 정서 상태는 어떠한가? 이러한 관찰력을 연마하는 데는 수년이 걸릴 것이나, 이는 진단을 위한 면담에서 가장 흥미 있는 부분이다.

MSE는 두 가지 목적을 달성한다. 첫 번째는 진단하는 데 도움이 된다. 과거력을 믿을 수 없거나 확실하지 않은 경우에는 특히 더 그렇다. 환자가 전자메일로 우울증상에 대해 구체적으로 보낼 수는 있지만, 그의 고통의 정도와 치료가 필요한지 여부를 사정하기 위해서는 MSE를 통한 직접적인 관찰이 필요하다. 두 번째로, MSE는 환자가 표현하는 것을 생생하게 기록할 수 있게 도와준다. 이것을 사용하면 외래 방문 시마다 환자의 진행과정을 쉽게 추적할 수 있으며, 다른 전문가에게 의뢰할 때도 그 환자 상태에 대해서 보다 정확한 정보를 제공해 줄 수 있다.

정신상태검사의 요소

MSE는 대략 일곱 가지 요소를 가지고 있다. 이 암기법은 이 요소들을 외우는 데 도움이 될 것이다.

All Borderline Subjects Are Tough, Troubled Characters

- Appearance
- Behavior
- Speech
- Affect
- Thought process
- Thought content
- Cognitive examination

외모 Appearance

환자의 외모가 평가 내리는 데 도움이 되는가? 극단적으로는 외모만 보고도 특정 진단을 즉시 내릴 수 있다. 가령 어울리지 않는 옷을 기이한 모습으로 여러 겹 껴입고 봉두난발을 한 남자가 있다면 특별한 일이 없는 한, 그는 조현병일 것이다. 마찬가지로, 현란하고 앞이 다 파진 옷을 입고 짙은 화장을 한 여성이 에너지가 가득 차서 진료실로 붕붕 떠서 들어 온다면 조증일 가능성이 높다.

그러나 보통 임상에서는 이러한 질병특징적인 표현은 드물고, 외모는 모호하지만 유용한 정보를 제공한다.

- 자존감 self-esteem: 외모에 신경을 쓰는가? 다음 두 환자를 비교해 보자.

  » 약간의 과체중에 흐트러진 까만 곱슬머리를 하고, 전혀 맞지 않는 헐렁한 청바지에 꽉 끼는 티셔츠를 입어서 벨트 위로 불룩한 배가 눈에 뜨인다.
  » 47세로 나이보다 어리게 보이며, 늘씬하다. 최신식으로 짧게 깎은 갈색 머리를 하고, 버튼이 달린 잘 다려진 셔츠를 입고, 새로 산 청바지에, 반질반질한 건달이다.

이 두 환자는 모두 우울증으로 진단을 받았지만 전혀 다른 방식으로 자신을 나타내며 치료계획도 다른 것이 필요하다.

- 환자의 진술 personal statement: 외모에서 환자의 관심이나, 활동, 태도에 대한 어떤 특별한 것을 볼 수 있는가?

» 윗도리 가슴 위에 이름이 수놓아져 있는, 다림질이 잘 된 기술자 유니폼을 입고 진료실에 들어왔다.

» "나는 나를 화나게 하는 사람 명단에 매일 한 명씩 이름을 올리게 된다"라는 슬로건이 새겨진 티셔츠를 입고 있다.

• 기억할 만한 부분 memorable aspects: 특별히 인상에 남는 것은 무엇이든 기록한다. 가령, 환자가 특별히 매력적이라면, 그것을 기록하라. 왜냐하면 매력의 정도는 보통 자기상 self-image 과 관련이 있기 때문이다. 그러나 "매력적이지 않다"라고 기록한 보고서는 아직까지 본 적이 없는데 또 권하고 싶지도 않다. 왜냐하면, 그 의미는 그 환자를 좋아하지 않는다는 의미이기 때문이다. 대신, 매력적이지 않은 부분을 기록해라.

» 보통 체격의 남자로서, 둥근 얼굴에 여드름이 가득하고, 기름기가 흐르는 검은 머리카락이 조금 보이는 대머리이다.

때로, 어떤 특정 부분이 두드려져 보이기도 한다.

» 짧은 갈색 곱슬머리의 여자환자로서 왼쪽 눈이 선천적인 장애로 왼쪽으로 돌아가 있어서 다소 불안정한 인상을 준다.

표 21.1(부록 A를 포함해서)은 분명한 것을 다시 써 놓은 것처럼 보이나, 환자를 묘사할 마땅한 단어가 떠오르지 않을 때 유용하다.

행동과 태도 Behavior and Attitude

환자를 처음 만났을 때 환자가 치료자에 대해 어떻게 행동하

> **팁**
>
> 묘사가 생생할수록 좋다. 자유롭게 말하도록 내버려 두는 면담의 초반기에 특히 이런 특징들을 적어 두면 도움이 된다. 키와 체격; 수염을 포함해서, 머리 색깔과 스타일, 질감; 눈을 포함한 얼굴 특징; 움직임; 문신이나 상처 같은 특징적인 외모에 대해서 기록하라.

표 21.1. **외모를 묘사하는 용어**

외모	용어
머리카락	대머리, 가느다란, 짧게 깎은, 짧은, 긴, 어깨 길이, 스포츠 형 머리, 스트레이트, 곱슬머리, 파마머리, 빠글빠글하게 볶은 파마머리, 땋은 머리, 한 갈래로 묶은, 변발, 흑인 머리, 늘어뜨린 머리, 로프모양의 땋아 내린 머리, 불규칙적으로 깎은 머리, 기름기가 흐르는, 건조한, 헝클어진
수염	깨끗하게 면도한, 깔끔하게 잘 다듬어진 콧수염, 길고 지저분한 콧수염, 염소수염, 면도하지 않은
얼굴	매력적인, 잘 생긴, 호감 가는, 평범한, 창백한, 찡그린, 붉은빛이 도는, 깡마른, 마른, 널찍한, 둥근 달 같은, 붉은 코를 가진, 진하게 화장한
눈(시선)	좋은 또는 빈약한 시선접촉, 흔들리는, 노려보는, 고정된, 눈을 크게 뜨고 있는, 눈을 내려 뜨는, 힘이 들어간, 강렬한, 공격적인, 째려보는
신체	가는, 깡마른, 날씬한, 빈약한, 저체중, 보통 체중, 근육질, 건강한, 땅딸한, 과 체중, 약간 비만, 비만, 병적으로 비만, 키가 작은, 보통 키, 키가 큰, 팔에 문신을 한
움직임	이상한 동작이 없음, 얼굴에 틱 또는 뒤틀림이 있는, 안절부절한, 다리를 흔드는, 입맛을 다시는 듯한 입술 움직임, 입술은 오므린, 손 떨림이 있는, 불안정한, 움직임이 없는, 경직된, 절뚝거리는, 굳은, 앞으로 구부정한
옷차림	평상복 차림, 깔끔한, 적절하게 입은, 전문적인 옷차림, 흠 하나는, 멋있는, 조잡한, 몸에 전혀 맞지 않는, 시대에 뒤떨어진, 현란한, 성적으로 자극적인, 흙이 묻은, 더러운, 꽉 조이는, 헐렁한, 표어가 새긴 옷을 입은

표 21.2. **정서를 표현하는 용어**

정서	용어
정상	적절하고, 조용하고, 상냥하고, 이완되어 있으며, 정상적인, 친근한, 편안한, 두드러지지 않는
행복	즐거운, 밝은, 원기 왕성한, 만족한, 스스로 만족한, 약간 바보 같은, 낄낄거리는, 과대망상적인, 들뜬, 고양된, 의기 양양한
슬픔	슬픈, 침통한, 뾰루퉁한, 우울한, 회의적인, 시무룩한, 희망이 없는, 낙담한
불안	불안한, 걱정하는, 긴장된, 신경 쓰이는, 계속 생각하는, 놀란, 무시무시한, 황당한, 편집증적인
분노	화난, 성급한, 오만한, 심한 적의를 가진, 건방진, 방어적인, 비꼬는, 짜증난, 격분한, 화난, 적대적인
무관심	무관심한, 가벼운, 피상적인, 차가운, 동떨어진, 무감정적인, 초연한, 둔감한, 공허한, 감정이 없는, 흥미가 없는, 냉소적인

는가? 친밀하고 협조적인가? 또는 무관심하고 무덤덤하니 감정이 없어 보이는가? 똑바로 앉아서 마주 보는가? 또는 불안하게 앉아 있는가? 방안을 왔다 갔다 하면서 질문에 상관없이 빠르게 이야기하는가? 환자를 면담하는 상황이 환자의 행동을 이해하는 데 매우 중요하다. 계획된 면담인가 또는 갑작스럽게 이루어진 면담인가?

태도에 대한 표현은 정서를 나타내는 것과 비슷하다(표 21.2). 그러나 사람에 대한 관계를 묘사하는 단어에 초점이 있다. 흔히 문장으로 묘사하는 것이 중요하다. 다음은 그 예이다:

» 자기 이야기를 하면서 증상이 좋아지기에는 아주 불안한 사람이라고 자신을 표현했다. 다소 순종적인 존중의 태도를 보이면서, "나를 도와줄 수 있을 것 같은가요? 선생님, 내가 어떤 병을 가지고 있는 것 같아요?"라는 말을 했다.

» 자신을 무관심하고 감정이 없는 사람이라고 했다. 일반적인 태도는 도움이 되지 않는 면담의 마지막 수단 같았다.

종종, 치료자에 대한 환자의 태도는 면담이 진행되어감에 따라 달라질 것이다.

> » 처음에는 질문에 대답하기를 꺼려하고 불안해 보였다. 면담이 진행되어감에 따라 자신에 대한 이야기를 좀 더 많이 하면서 눈물을 흘렸다.

말 speech

말을 표현하는 것은 사고과정과 많이 겹친다. 왜냐하면 말로 환자의 사고과정을 알 수 있기 때문이다. 말에 포함되어야 할 것은 다음과 같다.

- **속도** : 빨리 말하나? 천천히 말하나? 빠르게 또는 "급하게" 말하는 것은 보통 조증을 나타내는 용어이지만, 일반화 시키지 않도록 조심해야 한다. 빠르게 말하는 것은 불안을 나타내는 것일 수도 있으나 일반적으로 빠르게 말하는 사람일 수도 있다. 매우 빠르게 말하지만 조증이 아닌 사람들도 있다.

- **목소리** tone : 크게 이야기하는 사람은 조증이거나, 불안, 초조한 사람일 수 있다. 아주 작게 이야기하는 사람은 우울증이거나 낯을 많이 가리는 사람일 수도 있다. 그러나 크게 말하거나 조용하게 말하는 것은 병적인 증상이 아닐 수도 있다.

- **반응의 기간** latency of response : 보통 질문을 받으면 반응하기 전에 몇 초 정도 생각할 것이다. 이것은 정상 반응이다. 그러나 조증 환자들은 질문이 끝나기도 전에 아주 빠르게 대답을 할 것이다. 우울하거나 정신증적인 사람들은 반응하는 데 시간이 많이 걸려서, 단순한 질문에 대한 대답을 듣는 데

표 21.3. **말하기를 표현한 용어**

정상적인	사려 깊은
또박또박 말하는	지적인
빠른	스타카토로 끊어서 말하는
급하게 말하는	장황하게 이야기하는
큰	부드러운
거의 들리지 않는	느린
급한	

수십 초를 기다려야 할 것이다.

• **일반적인 질문**general quality: 또박또박 사려 깊게 대답하는가? 또는 모호하고 엉뚱한 말을 중얼거려서 무슨 말을 하는지 이해하기 어려운가? 표 21.3에는 말과 관련된 용어들이 수록하였다. 이것은 사고과정의 장애를 다룬 26장에서 더 자세하게 설명할 것이다.

정서와 기분 Affect and Mood

전통적으로는 정서와 기분을 구분하는데, 기분은 환자 자신이 어떻게 느끼는지에 대한 주관적인 보고이며, 정서는 환자의 감정상태에 대한 치료자의 인상이다. 임상가들이 이렇게 명확하게 구별하지는 않지만, 일반적으로 사용되는 것이므로 이런 구별에 익숙해져야 한다.

외모와 행동을 관찰하는 것과 같이, 정서를 정확히 관찰하는 것도 숙달되는 데 몇 년이 걸리는 기술이다. 전반적인 정서가 어떤지는 보통 분명히 나타나는데도, 그 음영과 미묘한 정서는 분명하게 나타나지 않는다. 그리고 정서의 정도를 사정하는 것은 자살사고가 임박했는지, 공격적인 행동이 분출할 가능성이 있는지를 결정하는 데 매우 중요하다.

보통, 환자에게 어떻게 느끼는지 분명히 물어보고 싶지 않을 것이다. 왜냐하면 그런 질문에 대해 보통 환자는 자동적으로 이야기할 것이기 때문이다. 그러나 환자가 자신의 감정에 대해서 모호하게 이야기하고 자신에 대한 이야기를 하지 않으려 할 때 어떻게 할 것인가?

가장 쉬운 그리고 분명한 방법은 바로 직접적으로 물어보는 것이다.

» 지금 기분이 어떤가요? 지난 며칠 동안 기분의 변화가 어떠했나요?

만약 환자가 모호한 말로 대답을 하면, 정서를 더 정확히 묘사하는 단어를 찾아내기 위해 계속 질문을 해야 한다. 그 단어는 치료자가 먼저 언급하지 않은, 그러나 환자가 동의한, 그 정서를 표현하는 정확한 단어를 찾아내기 위해서 질문을 계속한다.

임상 사례
• 면담자: **지난 며칠 동안 기분이 어떠했나요?**
• 환자: **그렇게 좋지 않았어요.**
• 면담자: **음.. 그렇게 좋지 않았다고요. 그게 어떤 기분이었는지 정확히 말해줄 수 있나요?**
• 환자: **그냥… 좀 힘들었어요.**
• 면담자: **그러니까… 기분을 말하는 단어를 말해주세요. 슬펐다거나, 신경 쓰였다던지, 화났다던지 하는 것 있잖아요.**
• 환자: **슬펐던 것 같아요.**

특별히 힘든 상황은 환자가 기분이 "오르락 내리락" 했다거 나 "기분변화"가 있었다거나 라고 말할 때이다. 이때는 갑자 기 아주 많은 감별진단을 생각하게 된다. 이 환자는 양극성 장 애인가? 기분순환장애인가? 기분 변화가 있는 우울증인가? 인격장애인가? 불안장애인가? 물질남용장애인가? 이런 모든 진단명이 오르락 내리락 하는 기분과 관련이 있다.

질문할 때의 전략은 그런 기분의 변동 아래 지속적으로 계 속되는 기분을 알아내는 데 초점이 맞추어져 있어야 한다. 또 는, 실제 기분이 불안정하다면, 주요 우울장애의 진단분류에 맞는지, 조증 진단 분류에 부합하는지를 결정해야 한다. 이런 문제에 대해서는 23장과 24장에서 다루지만 일반적인 전략은 다음의 사례에서 볼 수 있다.

임상 사례

- 면담자: 지난 며칠 동안 기분이 어땠어요?
- 환자: (고개를 흔들면서, 면담자를 강렬하게 바라본다) 완전히 오르락 내리락 했어요.
- 면담자: 기분이 내려갔을 때에 대해서 먼저 이야기를 합시 다. "내려갔다"고 말할 때, 슬프거나 우울했다는 이야기 인가요? 아님 다른 어떤 것을 말하나요?
- 환자: 진짜 우울했어요.
- 면담자: 거의 매일 우울한가요?
- 환자: 때론 정말 행복하기도 해요.
- 면담자: 행복했을 때에 대해서 조금 있다가 이야기를 했 으면 좋겠어요. 기분이 내려갔을 때, 거의 매일 우울했나 요?
- 환자: 네.

- 면담자: 그런 우울한 기간 동안 집중력에 영향력을 좀 미쳤나요?

〔이 면담자는 우울증의 자율신경증후군(neurovegetative symptoms, NVSs)에 대해서 계속 질문을 하고 이 환자가 주요 우울증 에피소드의 진단 목록에 부합하는지를 결정할 것이다〕

- 면담자: 자, 이제 정말 행복했던 때에 대해서 이야기를 해 봅시다. 기분이 "올라갔다"는 것은 무슨 뜻이죠?
- 환자: 진짜 기분이 좋아요. 지구 꼭대기에 서 있는 것 같아요.
- 면담자: 그렇군요. 매일 기분이 그렇게 좋아요?
- 환자: 아니요. 매일 그런 것은 아니지만 때론 매일 그런 것 같아요.
- 면담자: 지난 2주 동안, 얼마나 많은 날 동안 그렇게 기분이 좋았어요?
- 환자: 이틀 정도. 부모님께서 졸업선물로 자동차를 사주셨어요. 정말 행복했어요.
- 면담자: 그런 행복한 기분이 얼마간 지속 되었어요?
- 환자: 한 이틀 정도?
- 면담자: 그러고선 기분이 어땠어요?
- 환자: 평소 때처럼 다시 내려갔어요.

이 환자의 전반적인 기분이 우울했고 몇 가지 NVSs의 증상도 있어서, 결국에는 주요 우울장애라는 진단이 내려졌다. 기분이 "올라갔을" 때는 지속적인 우울한 기분에서 잠시 나아진 것이었다.

표 21.2는 MSE를 기록할 때 유용한 참고가 될 것이다. 이를 이용하여 감정에 관한 어휘력을 더 풍부하게 늘려서 사용하라. 특정 정서를 가진 환자를 어떤 단어 하나에 국한해서 서술하려는 습관에 머물지 않게 해라.

정서의 질 qualities of affect

정서의 질을 묘사할 때 보통 4가지가 언급되지만, 기분과 정서의 구분과 같이, 이러한 4가지 구분이 유용한지에 대해서는 논란이 많다. 학문영역에서는 꼬치꼬치 따지는 일이 많으나, 임상에서는 단순하므로 다음의 구분에 대해 걱정하지 않아도 된다. 그러나 이 용어를 사용하든 아니든, 적어도 이런 용어에는 익숙해야 한다.

1. **정서의 안정성** stability of affect : 안정된 정서(일반적으로 정상이라고 간주되는)에서 불안정한 정서(일반적으로 비정상이라고 간주되는)의 연속선상을 의미한다. 불안정한 정서(예: 낄낄거리다가 통제할 수 없을 정도로 흐느끼기를 왔다 갔다 할 때)는 보통 조증이거나 급성 정신증의 특징이지만, 치매나 다른 신경 정신증 증상에서 보이기도 한다.

2. **적절성** appropriateness : 어머니의 죽음에 대해서 이야기 하면서 참을 수 없을 정도로 웃는 환자는 부적절한 정서를 보이는 것이며, 이런 것은 기록해 두면 유용하다. 부적절한 정서는 보통 정신증이나 조증에서 나타난다. 그러나 지나치게 병적으로만 보지는 말라; 정상인 사람들도 슬픈 일에 대해서 이야기 하면서 웃기도 한다. 이것은 아마도 정신증이라기 보다는 부정denial과 같은 방어기제일 수도 있다.

3. **정서의 범위** range of affect : 정신적으로 건강한 사람은 정서의 모든 범위를 다 나타낸다. 어떤 때는 행복하기도 하고, 짜증

나기도 하고, 슬프기도 하다. 우울한 환자는 정서가 억제된다고 말하고, 조현병 환자는 밋밋한 정서를 나타낸다고 한다. 물론, 문제는 많은 건강한 사람들이 정서의 범위가 좁다는 것이다. 이것은 아마도 정신과 면담할 때 더더욱 그러한데, 환자들은 낯선 사람에게 자신을 드러내는 것이 감정적으로 안전하지 않다고 느끼기 때문일 수도 있다. 그래서, 제한된 정서로 특정한 진단을 내리는 것은 조심해야 하고 지나치게 확대 해석하지 않아야 한다.

4. **정서의 강렬함** : 정서의 강렬함은 정서의 범위와 구분하기가 힘이 들고, 정서의 범위처럼, 특정진단을 내리기 힘들다. 보통 쓰이는 전문적인 용어에는 세 가지 단계가 있다. 강렬한, 밋밋한, 무딘. 밋밋한과 무딘 정서는 보통 우울한 환자나 조현병의 음성증상을 가진 환자를 묘사할 때 쓰인다. 강렬한 정서는 조증이나 히스테리 환자에게 쓰이지만, 그러나 건강한 사람들도 열정적이거나 강렬한 정서를 지닐 수 있다.

사고 과정 Thought process

사고과정은 사고의 흐름(수미일관성: 지리멸렬)을 말하며, 27장에서 다루게 될 것이다.

사고 내용 Thought content

사고내용은 이상하거나 위험한 생각을 말하며 자살이나 타살 사고(22장 참조); 망상이나 환각과 같은, 정신증적인 사고(27장 참조); 면담을 하면서 떠오르는, 정신과 진단과 관련된 어떤 의미 있는 주제들이 포함된다.

인지 검사 Cognitive examination

인지 검사에서 중요한 요소는 무엇인가? 이에 대해서 일치된 것은 없으며 많은 임상가들은 그동안 인지 검사에서 기본이라고 가르쳐온 많은 것들이 의문스럽다고 생각한다Rapp 1979. 가령, 대부분의 훈련 프로그램에서 연속적으로 7빼기 검사serial severs substraction test, SSST를 주의력검사로 가르치고 있는데, 그것으로 건강한 사람과 치매 환자를 구분하는 타당성이 거의 없다는 연구결과가 많다.(이에 대한 논의는 '주의와 집중력' 부분을 보라). 숫자 따라 하기 검사digit span test, 추상적 사고abstractions, 유사성 검사similarities, 속담proverbs, 판단력 검사judgement question를 포함해서, 일반적으로 가르치고 있는 다른 인지 검사의 많은 부분이 모두 의심스럽다Keller and Manschreck 1989.

여기서는 정상과 인지손상을 구분하는 데 도움이 되는 것에 집중하고자 한다. 그러나 이것은 단지 스크린하는 방법일 뿐임을 알아야 한다. 문제 가능성이 확인되면 신경심리학자가 수행하는 특별한 인지검사가 시행되어야 한다.

▶ 주의사항: 수많은 연구결과 저학력인 사람은 치매나 다른 인지 손상이 없어도 인지검사결과가 낮게 나온다Manly et al. 1999; Murden et al. 1991. 대부분의 연구에서는 저학력을 중학교(2학년) 이하의 학력 즉 고등학교를 다니지 않은 것을 의미한다. 그러므로 인지 검사를 하기 전에 학력을 알아보고 교육을 제대로 받지 않은 사람들에게서 보이는 비정상적인 인지력에 대해서는 확대 해석하지 않도록 조심해야 한다.

인지검사에 포함되는 내용
• 의식과 각성의 수준level of awareness and wakefulness

- 주의 집중력
- 기억력
- 판단력
- 병식

지각도 중요하다. 그러나 그에 대한 사정은 27장에서 다룬다.

의식과 각성수준 Level of awareness and wakefulness

> **요점**
>
> 의식의 연속선은 혼수상태에서 완전히 깨어 있는 수준까지 있다. 의식과 각성수준의 정도를 결정하는 것은 두 가지 이유에서 중요하다. 첫 번째는, 늘어진 환자에게서는 벤조다이아제핀 계열이나 알코올 남용을 암시할 수 있으며, 과잉각성 환자에게서는 조증이나 흥분제 남용과 같은, 어떤 특정 진단을 암시할 수도 있기 때문이다. 두 번째는, 나머지 인지검사를 어떻게 진행할지를 알려주기 때문이다. 가령, 면담 내내 계속 고개를 끄떡이며 졸고 있는 환자에게는 인지검사를 다 하는 것은 무의미하다.

각성상태를 사정하는 것은 충분히 쉽다. 환자를 보는 첫 10초 내에 환자가 적절하게 인사를 하고 자신의 이름을 말할 수 있는 정도로 의식이 있는지 알 수 있다. 환자가 졸린 것 같으면, 그 졸린 상태를 묘사하기 위해서 즉시 필요한 용어를 생각할 것이다: 졸린, 늘어지는, 기면, 졸음, 혼미, 무디어진, 혼수. 이런 용어들에 대해 일반적으로 일치된 정의가 없기 때문에, 단순한 글로 졸림의 정도를 묘사하는 것이 제일 좋다. 그래서 '혼수상태 stuporous'라고 말하는 대신에,

» 졸려 보이고 이름을 크게 부르고 어깨를 흔들어야 깨어난다.

"늘어지는 drowsy"이라고 말하는 대신에,

» 면담 도중에 하품을 자주 그러나 모든 질문에는 대답을 잘 한다.
» 자주 고개를 끄떡이나 무슨 생각을 했는지 기억을 잘 못한다.

이러한 묘사는 사정의 결과를 읽는 독자에게 나머지 MSE 를 신뢰하게 만든다.

주의 집중력 attention and concentration

임상가는 환자가 일정시간이상 집중할 수 있는지 사정하고 싶을 것이다. 집중 정도의 연속선은 한쪽 끝은 주위를 기울이고 attentive 집중하는 것이고 반대쪽은 혼란스러워 하고 confused 쉽게 산만해지는 상태이다.

대부분의 훈련 프로그램에서는 주위집중력을 사정하는 두 가지 검사를 가르친다. 숫자 따라하기 digit span test 와 연속적으로 7 빼기 Serial Sevens Subtraction, SSST. 숫자 따라하기 검사에서는 5개에서 7 개의 숫자가 주어지고 그것을 앞으로 반복하게 하고 거구로 반복하게 한다. SSST에서는 100에서 7을 그만하라고 할 때까지 계속 빼나간다. 이러한 검사는 직관적으로 보기에는 주의집중력 검사로서 그럴듯해 보이지만, 연구결과는 그렇지 않다. 한 연구에서 Smith 1967, SSST 검사가 132명의 18세에서

63세사이의 정상 성인에게 실시되었는데, 그들 모두가 직업이 있었고 대부분이 대학 졸업 학력자였다. 정신과 의사, 심리학자, 신경학자, 소아과의사들이 대표적인 전문가 집단이다. 이러한 대상자의 42%만이 SSST를 실수 없이 수행해 내었다. 이들 중 31명이 3개에서 12개의 실수를 했고, 14명이 상투적인 반응(마치 전두엽 질환에 문제가 있는 것처럼)을 보여주거나, 검사자체를 완전히 무시했다. 또 다른 연구에서 Milstein et al, 1972 325명의 정신과 환자에게 SSST검사를 실시했다. 50명의 다른 건강한 대조집단과 비교해 볼 때, 차이점이 발견되지 않았으며, 검사의 수행 정도와 기질적인 인지 손상의 존재와는 연관성이 없는 것으로 나타났다. 숫자 따라 하기 검사에서는, Crook et al. (1980)은 기억력 장애가 있는 60명의 노인 환자와 건강한 44명의 노인 사이에서 일곱 자리 숫자 기억 seven digit recall에서 차이가 없는 것으로 나왔다.

반면 반대로 지난 12개월의 일들을 말하라고 months backwards test 하면 상당히 민감하게 나타난다. 인지적으로 정상인 대다수 성인은 20초 내에 정확하게 이야기하는데 만일 누락하는 부분들이 있으면 인지손상이 강력하게 시사된다 Meagher et al, 2015. 12월부터 시작해서 거꾸로 지난 달들에 일어난 일을 단순히 말해보라고 하라.

> **팁**
>
> 주의 집중력을 사정하는 가장 좋은 방법은 단순히 환자에게 말을 하고 그 환자가 어떻게 생각하는지를 관찰하는 것이다. 질문에 집중할 수 있는가? 질문에 답을 하는 동안 생각의 흐름을 유지하는가? 이 질문에 "예"라고 답한다면, 주의력은 손상되지 않은 것이다.

기억력 memory

단기기억력(몇 분에서 며칠 전에 배운 것을 기억하는 것)과 장기기억력(며칠 전보다 더 오래된 것을 기억하는 것) 둘 다 사정해야 한다. 가장 임상적으로 타당성이 입증된 검사는 (a) 지남력 검사 orientation, (b) 세 가지 사물 기억하기 three objects recall, (c) 개인의 예전 사건 remote personal event을 기억하기, (d) 일반 문화적인 정보 기억하기이다 Keller & Manschreck 1989.

지남력

사람, 장소, 시간에 대한 지남력은 종종 섬망 delirium이나 혼돈 confusion을 사정하는 특정 검사로 생각되지만, 실제로는 기억력 검사이다. 사람 이름, 어떤 장소, 날짜는 배워서 기억해야 하는 정보의 조각들이다. 사람의 이름은 변하지 않아서 장기 기억력 속에 저장이 되지만 날짜와 장소는 자주 변하므로 새로운 정보를 보관할 수 있는 능력이 있는지 없는지를 검사하는 좋은 방법을 제공한다.

갑자기 장소와 날짜를 묻는 것은 이상하기 때문에, 이러한 질문으로 자연스럽게 옮겨가는 방법이 있다. 다음과 같은 말로 기억력에 대한 질문을 할 수 있다.

> » 방향을 좀 바꾸어서 기억력을 검사하기 위해서 몇 가지 질문을 할 것입니다.

방금 얻은 정보에서 부드럽게 옮겨갈 수 있다.

> » (환자가 방금 자신의 아버지가 알쯔하이머 병이 있다고 말했다.) 그 말이 나와서 말인데요, 당신의 기억력은 좀 어떤가요?

기억력을 검사할 질문을 좀 하려고 하는데요.

» (환자가 우울해 하는 동안 집중력이 좋지 않다고 말했다.) 집중력 말이 나와서 말인데요, 기억력과 집중력이 어떤지 몇 가지 질문을 좀 하려고 합니다.

일단 기억력 검사의 필요성을 언급하고 나서 다음과 같이 지남력 질문으로 들어갈 수 있다.

» 시간이 어떻게 흘러가는지 잘 기억하는 편인가요??

반응과 상관없이, 다음과 같은 질문을 계속할 수 있다.

» 가령, 오늘이 며칠인지 말해 줄 수 있나요?

팁

만약에 환자가 잠시 시간을 두고 기억하려고 애를 쓰면, 특정한 것부터, 가장 쉬운 것에서 어려운 것을 물어보는 것이 시간을 절약하는 방법이다.

지금이 몇 년도이죠? 무슨 달이죠? 무슨 요일이죠? 오늘은 며칠이죠?

▶ 주의사항: 날짜를 잘못 말해도 너무 지나치게 해석하지 말라. 인지적으로 정상인 사람들도 며칠인지 잘 기억하지 않는다. 이것을 증명해 보고 싶으면, 스스로에게 오늘이 며칠인지 물어보아라. 하루 정도 잘못 기억한다면, 정상이다. 그래서 MSE를 기록할 때, "날짜에 대한 지남력이 없음"이라고 하는

대신, 환자가 무엇을 말했는지 기록하라. 가령, 실제 2015년, 11월 30일, 월요일인데, "2015년, 11월 29일, 월요일"이라고 하는 것과 "98년경"이라고 말하는 것에 어감의 차이가 있다.

세 가지 사물 기억하기 Three-Object Recall

3가지 사물을 약 2분 뒤에 기억해내는 것은 인지 장애를 진단하는 유용한 검사로 알려져 있다 Hinton & Withers 1971. 환자에게 이렇게 말하라.

» 다음의 세 가지 단어를 따라 해 보세요. 공, 의자, 자주색

다른 질문으로 넘어가기 전에 환자가 이 세 가지를 정확하게 따라 하는지 확인해라. 이 세 가지 단어를 정확하게 입력했다는 것을 확인하지 않으면 기억력 검사는 타당하지 않다. 어떤 노인 환자들은 청각 문제 때문에 이 단어들을 따라 하는 것이 어려울 수도 있다. (청각에 문제 있는 한 환자는 이 세 단어를 "궁, 자자, 자장가"라고 따라 했다.) 이런 경우에는 이 단어를 인지할 때까지 좀 더 크게 반복해라. 아마도 영어가 모국어가 아닌 경우에 비슷한 문제가 생길 것이다. 물론 환자가 치매나 혼란스러움이 심하다면, 그런 이유 때문에 그 단어들을 따라 하지 못할 것이다. 그러나 그런 심한 인지 장애가 있는 환자는 면담 초기에 기본적인 질문에 대답하는 데 어려움이 있기 때문에 이미 진단을 내릴 수 있었을 것이다.

일단 환자가 이 모든 단어들을 인지했다면, 이렇게 말하라.

» 자 이제 이 세 단어를 기억하세요.
» 제가 한 2분 정도 있다가 이 세 단어를 반복하라고 할 겁니다.

그 동안 일반적인 문화와 개인적인 정보에 대한 질문을 하라(아래 참조). 그리고 나서 세 가지 단어를 반복하도록 하라.

만약 환자가 세 가지 단어를 반복하는 데 어려움이 있다면, 다음과 같은 힌트를 주어라.

> » 하나는 가지고 놀 수 있는 것
> » 하나는 가구 중 하나
> » 하나는 색깔

인지 문제가 없는 사람은 이 세 가지를 다 기억하는 편이며 만약 하나를 기억하지 못하더라도 힌트를 주고 나면 기억할 것이다. 이렇게도 기억을 못하면 단기 기억력에 문제가 있을 가능성이 있다는 것을 암시한다.

일반 문화적인 질문 General Cultural Knowledge

어떤 특정 문화적, 역사적 정보는 학교에서 광범위하게 가르치기 때문에 고등학교 학력 정도이면 그런 것들을 배웠을 것이라고 짐작할 수 있다. 적어도 이러한 것들의 반도 기억하지 못하면 장기 기억력 손상을 의심할 수 있다.

> **팁**
>
> 적어도 대통령 다섯 명의 이름을 대라고 하는 것이 전통적인 방식이지만, 다섯이라고 하는 숫자에 대한 어떤 의미가 있다는 증거는 없다. 실제, 인지 손상이 없는 환자도 부시 대통령 전에 레이건 대통령이었는지, 레이건 전에 카터 대통령이었는지 잘 기억하지 못한다. 그래서 적어도 대통령 세 명의 이름을 대어보라고 권한다.

- **최근 대통령 세 명:** 다음과 같이 시작하라.

  » 현재 대통령은 누구죠?

- 그러고선 오바마 대통령 전에는 누구였지요?

  » 부시 대통령 전에는요?

- **다른 유명한 사람들:** 사람들에게 계속적으로 유명한 사람들, 그 사람에 대해서 한번이라도 듣지 않는 달이 없었을 만큼 유명한 사람에 대해서 질문한다.

  » ＿＿＿가 누구죠? 그 사람이 뭐로 유명하죠?

- 여기에 몇몇 유명한 사람들이 있다. 보통 인지적으로 손상되지 않은 사람이라면 이 사람들에 대해서 이야기할 수 있다:

  » 조지 워싱턴, 첫 번째 대통령
  » 아브라함 링컨, 노예 해방
  » 마틴 루터 킹, 평화적 시민 운동가
  » 다이애나 비, 자동차 사고로 사망한 영국 왕세자빈
  » 윌리엄 세익스피어, 극작가
  » 크리스토퍼 콜롬버스, 미 대륙을 발견한 탐험가

- **유명한 날짜들:** 이런 질문을 할 때, 환자들이 정확하게 완전한 대답을 할 것이라고 기대해서는 안 되지만, 대충 계산해서 몇 년인지에 대한 대답을 기대하는 것이 낫다.

» 제 2차 세계대전이 언제 일어났죠? (1930년대나 1940년대쯤
　일어났다고 대답하면 적절하다)

» 케네디 대통령이 암살당한 때가 언제죠? (1960년대쯤)

- **정보 리스트** List of Information : 치매환자를 가려내기 위한 가장 좋
은 접근은, 1973년에 처음 언급된 세트검사 set test 이다 Isaacs
& Kennie 1973. 색깔, 동물, 과일, 도시와 같은 항목에 대
해서 각각 기억할 수 있는 가능한 많은 항목(10개까지)을
말해 보라고 한다. 최대한 40개 중에서 25개 이상을 댈 수
있으면 치매의 진단을 배제할 수 있다.

개인적인 지식 Personal Knowledge

개인적인 지식은 현재 삶의 모습뿐만 아니라 최근 개인적인
사건까지 포함한다. 인지적으로 손상되지 않은 환자는 다음과
같은 것을 말할 수 있어야 한다.

- 현재 주소와 전화번호
- 배우자, 형제자매들, 자녀들 이름과 나이
- 배우자의 생일, 결혼 기념일, 결혼한 날짜와 장소(만약 결혼
을 했다면)
- 부모 이름과 생일(일반적으로 결혼하지 않은 젊은 환자들에
게 적용가능)

팁

환자의 대답이 정확한지 어떤지 어떻게 알까? 주소, 전화번호, 배우자의 이름은 차트에 나와 있다. 다른 정보는 가족에게 전화해서 확인할 수 있다. 그러나 일반적으로 알코올성 치매 alcoholic dementia 일 경우를 제외하고는, 너무 뻔히 보이는 이야기를 만들어 내지 않으며 시간을 소비하면서 전화하지 않아도 인지 상태에 대한 감을 잡을 수 있다.

지능 Intelligence

주위 집중력과 마찬가지로 면담을 하는 동안 지능 수준에 대한 일반적인 견해를 가질 수 있다. 지능은 정보를 만들어 내는 능력이라고 생각하라. 고학력과 직업은 보통 높은 수준의 지능과 관련이 있다.

팁

IQ를 대충 빠르게 측정하기 위해서, 기억하기 쉬운 Wilson Rapid Approximate Intelligence Test Wilson 1967 (표 21.4)를 환자에게 실시해 보라. 스크리닝을 위해서 2×48을 계산하게 하면서 시작하라. 만약 이것을 계산할 수 있다면, 경계성 또는 정신지체일 가능성이 희박하므로 검사를 끝내도 된다. 2×24를 계산할 수 없는 환자는 정신지체일 수 있으며 정식으로 신경심리학적 검사를 의뢰해야 한다. 이러한 검사를 적용할 때 일반적으로 주의할 것은 고등학교 졸업자 이상 사람에게만 실시되어야 한다.

표 21.4 Wilson Rapid Approximate Intelligence Test

지능 정도	Best effort	IQ (대략 추정)
정신지체(retarded)	2 X 6	< 70
경계성(Borderline)	2 X 24	70~80
약간 떨어지는(Dull normal)	2 X 48	80~90
평균(average)	2 X 384	90~110
영리한(Bright normal)	2 X 1,536	110~120
우수한(superior)	2 X 3,072	120~130

병식 Insight

요점

병식이라는 말이 여러 가지 의미를 지니고 있지만, 면담 평가의 목적을 위해서는 환자가 자신에게 병이 있다는 것을 알고 그 원인과 치료 가능성에 대해서 현실적인 개념을 가지고 있는지에 가장 관심을 가질 것이다.

때론 병식 부족은 너무나 분명히 드러난다. 조증이나 조현병 환자의 경우에는 특히 더 그러하다. 그들은 망상이 사실이라고 확신한다. 그러한 경우에 병식결여라고 기록하는 것은 쉽지만, 대부분은 면담이 끝날 즈음에 질문을 해서 병식의 정도를 가늠해야 한다.

» 자, 당신이 이러한 문제를 왜 가지고 있다고 생각합니까?
» 당신의 삶에 있어서 어떤 부분들이 향상될 필요가 있다고 생각합니까?

병식이 있는 환자는 자신의 병과 관련된(원인이나 영향) 어떤 정신사회적인 스트레스를 지적할 수 있을 것이다. 병식이 부족한 환자는 다음과 같은 말로 반응할 것이다.

» 모르겠는데요. 선생님이 의사잖아요
» 사람들이 나를 그만 괴롭혀야 한다고 생각해요(망상 환자).

정신증적인 질환이나 치매환자는 병식이 전혀 없으나, 인격장애나 낮은 지능을 가진 환자에게서는 부족한 병식을 확인할 수 있다.

판단력 judgment

판단력을 검사하는 전형적인 질문은 임상 실무가가 관심 있는 판단력 부분을 확인하는 데에는 별 도움이 되지 않는 것으로 널리 알려져 있다.

» 길을 가다가 우표가 붙여져 있는 봉투를 발견한다면 어떻게 하시겠습니까?

대신, 면담하는 동안 알게 된 정보에 기초해서 판단력을 사정해야 한다.

» 우울할 때 전문가의 도움을 구하기로 결정했나?
» 직업을 잃었을 때 실직자를 위한 정부보조금을 신청했나?

이러한 것은 좋은 판단력의 예를 보여준다. 우울증을 치료하기 위해 약물파티에 가기로 결정했다면 이것은 판단력 부족을 보여준다.

학생들은 판단력검사에 추상성 검사를 함께 다루어서 속담풀이나 해석을 하게 한다. 이러한 검사들은 신뢰성이 매우 낮으며Andreasen et al. 1974, 기질 장애의 진단에도 유용하지 않다. 검사 결과는 높은 지적 수준과 관련이 있는데Keller & Manschreck 1989, 이는 이 검사가 검사를 하고자 하는 것을 검사하지 않고 있다는 것을 의미한다.

폴스테인의 MMSE를 사용해야 하는가?

폴스테인의 MMSEFolstein et al. 1975는 각 질문에 점수가 있는 11개의 항목으로 이루어져 있다. 최고 점수는 30이고, 연령과 교육정도에 따라 달라지는 분명한 지점과 함께, 30 이하의 낮은 점수는 인지손상을 의미한다. 이 검사의 민감도는 높지만—치매 사례를 놓칠 가능성은 없다—특정성specificity 은 낮아서, 인지적으로 건강한 환자들이 치매환자로 잘못 분류될 가능성이 높다. 한 연구결과에서는 인지적으로 건강한 환자의 17%가 치매환자로 분류되었다Anthony et al. 1982.

MMSE가 정신과에서 사용되어야 하는지 아닌지에 대해서는 논란이 많다. 반대론자들은 이 검사의 양성 측정도positive predictive value가 받아들일 수 없을 정도로 낮고 전반적인 면담결과로 나온 임상판단보다 덜 민감하고 덜 특정적less sensitive and specific 이라고 반대한다Harwood et al. 1997; Tangalos et al. 1996. 찬성론자들은 이 검사가 높은 민감도를 가지고 있으므로 기본적으로 사용되어야 하며 인지기능을 숫자로 결과를 볼 수 있어서 치매과정을 추적하는 데 매우 도움이 된다고 논쟁을 한다. 그러나 인지기능의 쇠퇴를 추적할 수 있는 MMSE의 유용성조차도 의문시 되고 있다. 연구자들은 많은 알츠하이머 형 치매환자를 대상으로 몇 년 동안 MMSE 점수를 연구했다. 해마다 3.4점씩 감소하는 것을 발견했지만, 이 검사의 측정 오류는 2.8점이나 크게 나왔고, 4년 후 추적검사에서 환자의 15.8%가 MMSE 점수에 임상적으로 의미 있는 감소가 없는 것으로 나왔다.

MMSE는 일련의 질문을 하기 위한 표준화된 형식이 필요 한 정신과적 면담 훈련을 받지 못한 임상가들에게 유용하다. 정신과 전문 임상가에는 거의 쓸모가 없는데, 이는 전체 면담 과정에서 인지기능을 숙련되게 가늠할 수 있으며 특정 부분의 가능한 손상이 의심될 때는 그 부분을 사정하기 위한 질문을 할 수 있기 때문이다. 게다가, MMSE는 인지손상을 평가하는 데 타당하지 않은 한 검사를 포함하고 있고, 개인적이고 일 반적인 지식에 대한 질문과 같은, 치매를 사정하는 데 매우 중 요한 다른 질문은 포함되어 있지 않다.

MMSE가 많은 제한점이 있지만 임상에서 많이 사용하고 있어 이에 익숙해져야 한다.

MINI-COG

최근에, Mini-Cog라고 불리는, 간소하고 타당한 치매검사가 나왔다. 이것은 두 가지 검사를 합친 것이다: 세 가지 항목 기 억하기(MMSE의 한 항목인)와 시계 그리기 검사(clock-drawing task, CDT). MMSE와 Mini-Cog를 비교하는 연구에서 민감성과 특 정성에 있어서 두 검사 간의 차이가 없는 것으로 나왔는데, Mini-Cog는 적용하는데 훨씬 시간이 덜 걸리고 MMSE와 관 련된 문화적이고 언어적인 대부분의 문제를 피할 수 있기 때문에, Mini-Cog가 미래에는 더 많이 쓰일 것이라고 장담해도 된다(Tsoi et al, 2015).

Mini-Cog는 두 가지 단계로 적용된다. 첫 번째, 환자에게 세 가지 간단한 단어를 불러주고 기억해두라고 하면서 기억력 검사를 해도 되는지 물어보아라(어떤 단어를 말한 것인가는 치료자에게 달렸다). 그리고 난 후 종이와 연필을 환자에게 주고 11시 10분을 알리는 시계를 그려보라고 한다.(또는 다른 시간을 시계에 그려보라고 한다). 일단 시계가 그려지면, 세 가지 단어를 반복해 보라고 한다.

이것을 어떻게 해석할 것인가? 세 가지 항목 기억하기를 스크린검사로 활용해라. 세 가지 단어를 다 기억하는 환자는 치매가 아니고, 하나도 기억하지 못하는 환자는 치매이며, 반면에 하나 또는 두 개를 기억하는 환자는 치매일 수도 있다. 중간에 위치한 환자들을 위해서는 시계 그리기 검사의 결과가 신경심리학적 검사를 해야 하는지 말아야 하는지를 결정하는 중요한 정보를 제공해 준다.

22^장
자살과 타살사고 사정

자살사고
- 자살 위험요소인 SAD PERSONS 학습하기
- 자살 위험을 사정하는 CASE 접근법 사용하기
- 수동적인 자살사고 사정하기
- 적극적인 자살사고 사정하기
- 임박한 자살 계획 사정하기

타살사고
- 타살의 위험요소 학습하기
- 타살 사고에 대해서 질문하기
- 타라소프 임무*에 대해서 알기

우리는 인생이라는 책에서 한 페이지를 떼어낼 수 없지만,
불 속에 책 한권을 던져 버릴 수는 있다.

조지 샌드(George Sand)

자살 위험요소

진단을 내리기 위한 모든 면담에서 자살사고를 사정하는 이
유는 충분히 명확하다: 우리는 자살을 방지하기 원한다. 그러
나, 특정 환자의 자살 행동을 예측하는 도구가 아직 정신과에
서는 만들어지지 않았다. 반면 연구가들은 자살 가능성을 증
가시키는 많은 요소들을 발견했다. 어떤 잠재적인 자살 환자
를 면담할 때, 이러한 위험 요소를 알고 있는 것은 중요하다.

초기 면담에서 자살가능성에 대해서 사정할 때, 두 가지 목
적이 있다. 첫 번째 목적이면서 가장 중요한 것은 자살 시도의
위험이 임박했는지를 사정하는 것이다. 두 번째 목적은 정확
한 DSM-5 진단을 내리기 위해서 과거와 현재의 자살력을 사
정하는 것이다. 이러한 두 가지 목적을 똑 같은 질문으로 달성

할 수 있다.

질문의 타입을 검토하기 전에, 먼저 자살의 위험 요소에 대해서 익숙해야 한다. 주요 위험 요소를 암기하는 방법으로는, Patterson et al.(1983)에 의해 만들어진, "SAD PERSONS"이 유용하다.

암기법: SAD PERSONS (자살 위험요소)

- **S**ex(성): 자살 시도는 여성이 더 많이 하고, 자살 성공률은 남성에서 높다.
- **A**ge(나이): 십대와 노인에서 자살률이 높다.
- **D**epression(우울): 우울한 환자의 15%가 자살로 목숨을 잃는다.
- **P**revious attempt(과거의 자살시도): 자살을 시도한 적이 있는 환자의 10%가 자살로 목숨을 잃는다.
- **E**thanol abuse(에탄올 남용): 알코올 중독자의 15%가 자살을 한다.
- **R**ational thinking loss(합리적인 사고 부족): 정신증이 위험 요소이고, 만성 조현병환자의 10%가 자살로 죽는다.
- **S**ocial support(사회적 지지)가 부족하다.
- **O**rganized plan(체계적인 계획): 잘 짜여진 자살 계획에는 빨간 기를 꽂을 정도로 위험하다.
- **N**o spouse(배우자가 없음): 이혼, 별거, 사별한 사람은 위험 요소를 가지고 있다; 돌보아야 할 자녀가 있다는 것은 자살을 방지하는 중요한 요소다.
- **S**ickness(질병): 만성질환은 자살의 위험요소이다.

이러한 위험 요소들은 장기적인 자살 시도 가능성을 결정하

는 데 유용하나, 임박한 위험을 사정하는 데 덜 유용하다. 임
박한 자살 위험은 진단을 위한 면담을 하는 동안 사정해야 할
가장 중요한 요소이다. 자살 위험의 임박성을 확인하는 데 도
움이 되는 연구결과가 많지는 않으나 미국자살학협회the American
Association of suicidology에서 자살행동의 단기 경고증후로 다음을 제
시하였다Rudd dt al, 2000:

- 인종
- 난폭
- 덫에 걸린 느낌
- 물질 사용 증가
- 사회적 위축
- 불안/ 초조
- 불면 또는 과잉수면
- 기분변화
- 살아야 할 이유나 목적 결여

요점

자살에 대한 이야기는 하기 어려운 주제이나, 면담할 때마
다 반드시 물어보아야 한다. 환자는 자살에 대한 질문을 받
는 것에 대해서 화를 내거나 당황하지 않는다. 대다수의 우
울환자는 시시때때로 일어나는 자살 사고를 가지고 있다
Winokur 1981. 많은 환자들은 자살에 대해서 질문을 받으
면 오히려 안심하는데, 자신의 우울 정도가 얼마나 깊은지
드러낼 수 있기 때문이다. 자살에 대해서 한 번도 생각해보
지 않았다면, "아니요, 저는 절대로 그런 짓은 못해요."라
고 말할 것이다. 그리고 왜 그렇게 하지 못하는지 이야기를
할 것이다.

자살에 대해서 물을 때의 또 다른 일반적인 방해물은 환자가
자살사고가 있다고 대답할 때 면담자가 두려워하는 경우이다.
처음으로 자살환자를 대면하게 되면 놀라게 되지만, 경험이
쌓여 가면 자살사고에 정도가 있다는 것을 깨닫게 될 것이며,
자살 사고가 있는 환자 모두 긴급하게 입원시킬 필요가 있는
것은 아니라는 것을 알게 될 것이다.

CASE 접근

현재까지 자살 위험을 사정하는 가장 훌륭한 도구는 Dr.
Shawn Shea가 만든 CASE 접근법으로 자살사정의 실제기술
The Practical Art of suicide Assessment, Shea 2011에 서술되
어있다. 이 책을 읽을 것을 강력 추천하는데, 왜냐하면 테크닉
에 대해서 아주 자세히 설명을 해 놓았고 수없이 많은 임상 실
례들을 다루어 놓았기 때문이다.

CASE는 자살 사건의 연대기적 사정Chronological Assessment of Suicide
Event의 약자이며 특정한 환자에게 자살 위험과 관련된 모든 것
에 대해서 기억하고 질문할 수 있도록 돕는다. 이 테크닉은 다
음과 같다:

1. 현재의 자살 사고나 사건에 대해서 사정하면서 시작하라.
2. 지난 두 달 동안 자살시도에 대한 정보를 찾아내라.
3. 과거의 자살 사고에 대해서 탐색하라.
4. 현재로 돌아와서 어떤 임박한 자살시도에 대해서 탐색하라.

이런 접근의 합리적인 근거는 현재와 과거의 자살력을 사정
하면서 치료적인 관계를 형성할 수 있도록 돕기 때문이다. 이
러한 치료적인 관계는 환자가 치료자에게 현재의 임박한 자살

계획에 대해서 좀 더 열어 보여줄 수 있는 가능성을 높이며, 면담하는 동안 사정하는 데 가장 필요한 것이다.

CASE 접근법에 필요한 질문들은 어떻게 하는 것이 좋은가? 탐색해야 할 것과 상관없이 자살에 대한 문제는 수많은 방법으로 접근할 수 있다. 직접적인 접근이 가장 좋다. 가령, 우울의 SIGECAPS를 평가하는 한 부분으로써, 다음과 같이 말할 수 있다.

» 자살 하고 싶은가요?
» 자해하고 싶다는 생각이 든 적이 있나요?

팁

그러나, 어떤 경우에서는 이러한 접근이 환자에게 거북하게 느껴질 수 있어서 부드럽게 이런 주제로 옮겨가는 것이 좋다.
- 때로 사람들은 우울할 때, 차라리 죽는 것이 더 낫다는 생각을 합니다. 이런 생각을 한번이라도 한 적이 있나요?
- 나한테 이야기한 모든 것을 생각해 볼 때, 살 만한 가치가 없다고 생각할 만큼 그렇게 우울한 적이 있나요?

"수동적인" 자살 사고에 대해서 질문하고 만약에 "네" 라는 답하면, 적극적인 자살 사고에 대해서 질문해야 한다.
- 자살에 대해서 생각한 적이 있습니까?
- 어떤 방식으로 자해/자살하려고 생각했습니까? (기대되는 행동처럼 이야기하라)

경증과 중정도의 우울한 많은 사람들이 수동적인 자살사고를 나타내지만 실제로 자신을 해치려는 행동은 해 본 적이 없다고 한다. 이것은 임상적으로 중요한 차이이며, 자살하고 싶어하는 환자가 수동적인 상태에 있다면 괜찮다. 그러나 만약 적극적인 자살 사고가 있다고 한다면, 몇 가지 질문을 더 해야 할 것이다. 그 자살계획이 얼마나 정교하고 현실적인지 알아내야 한다.

> 칼로 자해할 생각을 해 본 적이 있습니까?
> 약 먹고 자살할 생각을 해 본 적이 있습니까?
> 창문에서 뛰어내리려고 한 적이 있습니까?
> 권총자살 하려고 생각해 본 적이 있습니까?
> 목 메달아 죽을 생각을 해 본 적이 있습니까?

이와 같은 말을 하여 환자들에게 혹시 자살할 방법을 알려주는 것이 아닐까 걱정할 필요가 없다. 일반적인 자살 행동에 대해서 구체적으로 질문하는 것은 환자가 터놓고 진실을 말할 수 있도록 허용해 주며, 이러한 어려운 문제를 다루는 데 면담자가 익숙하다는 것을 알려주며 긍정적인 대답만을 기다리지 않는다는 것을 알려준다.

> 실제로 자신을 해치려는 생각을 행동으로 옮기는 데 얼마나 가까운 거죠?
> 마음으로 그 자살계획을 세웠나요?
> 자살하는 데 필요한 도구를 손에 넣었나요?

여기, 자살계획이 있는지 그 계획을 행동으로 옮기는 데 얼마나 가까이 온 것인지에 대해서 물어보고 있다.

» 실제로 약 먹고 죽으려고 물 잔과 약을 손에 들고 있었던 적이 있나요?
» 약 먹고 죽으려고 그 약을 입에 넣었나요?
» 무엇 때문에 약을 삼키지 않았던 거죠?

특정한 질문들이 여기서 계속된다. 똑 같은 종류의 질문이 다른 방법으로 자살하려는 환자에게 사용될 수 있다.

» 집에 총이 있나요?
» 집에 밧줄이나 끈이 있나요?
» 집에 약들이 있나요?

환자와 의사소통 하면서 그런 자살 계획들이 얼마나 현실적인지도 사정해야 한다. 만약 환자가 권총자살을 하고 싶다고 말하고, 그 말이 심각하게 들리면 즉시 총이 있는가? 하고 물어야 한다. 만약 없다면, 친구나 친척 집에 총이 있는지 물어보고, 총을 살 수 있는 가게를 알고 있는지도 물어야 한다.

» 유서를 썼나요?
» 사랑하는 사람이 당신의 죽음에 준비될 수 있도록 뭔가를 했나요?

이러한 준비는 임박한 자살 시도의 아주 급박한 신호들이다.

» 지금 자살하고 싶은가요? 자살하려는 특정한 계획이 있습니까?

여기서 자살하려는 의도가 얼마나 임박한 것인지에 대해서 질문해서, 입원이나 다른 급박한 중재가 필요한지를 결정할 수 있다.

» 무엇 때문에 죽지 못했나요?

이 질문은 시작하기에 좋은 질문이다. 많은 절박한 환자가
특정한 이유 때문에 자살을 하지 않고 있는데, 이것은 돌보아
야 할 아이들이 있거나 특정한 종교적인 이유 때문인 경우가
많다. 만약 환자가 이 세상에 발을 붙이고 살 수 있는 아주 좋
은 이유를 알아냈다면, 그것을 다시 강조하라.

» 만약 면담 이후 며칠 지나서 또 자살하고 싶은 생각이 든다면,
실제로 그 생각을 행동으로 옮기기 전에, 누군가와 전화로 이
야기할 것을 약속할 수 있겠습니까? 또는 너무 고통이 심해서
도와달라고 요청하지 않겠습니까?

팁

여기서, 환자가 "자살하지 않겠다는 약속"을 할 수 있는지
알아내려는 중이다. 자살하지 않겠다는 계약의 전체 개념
은 논쟁의 여지가 많으며, 그러한 계약으로 치료자들이 거
짓 안심할 가능성이 많다. 그러나 적어도 그런 계약으로 손
해 볼 것은 없다. 왜냐하면 올바른 생각을 할 수 없을 정도
로 혼란 상태에 있는 환자들에게 구체적인 방법을 제공함
으로써 목숨을 구할 수 있기 때문이다. 자살하지 않겠다는
계약서에는 환자가 자살하고 싶을 때 연락할 수 있는 사람
의 이름과 전화번호, 그리고 치료자가 그와 연락할 수 있는
방법이 포함되어 있다.

타살사고 homicide ideation 사정하기

요점

타살사고를 자살사고의 사정에 함께 포함시키기는 했지만, 이 두 가지는 매우 다르다. 자살사고에 대해서는 모든 환자에게 사정해야 하나, 타살사고는 그 환자가 누군가를 죽일 것 같다는 생각이 들 때만 질문해야 한다. 연구에 의하면, 높은 타살사고 위험 요소를 가진 환자에 속하는 사람들, 즉 망상환자, 반사회적 행동 환자, 약물 남용자, 또는 특정한 누군가에게 화가 났다고 말하는 환자에게 타살사고가 있는지 질문해야 한다Asnis et al. 1994; Tardiff 1992.

면담하는 동안 타살사고가 있는지 질문하는 것은 쉬운 일이 아니다. 일반화시키기와 죄책감 줄이기같은 면담기법(4장 참조)이 도움이 된다. 일단 이 문제를 꺼내기 시작하면, 타살사고의 대상이 누구인지 정확하게 알아내야 하며 그 다음에는 그 생각이 얼마나 심각하지 질문해야 한다. 이런 과정은 자살사고의 사정과 똑같으며, 그 과정 속에서 그 생각이 수동적인지 적극적인지, 그리고 그 계획이 특정적인지 임박한지 알아내야 한다.

임상 사례

35세 여성 환자가, 어머니가 사기꾼으로 바뀌어 가족의 재산을 훔쳐가려고 한다는 망상으로 입원하였다. 망상이 타살 사고의 위험요소인 것을 아는 면담자는 이러한 가능성을 사정하기로 했다.

- 면담자: **이 여성에 대해서 어떻게 생각하나요?**(그 "사기꾼"어머니를 언급하면서)
- 환자: **선생님은 어떻게 생각할 것 같나요? 그 여자가 내 모든 것을 가져가려고 하는데.**
- 면담자: 정말 화가 날 것 같아요.
- 환자: 당연하죠. 나는 여태 속아 왔어요.
- 면담자: **당신 같은 상황에 있다면 누구든 이러한 일이 발생하지 않도록 뭔가를 할 것 같은데요**(일반화normalization를 사용하면서).
- 환자: 나도 그럴 것 같아요.
- 면담자: 아마 그 사람을 없애고 싶을 정도일 것 같아요.
- 환자: 그 여자가 내 재산을 강탈하고 있어요. 죽음조차도 그 여자에게는 가치가 없어요.
- 면담자: 그 여자가 죽으면 당신은 행복해 할 것 같군요.
- 환자: (면담자를 의심스럽게 보면서)당연하죠.
  (지금 상황에서 면담자는 환자가 수동적인 타살사고가 있다는 것을 확인했다; 이제 이 면담자는 적극적인 타살 사고가 있는지 사정해야 한다)
- 면담자: **그 여자를 당신이 직접 죽이려고 생각한 적이 있습니까?**
- 환자: 그럴 수 있으면 얼마나 좋겠어요. 그러나 그 여자 같

은 사람이 정말 많아요. 내가 만약 그 여자를 죽이면, 누가 그랬는지 알아낼 것이고, 그 사람들이 나를 잡으러 올 거예요.

· 면담자: 그래서 그 여자를 어떻게 죽일지 계획한 적이 없어요?

· 환자: 계획은 많지요. 그러나 다 들통이 날 것예요. 내가 말했잖아요. 나는 할 수 없다고.

· 면담자: 어떤 종류의 계획이 있었죠?

· 환자: 가장 좋은 방법은 그 여자가 그렇게 원하는 집과 함께 화장을 시키는 것이죠.

· 면담자: 집에다 불을 지른다는 의미인가요?

· 환자: 집을 잃는다면 내 마음도 아프겠죠. 그러나 아마도 필수적일 수도 있죠.

이 면담자는 이 환자가 타살 시도로써 어머니의 집에 불을 지르겠다는 계획을 실행에 옮길 가능성이 높다는 결론을 내렸다.

이 사례는 환자가 타살사고를 표현할 때 면담자가 무엇을 해야 하는가에 대한 중요한 점을 일깨워준다. 1976년의 타라소프Tarasoff* 결정은 정신질환 전문가들에게 안내 지침서를 제공해준다Felthouse 1991. 기본적으로, 치료자는 잠재적인 피해자를 보호해야 할 책임이 있다. 이것을 일반적으로 잠재적인 피해자와 경찰에게 알리는 것을 요구한다.

만약에 타라소프 경고를 사용하기로 결정한다면, 환자에게 알리는 것이 좋은 생각이다. 그런 경우에, 단도직입적으로 말하는 것이 가장 좋다.

> 법에 의해서 저는 이 사람을 안전하게 보호할 수 있는 일을 해
> 야 합니다. 이 말은 내가 그 사람에게 전화하고 경찰에게도 알
> 린다는 말입니다.

아마도 그 환자에게 면담자의 의도에 대해서 말하는 것이 치
료적인 동맹에 해가 되지 않을까 우려할 것이다. 그러나 이러
한 문제를 연구한 유일한 한 연구 결과에 의하면, 대부분 이러
한 경고를 발생하는 것이 치료적인 동맹에 최소한의 부정적이
거나 긍정적인 결과가 일어나지 않는다고 한다(Binder & McN-
iel 1996).

Tarasoff 의 유래

한 정신과 환자가 전철에서 어떤 여성을 떠밀어서 그 여자
가 다가오는 전철에 의해서 죽음을 당하는데 그 여성의 부모
가 탄원을 하여 만들어진 법. 그 여성의 이름을 따서 Tarasoff
law라고 한다. Google에 'Tarasoff'를 쳐보면 많은 정보를 얻을
수 있다

(역자 주: 특정상황에서 환자가 어떤 사람에게 해를 끼치려
고 한다는 사실을 아는 치료자는 그 대상자에게 알릴 의무가
있다고 1976년 캘리포니아 대법원에서 판결. 이후 이 판결은
많은 다른 주에서 지지받았다).

23 장

기분장애 I 사정 : 우울장애

선별 질문
• 우울합니까?
• 지난 2년 동안(기분부전장애 진단을 위해서) 대체로 우울하다고 느끼셨나요?

암기법: SIGECAPS
• 요구되는 시간: 아니오라는 반응에는 1분; 그렇다는 반응에는 5분

우울장애의 여러 형태를 진단하기 위해서는 주요 우울 에피소드(major depressive episode) 진단으로 시작한다(표 23.1). 일단 우울증의 자율신경실조증상(vegetative symptom)에 익숙하면, 좀 더 빨리 주요 우울장애, 비정형 우울증, 계절성 정서장애(SAD), 기분부전장애 진단을 내릴 수 있을 것이다.

> **요점**
>
> 언제 우울장애 진단을 내리지 않는지에 대해 아는 것은 중요하다. 주요 우울장애는 정신 건강 교육에서 커다란 관심을 두는 경향이 있는데, 이는 부분적으로 이것이 일반적이기 때문이고 또 다른 한 부분은 치료가 잘 되기 때문이기도 하다. 그럼에도 불구하고, 만약 우울감정을 동반한 적응장애(adjusting disorder with depressed mood)를 가지고 있어서 약물치료 보

다는 단기 정신치료에서 더 많은 이익을 받을 수 있는 환자
에게 주요 우울장애라고 진단하여 잘못된 진료를 하게 될
수 있다.

표 23.1. 주요 우울삽화의 DSM-5 진단 기준

다음 증상 중 5가지 이상이 최소 2주일간 거의 매일 지속되어야 하며 과거
기능의 변화를 반영해야 한다. 최소한 한가지 증상은 (1) 우울한 기분 또는
(2) 흥미나 쾌락의 상실이어야 한다.
  1. 하루의 대부분 동안 우울한 기분
  2. 거의 모든 활동에서 흥미나 쾌감이 현저히 저하
  3. 현저한 체중감소 또는 증가, 또는 식욕의 감소 또는 증가
  4. 불면 또는 수면과다
  5. 정신운동성 초조 또는 지체
  6. 피로 또는 에너지 상실
  7. 무가치감 또는 과도하거나 부적절한 죄책감
  8. 사고능력 또는 집중력 저하 또는 우유부단
  9. 반복적인 죽음에 대한 관념, 자살 사고 또는 자살기도 또는 자살에 관
     한 구체적인 계획
암기법: SIGECAPS

American Psychiatric Association (2013)에서 인용. Diagnstic and Statistical Manual of
Mental Disorders, 5th ed. Washington, DC:American Psychiatric Association

주요 우울 삽화 major depressive episode

암기법: SIGECAPS

우울증의 NVSs증상을 질문하도록 돕는 유용한 암기법은
SIGECAPS이다. 메사추세트 제너럴 병원에 있는 닥터 커레
이 그로스 Dr. Carey Gross 가 만들었는데, 우울하고 무기력한 환자를
위해 처방전에 쓸 만한 것들을 언급한다: SIG: Energy CAP-
Sules. 각각의 알파벳은 주요 우울장애 진단을 위한 주요 진단
항목 major diagnostic criteria 의 하나를 언급한다.

- **S**leep disorder(수면장애; 증가하거나 감소하거나)*
- **I**nterest deficit(흥미 감소; 무쾌감증)
- **G**uilt(죄책감) (무가치감*worthlessness, 무기력감*hopelessness, 후회)
- **E**nergy deficit(에너지 감소)*
- **C**oncentration deficit(집중력 감소)*
- **A**ppetite disorder(식욕장애; 증가하거나 감소하거나)*
- **P**sychomotor retardation or agitation(정신운동 지체 또는 초조)
- **S**uicidality(자살사고)

기분부전장애진단을 위해서는, 별 표시가 된 여섯 개 중에서 두 개가 존재해야 한다.

우울증상에 대해서 질문하기

초보 임상가가 부딪히는 어려움 중의 하나는 DSM-5의 용어들을 환자에게 의미있는 단어로 번역하여 말하는 것이다. 증상에 대해서 질문할 때와 관련된 어려움은 거짓 긍정반응false positive response을 진짜 긍정반응true positive과 구분하는 것이다. 사람들은 대개 어느 정도의 주요 우울장애 증상을 경험한다. DSM-5 기준에 충분히 들어맞을 만큼 심각한 증상을 환자가 가졌는지를 결정하는 것은 창조성과 인내심, 경험을 요한다.

이 장에서는, 돌아가면서 NVSs 증상 각각을 사정하는 기술에 대해서 논할 것이다. 여기 일반적인 팁이 있다.

- 그 증상들이 기준점baseline에서의 진짜 변화인지 확인하라. 많은 환자들이 집중력, 에너지, 식욕, 등등에 어려움을 겪을 것이지만, 그것이 만성적일 수도 있고 우울증과 아무 상관이 없을 수도 있다. 그렇다면, 이러한 증상들은 주요 우울 에피소드를 진단 내리는 데 포함되어서는 안 된다.

임상 사례

한 인턴이 45세 된 나이트클럽 사장을 면담하고 있는데, "지난 2주 동안 주무시는 것은 어땠나요?" 하고 물었을 때, 그 환자는 "아주 나빠요. 새벽 4시 전에는 잠을 잘 수가 없고 아침 10시에 일어나는데, 늘 피곤해요"라고 대답했다. 그 인턴은 이 대답이 우울증환자에게서 보이는 불면의 기준에 충분히 들어맞는 것이 아닌가 생각했는데, 이런 문제가 과거 6년 동안 그 환자의 수면 패턴이었고, 지난 2주 동안 변한 것이 없다는 이야기를 들었을 때까지였다. 이 환자는 수면 클리닉으로 의뢰되었고 결국에는 수면 무호흡증 sleep apnea 으로 진단 받았다.

• 이런 증상들이 지난 2주 동안 거의 매일 일어나는지 확인하라. 많은 환자들은 NVS 증상이 며칠만 있어도 흥분할 것이다. 이런 것은 주요 우울 에피소드에 해당되지 않고 아마 우울 기분을 동반한 적응 장애 adjustment disorder with depressed mood 에 해당될 것이다. 이것은 환자에게 특정한 기간에 대해서 물어보면서 환자가 다시 생각하게 하면 도움이 될 것이다.

» 잘 생각해 보세요; 지난 2주 동안 정말 거의 매일 우울했나요?

• 유도하는 질문을 하지 않도록 주의하라. 유도하는 질문의 예는 "우울해서 집중하기가 어려웠나요?"이다. 이것은 주의집중력 저하가 예상된다는 의미이며, 암시에 걸리기 쉬운 환자나 꾀병 환자들은 "네"라고 거짓 대답할 수도 있다. 유도하지 않는 질문의 예는 "집중력이 지난 2주 동안 원래 보

다 더 좋아지거나 더 나빠졌다고 생각하십니까?"이다. 물론, 본문에서 "집중력"을 다른 NVS의 증상과 바꾸어서 질문할 수 있다.

선별 질문 Screening Questions

» 우울하십니까?

한 연구 결과에 의하면 이 단순한 질문이 말기 암 환자의 주요 우울장애 사정에 있어서 100%의 민감성과 특정성을 가지고 있는데 이는 Beck Depression Inventory 와 같은 정교한 검사도구보다 훨씬 낫다 Chochinov et al. 1997.

» 최근에 기분 변화가 어떠했나요?

이 질문은 유도하지 않는 질문이지만, "어떻게 지내시나요?" 또는 "기분이 어떤가요?"라고 물어보는 것보다 더 특정적이라는 것을 기억하라. 만약 환자가 이 지점에서 자신의 괴로움에 대해서 이야기하기 시작한다면, 우울증의 NVS 증상들에 대해서 물어보라. 그러나 그가 만약 "괜찮아요"라고 대답한다면 이 때 좀 더 특정적인 질문을 해야 할 것이다.

» 기분이 아주 처지거나 우울하신가요? 너무 우울해서 적어도 지난 2주 동안 당신의 생활이 영향을 받을 정도로 우울하셨나요?

SIGECAPS 질문들

• 수면 장애 Sleep disorder:

» 정상적으로 주무시나요?(수면 문제를 사정하는 시작하기 좋은 질문)

» 최근에 밤에 주무시는 패턴이 어떤가요?

(이 질문에 대한 반응에 따라서 다음과 같은 질문들로 더 사정할 수 있다.)

» 주무시려고 언제 잠자리에 드시나요?
» 실제로 몇 시에 잠이 드시나요?

(잠들기 어려움을 진단하기 위해)

» 한 번도 깨지 않고 밤새 잘 주무시나요, 아니면 종종 깨어나시나요?

(수면 도중 자주 깨는지 진단하기 위해)

» 아침에 주로 몇 시에 일어나시나요?
» 일어났을 때 숙면한 느낌이 드시나요?
» 아침에 일어났을 때 평소보다 더 우울하신가요? 아니면 덜 우울하신가요?
» 하루 동안 기분이 어떻게 변합니까?

(새벽에 일찍 깨는지 그리고 하루 동안의 기분변화를 진단하기 위해서)

• 흥미 감소Interest deficit (무쾌감증anhedonia): 무쾌감증은 확인하기 어려운 증상이다. 아무도 바로 와서 "선생님, 요즘 아무것에도 즐겁지 않습니다."라고 말하지 않는다. 그보다는 "늘

지루해요", "아무것도 하고 싶지 않아요", "이무 것에도 관심이 없어요"와 같은 말을 듣기가 쉽다. 만약에 "흥미 정도를 말씀해 주시겠습니까?" 또는, "뭔가를 할 때 즐거운 적이 있습니까?"라고 묻는다면, 환자는 무슨 말인지 잘 알아듣지 못하기 쉽다. 그래서 어떤 환자는 아마도 즐겁다는 것을 휴가와 같은, 특별한 경험과 연관시키거나, 우울증이 시작된 이후 현저하게 흥미가 떨어진 사실에도 불구하고 흥미로운 적이 있다고 이야기할 것이다. 이러한 잠재적인 함정 때문에 특정질문을 하는 것이 중요하다.

» 우울하기 전에 어떠한 일들을 즐거하셨습니까? 긴장을 풀기 위해서 주로 어떤 일들을 하셨습니까?
» 어떤 취미를 가지고 있습니까?
» 독서를 하십니까?
» 좋아하시는 스포츠나 스포츠 경기가 있습니까?
» 영화 보는 것 좋아하십니까?
» 친구들과 자주 만나십니까?

이런 질문들은 우울한 기간과 비교해 보기 위한 기준 점을 알아보기 위한 것이다. 그런 후에 우울증이 환자의 활동에 어떻게 영향을 미쳤는지 계속 물어볼 것이다.

» 우울해지고 나서, 이런 좋아하는 활동들을 잘 하지 않는 것 같으십니까?
» 즐거하곤 했던 것들에 더 이상 관심이 없어졌습니까?
» 원래 좋아하던 일들인데 이제 더 이상 하고 싶지 않습니까?

팁

면담하고 있는 환자가 이미 항울제를 복용하고 있다면, 특별히 Selective serotonin reuptake inhibitor (SSRI)를 복용하고 있다면, 아마 무쾌감증을 가지고 있거나, 항울제의 부작용인 무감정 신드롬을 실제로 가지고 있을 수 있다. 이는 새로운 항울제를 복용하고 있는 환자의 20~30% 정도에게 일어나는데 도파민 감소로 인한 것이다.

• **죄책감**; 무가치감, 절망감: 환자가 자신에 대해서 얼마나 부정적으로 느끼는지에 대한 감각을 얻기 위해 환자의 자기 가치감을 사정하는 질문부터 시작하는 것이 좋다.

  » 우울해지고 나서, 자존감 같은, 자신에 대해서 어떻게 느끼십니까?
  » 자신이 기본적으로 좋은 사람이라고 생각하십니까?
  » 아니면 그런 것 같지 않으십니까?
  » 최근에 자신에 대해서 좀 더 비판적으로 되셨습니까?

아래 질문들은 절망감에 대해서 물어보는 것이다.

  » 미래에 대해서 어떻게 생각하십니까?
  » 모든 일들이 잘 될 것이라고 생각하십니까? 아니면 아주 암담해 보입니까?
  » 상황을 바꾸는 것에 절망감을 느끼십니까?

팁

죄책감을 사정할 때, 단순히 "죄책감을 가지고 있습니까?"
라고 질문하는 것은 충분하지 않다. 왜냐하면 지난 몇 주
동안 자주 죄책감을 느꼈을지라도, 지금 이 순간에는 죄책
감을 느끼지 않을 수도 있기 때문이다. 이런 이유 때문에
우울한 환자들이 죄책감을 느끼는 어떤 특정한 생활의 부
분에 대해서 물어보는 것이 도움이 된다.

당신이 했거나 하지 않았던 일들에 대해서 죄책감을 느끼
거나 후회하신 적이 있습니까? 가령 생산적이지 않았다거
나, 잠재력을 충분히 발휘하지 못했다거나, 다른 사람에게
부담만 된다는 느낌 같은 거요.

• **에너지 감소**Energy deficit : 다음과 같은 질문으로 시작하라.

» 지난 2주 동안 에너지 수준은 어떠했습니까?

만약에 환자가 "형편 없었다."라고 대답한다면, 그런 낮은
에너지가 일반적인 신체 건강 상태라기보다는 우울증의 시작
과 일치하는지 확인해라.

» 원래 그렇게 기운이 없는 편인가요? 우울하기 전에는 좀 더 기
운이 좋았습니까?

• 우울증이 없더라도 신체적인 질병 때문에 에너지가 없을 수
있기 때문에, 특별히 만성 질환자나 노인 환자를 다룰 때 에
너지상실의 원인에 대해서 오해할 수도 있다. 이런 경우에

는, 하루의 기운의 어떻게 변하는지에 대한 패턴을 물어보는 것이 도움이 된다. 신체 질병이 있는 환자는 아침에 일어났을 때 좀 더 기운이 있을 것이며 저녁이 되어가면서 점점 기운이 없을 것이지만, 우울한 환자는 아침에 일어났을 때 기분이 안 좋고 기운이 없을 것이며 저녁이 되면서 좀 더 기운이 날 것이다.

• 집중력 감소 Concentration deficit

   » 집중력에 문제가 없으십니까? 집중력은 어떻습니까?

(이러한 일반적인 질문들은 때때로 선별 목적으로 충분하다)

   » 평소보다 좀 더 정신이 없으십니까?
   » 기억력에 변화가 있으십니까?

(이런 것은 가성 치매에서 자주 나타나는 증상들이다)

   » 결정을 내리기가 힘이 드십니까?

때때로, 집중력 문제의 첫 번째 증상은 "오늘 저녁은 무엇을 먹지?"나 "내가 오늘 친구를 만나야 하나? 말아야 하나?"와 같은 기본적인 결정을 하기가 힘들다.

   » 만약 신문을 들고 있다면, 정신이 산만해지지 않고 처음부터 끝까지 전체기사를 다 읽을 수 있습니까? 아니면 같은 문장을 읽고 또 읽고 그럽니까?

» 집중력을 잃지 않고 30분짜리 TV 쇼를 처음부터 끝까지 다 보
실 수 있습니까?
» 예전에 하던 것만큼의 일을 못하는 것 같습니까?

이러한 집중력에 대한 질문은 환자가 주로 어떤 활동을 하
는지에 따라서 바뀔 수 있다. 31명의 우울한 환자를 대상으로
한 연구결과에서, 제일 많이 손상되었다고 보고된 활동들은
텔레비전 시청(71%), 독서(68%), 집안일(65%)이다 Pilowsky
& Boulton 1970.

요점

일반적으로 비정형 우울증 atypical depression 과 SAD를 제외하고,
우울증 환자에게서 식욕 상실로 인한 체중감소를 주로 살펴
보라고 교육 받았다. 그러나 체중증가가 전형적인 주요 우
울장애에서 아주 일반적이라는 연구결과도 있다 Stunkard et
al. 1990 Weissenburger et al. 1986. 93명의 우울증 환자를
대상으로 한 연구에서 37%는 체중증가, 32%는 체중감소 그
리고 31%에서는 아무 변화가 없는 것으로 나타났다 Weis-
senburger et al.1986. 그래서 식욕에 대해서 질문할 때는 유
도하지 않는 방식으로 물어보아야 한다.

• 식욕 appetite :
» 우울해진 이후로, 식욕이 감소하거나, 증가했습니까? 아니면
그대로 였습니까?
» 우울해진 이후로, 체중이 증가하거나 감소하였습니까?
» 입던 옷이 헐렁해지거나 꽉 끼나요?

» 하루에 몇 끼나 드십니까?

이러한 질문들은 좀 더 정확한 정보를 얻을 수 있도록 돕는다; 환자가 실제로 얼마나 먹는지 양을 체크해 볼 필요가 있다. 환자는 아마도 자신이 평소보다 많이 또는 적게 먹는다는 것을 깨닫고는 놀랄 수도 있다.

» 음식 맛이 좋으십니까?

우울한 환자는 때때로 식욕감소만큼은 아니지만 섭식장애를 확인해야 한다. 어떤 환자가 "모래 씹는 것"같이 음식 맛이 없다고 말한다.

> **팁**
>
> 이 부분의 면담에서 자연스럽게 섭식 장애 증상에 대한 질문으로 넘어가도록 해준다. 가령, 환자가 우울할 때 많이 먹는다고 하면, 혹시 폭식이 있는지 질문하라(29장 참조).

- **정신운동 초조와 지연** Psychomotor agitation and retardation : DSM-5는 면담하는 동안 환자에게서 정신운동 초조와 지연이 나타나는지 관찰한 것에 근거해서 진단내려야 한다고 하지만, 다음의 질문이 또한 도움이 될 것이다.

  » 사람들이 우울할 때, 사지가 납처럼 무거워서 움직임이 느려졌다는 것을 깨닫곤 하는데, 당신도 그런 증상이 있었습니까? (정신운동 지체가 있는지 알아내기 위해)

» 평소보다 더 초조해진 적이 있습니까? 계속 왔다 갔다 한다거나, 손가락을 꼰다거나, 오랫동안 앉아 있지 못한 적이 있습니까? (정신운동 초조가 있는지 알아내기 위해)

- 자살사고suicidal ldea : (22장 참조)

(22장 참조)

기타 우울 증후군들other depressive syndromes

지속적인 우울장애Persistent Depressive Disorder:PDD (기분부전장애Dysthymia)

암기법: ACHEWS. 우울 증상 여섯 개 중에 두 개가 2년 동안 지속되면 PDD를 나타낸다. DSM-IV에서는 기분부전장애로 불리었다.

- Appetite disorder(식욕장애) (증가 또는 감소)
- Concentration deficit(집중력 장애)
- Hopelessness(절망감)
- Energy deficit(에너지 감소)
- Worthlessness(무가치함)
- Sleep disorder(수면 장애) (증가 또는 감소)

PDD환자들은 행복감에 "알러지"가 있는 사람이다; 그래서 이 암기법은 PDD환자들이 행복감에 노출되었을 때 보이게 되는 재채기(sneeze, achoos: 재채기 할 때 나는 소리, ACHEWS는 achoos의 잘못된 철자)를 떠올리게 한다. 진단기준에 맞기 위해서는 목록에 있는 여섯 가지 중에서 2개의 증상과 함께, 이런 우울한 증상이 2년이 지속되어야 한다.

PDD는 종종 주요 증상을 듣게 되는 면담초기에 진단이 내리어지기도 한다. 환자가 우울증을 호소할 때, PDD를 선별하는 좋은 방법은 다음과 같이 물어보는 것이다.

» 언제 마지막으로 우울하지 않았는지 말씀해 주시겠습니까?

전형적인 PDD환자는 "오랫동안"이라고 대답할 것이다. 실제로, 우울을 경험하는 평균 기간은 16년이다Klein et al. 1993.

우울한 증상과 함께, ACHEWS 중 적어도 2개의 증상이 2년 또는 그 이상 지속되는지 확인해야만 한다. 이것을 하기 위한 가장 효과적인 방법은 당신이 가리고 있는 리스트를 따라가기 보다는 환자가 이미 언급한 증상부터 시작하는 것이다. 그래서 만약 환자가 무기력lethargy했다고 이야기하면 그것에 대해서 물어보라.

» 지난 2년 동안, 우울했다고 말씀을 하셨는데, 에너지가 바닥으로 떨어졌습니까?

비정형 우울증 atypical depression

비정형 우울증은 NVS의 "반대" 증상들(신경성 식욕부진증 보다는 증가된 식욕, 불면증보다는 증가된 수면 욕구), 기분 반응(긍정적인 사건에 의해 기분이 좋아질 수 있는 능력), 전반적인 성인의 삶 동안 거부감에 대한 민감성, 짓눌려 있는 느낌이 특징인 우울증의 한 유형이다.

연구 결과에 의하면, 이 진단의 타당성에 대한 강한 의문이 들지만Lam and Stewart 1996 이런 특성을 지닌 환자들은 MAOI 항울제에 잘 반응하기 때문에 그에 대해 질문할 필요가 있다.

계절성 정서 장애 (Seasonal Affective Disorder, SAD)

일단 환자에게 주요 우울증 삽화가 있다고 판단이 된다면, 어떤 계절적인 패턴이 있는지 물어보라. 가장 일반적인 패턴은 겨울에 우울하고 여름에는 들뜨는 것이다.

> 우울증이 일반적으로 겨울에는 나빠지고 다른 계절에는 좀 좋아지는 경향이 있는 것 같습니까?

SAD는 탄수화물 갈구 (결과적인 체중증가와 함께)와 수면과다와 같은, NVS 반대 증상들이 일반적으로 존재한다는 점에서 비정형 우울증과 흡사하다.

만약 환자가 우울증에 계절적인 패턴이 있다는 것을 기억하기 어려워한다면, 다음과 같이 기억할 수 있도록 도울 수 있다.

> 겨울에 일반적으로 햇볕이 잘 드는 곳으로 휴가를 가십니까? 그곳에서 기분이 극적으로 좋아지는 것을 느끼십니까?

누구나 휴가기간에는 어느 정도 기분이 좋아지지만, SAD 환자는 휴가에서 돌아온 후 몇 주 동안 극단적인 기분변화가 있다가 얼마 후에는 다시 우울해진다. 이것은 광선치료에 대한 반응과 흡사하다.

24^장

기분장애 II 사정 : 양극성 장애

선별 질문
- 너무 행복하고 기운이 넘쳐서 친구가 당신에게 너무 빨리 말한다고 하거나 좀 다르고 이상하게 행동한다는 이야기를 들었던 적이 일주일 정도 있습니까?
- 너무 흥분되고 불안정해서 다른 사람과 말싸움을 하거나 논쟁을 했던 기간이 있습니까?

암기법: DIGFAST
- 질문시간: 아니오라는 반응에는 1분; 그렇다는 반응에는 5분

조증 삽화 manic episode

양극성 장애는 초보 임상가들이 진단을 놓치는 경우가 있다. 정신과 면담을 하러 환자들은 대부분 혼란되고, 우울하고, 불안해 보여서 극단적으로 행복했던 기간에 대한 질문으로 옮겨가기가 쉽지 않다. 그러나 양극성 장애 환자들이 처음에는 보통 주요 우울증을 나타내고, 그들의 20%가 양극성장애로 발전된다는 사실을 기억하면 도움이 될 것이다Blacker & Tsuang 1992.

심지어 조증에 대해서 질문해야 한다는 것을 기억하더라도, 또 다른 장애가 있다: 즉 거짓 긍정적인 반응을 하는 비율이 높다는 것이다. 많은 환자들이 기분이 좋고 에너지가 넘친다는 표현을 하는데 이는 일반적으로 조증이라기 보다는 기분의 정상적인 변화일 수 있다. 그래서 조증을 효과적으로 선별하기 위해서는 환자 자신의 인식뿐만 아니라 다른 사람들의 인

표 24.1. 조증 삽화의 DSM-5 진단기준

1. 비정상적으로 고양되고, 과대하거나, 과민한 기분이 지속되는 뚜렷한 시기가 최소한 1주일 이상 지속된다(입원이 필요한 정도라면 기간은 상관없다).

2. 기분장애의 기간 동안 다음 증상 중 3가지 이상이 지속된다(기분이 단지 과민한 상태라면 4개).

   암기법: **DIGFAST**
   - **D**istractibility(주의산만)
   - **I**ndiscretion(무분별) (고통스런 결과를 초래될 가능성이 높은 쾌락적인 행동에 지나치게 몰두)
   - **G**randiosity or inflated self-esteem(과대성 또는 팽창된 자존감)
   - **F**light of ideas or racing thoughts(사고의 비약 또는 생각의 줄달음)
   - **A**ctivity increase(활동증가) (목적 지향적 활동 또는 정신운동성 초조의 증가)
   - **S**leep deficit(수면 감소)
   - **T**alkativeness(평소보다 말이 많거나 말을 계속하고 싶은 욕구)

Data from American Psychiatric Association (2013). Diagnostic and Statistics Manual of Mental disorders, 5th ed. Washington DC: American Psychiatic Association.

식에 대해서도 물어 보아야 한다.

일반적으로 질문할 때마다 어떤 특정한 기간에 대해서 계속 질문해야 할 것이다. 왜냐하면, 많은 사람들이 생애의 여러 시점에서 조증 진단기준에 해당하는 경험이 있기 때문이다(예: 돈 낭비, 평소보다 빠르게 이야기, 평소보다 산만). 그러나 수많은 이러한 증상들이 불연속적으로(최소한 1주, 경조증일 경우에는 4일) 발생했을지라도, 조증 삽화로 진단될 수는 없다 (표 24.1).

선별 질문들

» 너무 행복하고 기운이 넘쳐서 친구가 당신에게 너무 빨리 말한다고 하거나 좀 다르고 이상하게 행동한다는 이야기를 들었던 적이 일주일 정도 있습니까?

만약에 여기서 "네"라는 내답을 믿는다면, 그 기간이 언제인지, 얼마 동안 지속되었는지 확인하고, 지속기간을 조증 진단 기준에 의거해 진단한다. 만약 일주일 내내 지속되었는지 기억하지 못하면, 조증이 아닐지도 모른다는 의심을 해야 한다. 고양된 기분과 관련된 상황에 대해서 확인하라. 가령, 대학 졸업 후 며칠 동안 정말 행복해 하는 것은 조증이 아니다.

> 우울증과 정반대의 느낌을 가져 본 적이 있습니까? 그래서 일주일 또는 그 이상 기간 동안 극도로 흥분되고 세상을 지배할 수 있을 것 같은 느낌이 든 적이 있습니까?

우울증상에 대한 질문을 하고 난 후에는 다음과 같은 조증에 대한 질문을 계속할 필요가 있다.

> 일주일 또는 그 이상 정말 기분이 좋았다가 다시 우울증으로 빠지는 그런 기분의 변화를 느껴본 적이 있습니까?

이 질문에 대한 반응은 조심스럽게 해석하라. 왜냐하면, "네"라고 대답하는 어떤 환자는 조증이나 경조증이 없이 계속 우울 삽화가 반복되는 경험을 이야기 하는 것이기 때문이다.

> 너무 흥분되고 불안정해서 다른 사람과 말싸움을 하거나 논쟁을 했던 기간이 있습니까?

이 질문은 초조한, 혼합된, 불쾌성 조증의 진단을 겨냥한 것이다. 분명하게, 여기에서 얻게 되는 거짓 긍정적인 반응들과, 단지 우울함이나 단순한 나쁜 기분이라기 보다는, 이런 초조한 기간이 조증 삽화를 언급하는지에 대한 이어지는 질문들은 쉬운 일이 아닐 것이다.

　　» 누군가가 당신보고 조증이라고 이야기한 적이 있습니까?

　환자가 "네" 라고 대답한다면, 주의를 기울여라. 어떤 사람이 건강한 사람보고 조증이라고 말하는 일은 흔한 일이 아니다.

진단 기준을 기억하기 위해 DIGFAST 사용하기

누가 보석 같은 DIGFAST를 만들었는지에 대해서는 알려져 있지 않지만, 조증 삽화의 진단 기준을 기억하는 데 매우 도움 이 된다. 이 용어는 조증 환자가 임무를 맡게 되면 구덩이를 아주 빨리 파는 속도를 말한다.

암기법: DIGFAST

- Distractibility(주의산만)
- Indiscretion(무분별) (DSM-5는 "쾌락적인 행동에 지나치게 몰두")
- Grandiosity(과대성)
- Flight of ideas(사고의 비약)
- Activity increase(활동증가)
- Sleep deficit(수면 감소)
- Talkativeness(평소보다 말이 많거나 말을 계속하고 싶은 욕구)

기분장애 기간 동안 고양된 기분 이외에 7가지의 DIGFAST

증상 중에 3가지 이상이 지속되거나, 기분이 단지 과민한 상태라면, 7가지 중에서 4가지 이상이 필요하다.

조증 증상에 대해서 물어 볼 때, 다음과 같은 질문을 하라 "기분이 정말 찢어지게 좋았던 지난해 그 기간 동안, 당신은 어떠했나?" 이런 방식은 모든 증상들이 똑같은 시간대 안에 일어났는지 확인할 수 있도록 도와준다.

> **팁**
>
> 알코올이나 약물중독 상태에서 이러한 행동들이 발생했는지 확실히 하라. 만약에 그렇다면, 그 조증 증상이 물질 남용에 따르는 결과인지 아니면 그 물질남용이 조증에 의한 결과인지 확인해야 할 것이다. 이것은 구별하기 어려운 질문이다.

주의산만 Distractibility

생각하는 데 어려움이 있습니까? 주위 환경 때문에 산만해져서인가요?

> **팁**
>
> 조증 환자에게서 보이는 주의산만은 우울증 환자에게서 보이는 주의집중력 저하와 다르다는 것을 기억하라. 조증 환자는 사고력이 느려졌기 때문이 아니라, 생각이 아주 빠르고 흥분되어서 어떠한 내, 외적 정신자극에 반응하느라 생각의 꼬리를 따라갈 수 없기 때문에 산만한 것이다.

무분별 Indiscretion

» 당신이 이야기한 그 기간 동안, 어떻게 시간을 보내셨습니까?

» 원래의 당신이라면 하지 않았을 일들을 하신 적이 있습니까?

이런 질문들은 면담을 시작할 때 하기 좋은 질문들인데, 왜 냐하면 상대적으로 선입견이 없어서 환자를 타당성이 없는 반 응들로 이끌 가능성이 별로 없기 때문이다.

» 당신과 가족들에게 어려움을 일으킬 만한 일들을 하셨습니까?

이 질문도 어떤 특정 행동에 대한 도덕적인 판단을 암시하 기 않기 때문에 좋은 질문이다. – 이것은 단지 어떤 행동이 누 군가에게 어려움을 일으켰는지 아닌지 물어보는 것이다.

» 운전을 너무 빨리 한다든지, 빨간 불인데도 멈추지 않았다든 지, 돈을 너무 많이 썼다든지 하는 판단력이 부족했다고 생각 하는 일들을 하셨습니까?

» 그 기간 동안 평소와 다른 성적인 행동을 한 적이 있습니까?

요점

이러한 질문으로 환자들을 판단할 만한 질문을 했음에도 불구하고, 치료적 관계가 특별히 좋다면, 대부분의 환자들 은 직설적으로 대답한다. 한 가지 가능한 함정은 돈을 많이 쓰게 되는 기간 때문에 조증 삽화라고 추측하는 것이다. 실 제로, 어떤 환자는 조증이 아니어도 강박적으로 물건을 구 매하는 기간을 경험한다; 그런 소비는 우울이나 불안감을 줄이기 위해서일 수도 있다 Lejoyeux et al. 1997.

과대성 Grandiosity

» 이 기간 동안, 마치 당신이 세계를 지배할 수 있을 것 같은, 특별히 자신감이 넘치신 적이 있습니까?

» 특별히 아주 좋은 생각이 있습니까?

» 당신은 옳고, 다른 모든 사람은 잘못되었다고 느끼신 적이 있습니까?

이 질문은 조증환자에게서 흔히 보이는 과대망상을 밝혀낼 좋은 기회이기도 하다.

» 당신에게 특별한 힘이 있다고 느끼신 적이 있습니까?

» 평소보다 더 종교에 심취해 있습니까?

사고의 비약 Flight of ideas

» 너무 아이디어가 넘쳐서 따라가기 힘든 정도입니까?

» 머리 속에서 생각들이 아주 빠르게 휙휙 지나갑니까?

» 다른 사람들이 당신의 생각을 이해하기 어려워합니까?

사고의 비약을 사정할 때, 생각이 줄달음치는 것은 양극성 장애에서만 나타나는 것이 아니라는 것을 기억하라. 불안장애, 주의력결핍 과잉행동장애, 불안한 생각을 빈추하는 우울증 depression with anxious ruminations 환자들도 자신들의 생각이 아주 빠르게 "달려가는" 것 같다고 이야기한다. 조증환자와 불안한 환자의 이런 차이를 구별하는 가장 좋은 방법은 다음과 같이 물어보는 것이다:

» 생각이 좋은 방식으로 빠르게 지나갑니까? 또는 불쾌하고, 걱

정되고, 우울한 방식으로 빠르게 지나갑니까?

조증 삽화를 경험하는 환자들은 종종 훔친 차를 타고 달아나는 것과 같은 "가속도가 붙은 것 같은" 사고 과정을 경험한다. 불안하거나 우울한 환자는 다른 방식으로 느낄 것이다.

활동증가 Activity increase

활동 증가라는 진단 기준은 무분별과 비슷하지만 특별히 활동의 열광성을 강조한다.

» 평소보다 더 활동적이십니까?
» 계속 새로운 일이나 취미활동을 만드십니까?
» 너무 에너지가 넘쳐서 진정한다는 것이 정말 어렵다고 느껴본 적이 있습니까?

수면 감소 Sleep deficit

» 평소보다 잠을 덜 자도 될 것 같습니까?
» 어떤 일을 하거나 사람들에게 전화하는 것과 같은, 온갖 종류의 일을 하면서 밤을 새운 적이 있습니까?

팁

우울증이나 불안 환자의 수면 부족과 조증 환자의 수면 부족을 혼동하지 않도록 조심하라. 조증환자는 생각할 것과 할 일이 너무 많아서 밤을 지새는 것이지만, 우울한 환자는 기분 때문에 괴로워서 잠을 자지 못하는 것이다. 그러므로, 잠을 자지 않을 때, 어떤 종류의 일을 하는지 분명히

질문해야 한다. 조증환자는 생산적인 일을 한다고 이야기
할 것이지만, 우울한 환자는 수면을 취하기 위해 책을 읽거
나 텔레비전을 시청한다고 이야기할 것이다.

말 많음 Talkativeness

» 말을 멈추기가 어렵게 느껴지십니까?

» 다른 사람들이 당신이 말하는 것을 알아듣기 힘들다고 이야기
합니까?

» 친구가 말할 기회를 얻기 위해서 당신을 중단시켜야 합니까?

» 평소보다 전화통화를 더 많이 하십니까?

조증을 진단하는 데 도움이 되는 다른 팁

• **입원력**: 만약 환자가 "떠 있는" 기간 동안 입원 했다면, 그
것은 분명히 조증 삽화일 가능성이 크다.

• **친척과 친구들 면담**: 조증의 두드러진 특징 중 하나는 병식
부족인데, 환자의 병에 대한 정보를 확인해 두는 것이 중요
하다.

• **양극성 장애의 가족력**: 양극성 장애는 모든 정신질환 중에
서 가족력의 성향이 가장 강하다(17장 참조).

양극성 장애 II 형 : 경조증 삽화 hypomanic episode

'정신과 면담' 출판 이후 우울증과 경조증 삽화가 일어나는 양
극성 장애 II 형에 대해서 좀더 인식하게 되었다. 경조증은 진
단 내리기가 어렵다(표 24.2). 본질적으로, 활기차고 종종 아
주 생산적인 행복감에 정신과적인 진단을 하는 것과 같다. 그

러나 양극성 장애 II 형 환자는 경조증 기간을 제외하고는 훨씬 많은 시간을 우울증으로 보낸다. 이것이 양극성 장애 II 형의 진단을 놓치지 않아야 하는 이유이다. 조증 진단을 위해서 사용했던 것과 같은 DIGFAST 질문들을 경조증 진단을 위해 사용하라. 경조증 환자는 실제적인 문제를 일으키지 않았던 명백하게 기분 좋았던 기간에 대해서 이야기할 것이다. 경조증 기간이 우울 기간과 교차한다면, 적절한 진단명은 양극성 장애 II 형일 것이다.

표 24.2. **경조증 삽화 DSM-5 진단 기준**

다음을 제외하고 조증 삽화의 진단기준과 같다.
1. 팽창되고 과민한 기분이 지속되는 뚜렷한 시기가 4일간 지속된다.
2. 이 삽화는 "사회적, 직업적인 기능에 있어서 현저한 손상"을 일으킬 만큼 심하지 않다.

25 장

불안, 강박, 외상장애 사정

- 걱정을 많이 하는 편입니까?
- 공황이나 불안 발작을 경험한 적이 있습니까?
- 사회적 상황에서 불편합니까?
- 곤충이나 비행기 타는 것에 대한 공포 같은, 특정 공포가 있습니까?
- 더럽다고 느껴져서 항상 손을 씻고 또 씻고 해야 하거나, 계속 무엇인가를 체크해야 하거나, 계속해서 괴롭히는 생각들이 머리에서 떠나지 않는, 강박증상들을 가지고 있습니까?
- 다른 사람이 당신을 공격하거나 자연재해에서 살아남는 것과 같은, 고통스러운 기억을 가지고 있거나 끔찍한 꿈을 꾸게 되는 외상 후 스트레스장애를 가지고 있습니까?

질문시간: 3분

불안은 흔한 증상이고 수많은 정신과 진단이 불안을 동반하기 때문에, 처음 시작하는 면담자를 당황하게 만드는 진단 문제일 수 있다. 가령, 특정한 불안 장애가 존재하지 않는 상황에서도, 많은 주요 우울증, 조증, 조현병환자들도 심각한 불안감을 호소하기 때문이다 Brown, 2001.

그럼에도 불구하고, 불안장애를 진단하기 위해서 체계적인 접근을 하는 것이 중요한데, 이는 많은 특정한 정신치료법이 발달되었기 때문이다. 가령, 공황장애환자를 위한 치료에 인지행동접근은 사회 공포증치료를 위한 인지행동접근과 아주 다르다 Barlow 2014.

DSM-5에 나와있는 7개의 불안장애에 대해서 체계적으로 접근하는 질문을 해야 한다(DSM-5는 뒤의 두가지 장애 OCD와 PTSD를 불안장애 부문에서 분리했다. 그러나 나는 그 둘은 두려움/불안 장애로 생각하는 것이 유용하다고 믿는다).

1. 공황장애 panic disorder
2. 광장 공포증 agoraphobia
3. 범 불안장애 GAD
4. 사회 불안장애 social anxiety disorder
5. 특정 공포증 specific phobia
6. 강박장애 OCD
7. 외상 후 스트레스장애 PTSD

모두 올바른 질문을 했을지라도, 앞의 4가지 불안 장애를 구분하는 것은 어려운 일이다. DSM-5 Handbook of Differential Diagnosis First et al. 2013는 아주 도움이 되는데, 이 책에는 이런 불안장애를 구별하도록 도와주는 훌륭한 표들이 들어있다.

다음에 각 불안장애의 진단기준에 따라 진단 내리기 위한 질문이 제시되었다.

공황장애 PANIC DISORDER

공황장애를 진단하는 첫 번째 기준은 공황 발작이 있는지 확인하는 것이다. 그러나 한 번의 공황 발작이 공황장애를 의미하지 않는다는 것을 기억하라. 사실, 건강한 사람의 33%가 지난해 동안 한 번의 공황 발작을 경험했다고 이야기하는 데 비해 Norton et al. 1986, 단 3% 인구가 공황장애로 발전된다 Kessler et al. 2005. 공황 발작은 사람들이 잘 피할 수 있는 특정 상황에 대한 반응이다(예: 폐쇄공포증, 특정공포증). 공황은 아마 사회공포증이나 외상 후 스트레스장애와 같은 공황장애라기 보다는 다른 장애에 대한 신호일 수 있다. 결론적으로,

표 25.1. **공황장애의 DSM-5 진단기준**

1. 반복적이고 예기치 못한 공황발작(다음 13개 증상 중 적어도 4개가 있어
   야 함)
   공황발작을 위한 암기법: Heart(심장), Breathlessness(숨이 막힘),
   Fear(두려움)
   (1) Heart cluster(심장계통): 심계항진, 흉통 또는 가슴의 불쾌감, 메스
       꺼움
   (2) Breathlessness cluster(호흡계통): 숨이 가쁘거나 답답함, 숨 막히는
       느낌, 어지럽거나 불안정하거나 멍한 느낌이 들거나 쓰러질 것 같음,
       감각과민, 춥거나 화끈거리는 느낌
   (3) Fear cluster(두려움계통): 죽을 것 같은 공포감, 미칠 것 같은 두려
       움, 발한, 떨림, 비현실감/이인증
2. 최소한 한번 이상의 공황발작과 더불어 한달 이내에 다음 중 한 가지 이
   상의 증상이 있다.
   (1) 또 다른 발작이 올까봐 계속 염려함
   (2) 발작이나 그 결과의 함축된 의미(스스로에 대한 통제를 잃어버리거
       나 심장발작이 오거나 혹은 미쳐버리지 않을까)에 대해 걱정함
   (3) 공황 발작과 관련된 행동에 있어 뚜렷한 변화

American Psychiatric Association (2013)에서 인용. Diagnstic and Statistical Manual of
Mental Disorders, 5th ed. Washington, DC:American Psychiatric Association

많은 사람들은 DSM-5의 진단기준을 충족시킬 만큼 심하지
않은 공황이나 불안을 경험할 수 있다(표 25.1).

공황발작을 선별하는 초기 질문은 직접적으로 한다:

» 공황이나 불안 발작을 경험한 적이 있습니까?

대부분의 사람들은 공황 발작이라는 용어를 들어본 적이 있
다. 그러나, 이런 질문에 대한 긍정적인 반응은 확인을 해야
하는데, 이는 많은 사람들이 경한 불안도 공황 발작이라고 말
하기 때문이다. 이는 특히 범 불안장애(GAD) 환자의 경우에
더욱 그렇다. 그들은 "나는 항상 공황 발작을 가지고 있어요.
나는 지금 이순간에도 공황 발작을 경험하고 있어요"라고 반
응할 것이다. 그렇지 않은 환자들은 공황발작이 무슨 뜻인지

물어볼 것이다. 이 때 공황발작을 진단하기 위한 용어들을 잘 정의해서 이야기해 주어야 할 것이다:

> 공황발작은 갑자기 두렵고 초조해져서, 심장이 심하게 두근거리고, 숨이 가빠지고, 그래서 스스로 통제할 수 없거나 죽을 것 같은 공포감을 갖게 되는 것입니다. 이런 일들이 당신에게 발생했습니까?

경험상, 이 질문은 공황발작을 진단하는 높은 민감성과 특정성을 보인다. 이 말을 듣고 "아니요. 초조한 적이 있기는 했지만, 그 정도는 아닙니다."라고 차분히 말하는 환자는 공황발작을 경험한 적이 없을 가능성이 많다. "네, 있습니다"라고 대답하는 환자들에게는 그 경험에 대해서 더 말해 보라고 해야 한다:

> 이러한 발작을 언제 최근에 경험하셨습니까? 그 발작에 대해서 이야기해 주시겠습니까? 그 발작이 일어났을 때 무슨 일을 하고 있었습니까? 그 발작으로 어떤 느낌을 가지셨습니까? 그리고 얼마나 오랫동안 지속되었습니까?

공황 발작의 임상적 의미를 사정하는 가장 좋은 방법은 환자가 상세히 묘사하는 발작을 경청하는 것이다. 이를 통해 어떤 불안 증상이 있는지, 그 발작이 어떤 특정한 촉진요인을 가졌는지 알아낼 수 있게 된다.

> 당신이 이런 발작이 일어났을 때, 땀이 많이 나고, 손발이 떨리고, 손과 입술, 숨이 가쁘고, 숨을 못 쉬고, 심장이 마구 뛰고,

가슴에 통증이 있고, 미식거리고, 죽거나 미칠 것 같은 느낌과 같은 증상들 중에 어떤 것을 경험하셨습니까?

편의상 이 모든 증상들을 한 문장으로 언급했지만, 질문할 때는 환자에게 생각할 시간을 주기 위해서 하나씩 물어 보아야 할 것이다. 이 각각의 증상을 기억하기 위해서, 증상 계통(심장, 호흡, 두려움)을 이용하라.

» 공황 발작이 갑자기 일어났습니까? 아니면 무엇 때문에 발작이 일어났는지 잘 알고 계십니까?

공황장애의 진단 기준에 부합되기 위해서는 공황발작이 예기치 못하게 발생한다는 것을 기억하라(예: 갑자기). 반면 발작 요인이 사회적인 상황이라면, 공황발작은 아마 사회 공포증일지 모른다; 만약 자극요인이 탈출하기 어려운 장소라면, 광장 공포증일지도 모른다; 또는 기타 다양한 자극요인과 관련된 특정 공포증일 수 있다.

» 이러한 발작 때문에 밤중에 자다가 깬 적이 있습니까?
» 처음 공황 발작이 언제 일어났는지 기억이 나십니까?

이러한 두 질문을 하면서 발작이 무엇과 관련이 있는지 알게 될 것이다. 만약 공황 발작 때문에 밤에 자다가 일어난다면, 이것은 진짜, 예기치 못한 공황발작일 가능성이 매우 높다(어떤 임상가는 성폭행의 과거력을 의심할 수 있다). 실제적인 공황장애를 가진 환자는 대부분 첫 번째 공황발작을 아주 생생하게 기억한다.

어떤 진단명이든지 간에 환자가 인지행동 치료의 대상자가 될 만한지에 대해서 사정을 하는 것이 좋을 것이다. 많은 경우, 공황 장애 치료는 CBT가 약물치료보다 장기간적으로 볼 때 더 효과적이다(Barlow, 2008). CBT에 반응하기 쉬운 환자는 공황 감각에 대한 반응으로 "파국적인 인지(catastrophic cognition)"를 나타내는 사람들이다. 전형적인 면담은 다음과 같다:

- 면담자: **공황 발작이 있을 때, 정확하게 어떤 것이 당신의 마음에 지나갑니까?**
- 환자: **내가 기절해버리거나, 더 나쁜 일이 일어나고 있는 것 같다고 생각해요.**
- 면담자: **죽을 것 같다고 생각합니까?**
- 환자: **네, 정말 무서울 때는 그래요.**
- 면담자: **공황의 느낌이 너무 강렬해서 그런 생각을 갖게 된다는 말입니까?**
- 환자: **맞아요.**
- 면담자: **그러나 실제로 기절한 적이 있습니까?**
- 환자: **아니요.**
- 면담자: **그렇지 않으면 다른 식으로 느꼈을 텐데, 당신이 생각하는 것 자체가 당신을 더 불안하게 만들 수도 있다는 생각을 혹시 해 보셨습니까?**
- 환자: **그런 식으로 생각해 본 적이 없지만, 아마도 선생님 말이 맞을 수도 있을 것 같군요.**

환자와 면담을 한 후에 이런 환자를 인지행동 치료에 의뢰한다면 좋은 반응을 기대할 수 있을 것이다.

광장 공포증 AGORAPHOBIA

광장 공포증(표 25.2)은 보통 공황장애의 합병증으로 발달한 다 American Psychiatric Association 2013. 일반적으로 환자는 몇 번의 공황 발작 경험이 있어서, 공포 회피라고 불리는, 그 러한 발작과 관련된 상황을 점점 피하기 시작한다. 광장 공포 증은 빨리 도망치기 어려운 상황을 피하는 것이다. 전형적인 예는 사람이 많은 장소(예: 식당, 가게, 기차, 버스)와 특별히 차가 밀리는 곳이나 집에서 멀리 차를 운전하는 것이 포함된 다.

표 25.2. 광장공포증의 DSM-5 진단기준

1. 즉각적으로 피하기 어려운 또는 곤란한 장소나 상황에 처해 있다는 데 대한 불안
2. 상황을 회피하거나 공황발작이나 공황과 유사한 증상이 일어나는 데 대 한 현저한 불편 감이나 불안을 참고 견딘다.

American Psychiatric Association (2013)에서 인용. Diagnstic and Statistical Manual of Mental Disorders, 5th ed. Washington, DC:American Psychiatric Association

» 공황발작 때문에 어떤 일들을 피하기 시작했습니까?

모든 공황장애 환자에게 이런 질문을 하라. 광장 공포증은 보통 공황 장애를 동반하기 때문에 DSM-III-R 에서는 공황 장애가 없는 광장 공포증으로는 진단을 인정하지 않았다.

» 사람들이 많은 장소, 가령, 버스나 전철, 식당, 다리, 운전하는 것이 힘들어집니까?

탈출이 어려울 것 같은 다양한 장소에 대한 일반적인 공포 인 광장 공포증과, 과거의 외상을 상기시키는 상황에서 일어 나는 두려운 반응, 다리나 버스와 같은 특정 공포, 또는 외상

후 스트레스 장애와 같은 특정 공포와 혼동하지 마라.

    » 집을 떠나면 불안해집니까?

　최악의 경우에, 광장 공포증의 세계는 너무 제한되어 있어서 집을 떠나는 것이 아주 공포스러운 일이다.

범 불안장애 Generalized Anxiety Disorder, GAD

GAD 환자는 아주 전형적인 걱정꾼들이어서, 수개월 동안 몇 가지 일에 대해 걱정이 되어 편할 날이 없다.
　다음과 같은 선별 질문들로 시작하라:

    » 당신은 걱정을 많이 하는 편입니까?

　공황 장애의 선별 질문처럼 이 질문은 진실로 GAD를 가지고 있다면 "아니오" 라는 대답을 하기 힘들다.

    » 주로 어떤 걱정을 하십니까?

　GAD 환자의 공통된 주제는 친척과 가족들의 건강에 대한 것(특별히 자녀들에 대해서), 애정관계가 좋지 않을 것에 대한 걱정, 직업이나 학교에서의 능력에 대한 것, 파산할 가능성과 누군가 재물을 훔쳐 갈지도 모른다는 걱정이 포함된다. 그러나, 어떤 특정한 것에 대한 걱정은 다른 진단의 가능성도 있다. 가령 사회생활에서 자신의 수행에 대한 과도한 걱정은 사회 공포증일 수 있으며, 공황발작을 일으킬 지도 모른다는 걱

정은 공황장애와 관련된 것이며, 신체적인 감각에 대한 과도
한 걱정은 신체화 장애일 수도 있다. 더 특정적인 진단을 내릴
수 있는데 GAD로 과잉 진단하는 실수를 범하지 말아라.

한편, 어떤 환자는 어떤 특정한 것에 대한 걱정 없이 이런저
런 불안감을 경험할 수 있다. 그런 환자는 GAD의 진단 기준
에 맞지 않거나 다른 불안 장애, 또는 주요 우울증, 정신 분열
증, 정좌불능증 (항 정신병 약물에 의한 불안 초조의 감
정) 같은 약물 부작용의 가능성도 생각해 보아야 한다.

> 걱정하면서 보낸 몇 달 동안, 안절 부절하거나 초조하셨습니
  까? 근육이 긴장되어 있습니까? 쉽게 피곤하십니까? 불면증이
  있으십니까? 집중하는 데 어려움이 있습니까?

GAD 환자가 적어도 6가지 증상(표 25.3) 중 적어도 3가지
증상과 관련이 있다. 그렇지 않으면, 너무 많은 꽤 행복하고
기능상 걱정꾼들에게 정신과 진단을 내리게 될 것이다.

표 25.3. 범 불안장애의 DSM-5 진단기준

1. 최소한 6개월 이상 동안 직장이나 학업과 같은 수많은 일상 활동에 있어 지나치게 불안하거나 걱정을 한다.
2. 이런 걱정을 조절하기가 어렵다.
3. 적어도 다음 6가지 증상 중 3가지 이상의 증상과 관련이 있다.
암기법: Macbeth Frets Constantly Regarding Illicit Sins
 • Muscle tension(근육의 긴장)
 • Fatigue(쉽게 피로해짐)
 • Concentration difficulty(집중하기가 어렵고 멍한 느낌)
 • Restlessness of feeling on edge(벼랑 끝에 선 느낌)
 • Irritability(매사에 과민함)
 • Sleep disturbance(수면장애)

American Psychiatric Association (2013)에서 인용. Diagnstic and Statistical Manual of Mental Disorders, 5th ed. Washington, DC:American Psychiatric Association

사회 불안장애 SOCIAL ANXIETY DISORDER

사회 공포증이 있는 사람은 대중 앞에서 연설을 하거나, 새로운 사람을 만나는 것, 사람들과 같이 식사하는 것과 같은, 다양한 사회적인 상황에서 당황스러움과 모멸감을 느낄 것이다. 우리 모두는 어느 정도 이와 같은 상황에서 두려움을 느낄 수 있지만, 사회 공포증 환자의 두려움은 공황 발작을 일으킬 정도로 비정상적으로 강렬하다(표 25.4). 사회 공포증인 사람은 면담을 하는 동안, 부끄러워하고 겁내며, 시선 접촉을 피하며, 불안한 웃음으로 진단에 대한 암시를 준다.

선별 질문은 다음과 같다.

» 사회적 상황에서 불편함을 느끼십니까?

아마도 특정한 상황을 염두에 두고 질문할 필요가 있을 것이다.

» 사람들 앞에서 말을 한다거나, 수업 중에 질문을 한다거나, 친구들 모임이 있거나 회의와 같은 그런 사회적인 상황을 의미합니다.

만약에 "네"라는 대답을 얻는다면 다음과 같이 질문을 계속하라.

» 얼마나 불편하십니까? 공황 발작을 일으킬 정도입니까?
» 이런 불안이 너무 견딜 수가 없어서 그 상황을 피하려고 도망다닌 적이 있습니까?

표 25.4. **사회 공포증의 DSM-5 진단기준**

1. 친숙하지 못한 사람들이나 타인에 의해 주시되는 사회적 상황이나 활동 상황에 대한 현저하고 지속적인 두려움
2. 두려운 상황에의 노출은 언제나 예외 없이 불안을 유발시키며 이는 상황과 관계가 있거나 상황이 소인이 되는 공황발작으로 나타난다.

American Psychiatric Association (2013)에서 인용. Diagnstic and Statistical Manual of Mental Disorders, 5th ed. Washington, DC:American Psychiatric Association

특정 공포증SPECIFIC PHOBIA

특정 공포증은 다음과 같은 질문으로 진단 내릴 수 있다.

> » 곤충에 대한 공포나 비행에 대한 공포 같은 어떤 특정한 공포가 있습니까?
> » 당신이 두려워하는 것들에 둘러싸였을 때 공황 발작을 일으킨 적이 있습니까?

만약에 이런 질문들에 그렇다고 말하면 그런 특정 공포증이 정신 사회적인 기능을 심각하게 방해하는지 더 알아 보아야 한다(표 25.5).

표 25.5. **특정 공포증의 DSM-5 진단기준**

1. 특정한 대상이나 상황에 대한 지나치고 비합리적인 두려움
2. 공포자극에 노출되면 심한 불안반응 유발

American Psychiatric Association (2013)에서 인용. Diagnstic and Statistical Manual of Mental Disorders, 5th ed. Washington, DC:American Psychiatric Association

강박장애OBSESSOVE-COMPULSIVE DISORDER, OCD

묻지 않으면 자발적으로 그런 당황스러운 증상을 거의 말하지 않기 때문에, OCD는 간과되기 쉬운 진단이다. 그래서, 면담하는 동안 OCD에 대한 질문을 하는 것이 특별히 중요하다.

다음과 같은 선별 질문을 하면서 시작하라.

> » 더럽다고 느끼기 때문에 항상 손을 씻어야 한다거나, 끊임없이 뭔가를 확인한다거나, 머리 속에서 참기 힘든 생각들이 자꾸 떠오른다거나 하는, 그런 강박 장애 증상이 있습니까?

이런 질문이 지나치게 긴 질문처럼 느껴지지만, 많은 정보가 그 질문 안에 들어 있다. 환자가 이 질문에 대해 자신 있게 "아니오"라고 말한다면 더 많은 질문을 해서 OCD의 증상을 찾을 필요는 없다. "네"라는 대답을 하면 더 알아보아야 하는데, 왜냐하면 환자들은 그들이 확인하고 손을 씻는다고 대답을 하나, 좀 더 자세히 물어보면 OCD의 진단 기준에는 맞지 않을 수 있기 때문이다(표 25.6).

가령, 환자가 매사 뭔가를 확인한다고 하면, 불편할 정도로 그렇게 해야 한다는 욕구에 시달리는지 확인해야 한다.

> » 문이 확실히 잠겨 있는지 확인해야 할 때, 정말 잠겨있는지 확인을 해야 할 것처럼 느끼고 만약에 그렇게 하지 않으면 아주 불안해 지십니까?

매사 확인하는 데 시간이 많이 걸려서 일상생활을 방해할 정도로 아주 심각한 것인지를 알아 보아야 한다:

> » 문을 잠갔는지 보통 몇 번이나 확인하십니까? 그냥 한번이나 두번 정도 입니까? 아니면 만족할 때까지 10번 또는 20번 정도 확인하십니까?

아마도 환자는 여러 가지 다른 형태의 강박사고와 강박행동 증상을 가지고 있을 것이다. 이에 대해 물어볼 수 있을 것이다:

» 병균이나 오염에 대한 걱정 때문에 손을 심하게 씻으십니까?
» 집 주위에 있는 것들을 확인하지 않으면 어떤 나쁜 일이 발생할 것 같은 두려움 때문에 자꾸 집 주위를 확인해야 할 필요를 느끼십니까
» 언젠가는 필요할 지도 모른다는 두려움 때문에 신문의 작은 조각이라도 모아 두어야 할 필요성을 느끼십니까?

정신적인 의식행위에 대해서도 질문하라.

» 어떤 특정한 이유 없이 뭔가를 세고 있거나 이름을 대고 있습니까?

이러한 증상에 의해 야기된 기능의 손상 정도를 알아보기 위해서, 다음과 같은 질문을 할 수 있다.

» 아침에 집을 나서는 데 얼마나 많은 시간이 걸립니까?

씻고 옷 입는 의식행위가 심한 어떤 환자는 샤워를 하고 옷을 입는 데 2시간 또는 3시간이 걸리기도 한다.

표 25.6. **강박장애의 DSM-5 진단기준**

암기법: Washing and Straightening Make Clean House
- Washing(씻기)
- Straightening(똑바로 하기)
- Mental rituals(예; 주문, 숫자들)
- Checking(점검하기)
- Hoarding(저장하기)

강박사고 또는 강박행동이 있다.
- 강박사고
  - 반복적 지속적인 사고
  - 충동들
  - 이미지들: 무시하거나 억압하려고 노력하거나 불안을 야기시키는
- 강박행동
  - 강박사고에 대한 반응으로 해야만 한다고 느끼거나 엄격하게 규칙에 따라 행하는 반복적인 행위
  - 스트레스를 방지하거나 감소시키기 위한 목적으로 하는 행동이나 행위들

American Psychiatric Association (2013)에서 인용. Diagnstic and Statistical Manual of Mental Disorders, 5th ed. Washington, DC:American Psychiatric Association

외상 후 장애 Posttraumatic Stress Disorder, PTSD

대부분의 사람들이 PTSD에 대해서 들어 본 적이 있기 때문에, 짧은 설명과 함께 간단히 선별 질문을 해도 된다.

> 어떤 사람에 의해서 공격을 당한다거나 자연재해에서 살아 남는 것과 같은, 끔찍한 경험에 대한 기억이나 꿈을 꾸는, 외상후 장애를 가지고 있습니까?

외상적인 사건의 예를 나열하는 것이 환자가 PTSD에 대한 기억을 더 잘할 수 있도록 돕는다는 연구 결과가 있다Solomon & Davidson,1997. 그런 질문에 환자가 "아니오"라고 말하면, PTSD일 가능성이 없다. 그렇다고 하면 DSM-5의 진단기준에 맞는지 알아 보아야 할 것이다(표 25.7).

» 어떤 종류의 경험이었습니까?

그 경험에 대해서 직접 물어보는 것보다 일반적인 방식으로 질문을 하는 것이 환자들이 모호하게 대답하도록 허용해 주는데, 그것이 아마도 그 환자가 견딜 수 있는 모든 것일 수 있다. PTSD의 대표적인 특징은 그 외상의 기억을 회피하고자 하는 욕구라는 것을 기억하라; 만약에 환자가 그럴 필요가 있다면 그렇게 하도록 허용하라.

일단 외상적인 사건이 발생했다는 것을 확인했으면, 진단 기준 각각에 대해서 질문하라.

표 25.7. **외상 후 스트레스 장애의 DSM-5 진단기준**

암기법: Remembers Atrocious Nuclear Attacks

1. 자신이나 타인의 실제적 또는 위협적인 죽음이나 심각한 상태, 또는 신체적 안녕에 위협을 가져다 주는 사건들을 경험하거나 목격, 직면
2. 외상적 사건이 반복적이고 집요하게 떠오르고, 사건에 대한 반복적이고 괴로운 꿈, 외상성 사건이 재발하고 있는 것 같은 행동이나 느낌(사건을 다시 경험하는 듯한 심각한 고통)이 지속적으로 재경험한다.
3. 외상과 연관되는 자극을 지속적으로 회피하려 한다(예: 외상과 관련된 생각, 느낌, 대화를 피하고, 사건에 대한 기억상실)
4. 자신이나 세계에 대한 부정적 신념 같은 부정적 인지와 느낌을 경험. 긍정적 정서를 갖기 힘듬, 여러 활동에 대한 흥미감소, 미래가 단축된 느낌
5. 각성반응 증가(예: 수면장애, 자극에 과민, 집중의 어려움, 지나친 경계심, 악화된 놀람 반응)
6. 장해기간이 1개월 이상 지속

American Psychiatric Association (2013)에서 인용. Diagnstic and Statistical Manual of Mental Disorders, 5th ed. Washington, DC:American Psychiatric Association

재경험 Experience, Remembers

» 그 경험이 시시각각으로 당신을 못살게 합니까?

» 그 경험에 대한 악몽을 꾸거나 플래쉬백flashbacks을 경험한 적이 있습니까?

만약에 환자가 플래쉬백의 의미를 이해하지 못한다면, 다음과 같이 바꾸어 질문하라:

> 당신이 그 사건을 기억하고 마치 다시 그 곳에 되돌아가 있는 것과 같이 느낀 적이 있습니까?

회피 Avoidance, Atrocious

> 그 기억과 관련된 것들을 회피하는 경향이 있습니까?

이런 일반적인 질문을 하는 것보다 실제적인 외상과 관련된 특정한 행동이나 장소에 대해서 물어보는 것이 낫다. 가령, 환자가 강간을 당했다면, 이렇게 물어볼 수 있다.

> 무슨 일이 있었는지 기억하고 싶지 않아서 데이트하는 것을 피하기 시작하셨습니까?

그 경험이 자동차 사고와 관련된 것이었다면, 또한 이렇게 질문할 수 있다.

> 그 경험 때문에 운전하는 것이나 차를 타는 것을 피하고 있습니까?

거부증 Negativity, Nuclear

DSM-IV에서는 무감각 numbing 으로 지칭했다. DSM-5에서는 이것을 단지 마비증상만이 아니라 정서적 인지적 거부증까지 넓혔다. 대개는 우울증과 유사하다. 특히 무쾌감과 에너지저하. 면담초기에 이런 증상에 대해서 질문할 수 있다. 기타 두

려움과 분노, 수치와 같은 불행감 또는 자신과 세계에 대한 전
반적인 부정적 관점과 좀 더 관련된다.

> 그 일 이후로, 삶에 대한 흥미가 감소되었습니까?(사는 것이 재
> 미없어졌습니까?)

이에 대한 대답으로, 환자는 활동이 얼마나 감소되었는지
이야기할 수 있다.

> 친구 사이가 나빠졌습니까? 사랑하는 사람에 대한 감정이 힘들
> 어 졌습니까?
> 미래에 대한 생각에 변화가 있습니까?

PTSD 환자는 "나에게는 미래가 없어요" 또는 "미래에 대해
서는 생각하지도 않아요"라고 대답할 수도 있다.

> 이 세상이 대체로 좋은 곳이라고 생각하십니까? 나쁜 곳이라고
> 생각하십니까?

이와 같이 간단하고 단순한 질문이 그들이 세상을 어떻게
보는지, 상처가 어떤 영향을 미쳤는지를 이야기하기 시작하는
데 좋다.

놀람Arousal, Attacks

무감각에서와 같이, 과도하게 놀라는 증상들은 불면, 집중력
장애, 초조와 같은 전형적인 주요 우울증의 증상이다. 과도한
경계Hypervigilance와 깜짝 놀라는 반응Startle responses은 PTSD에게 더 전

형적으로 나타난다.

» 그 일 이후, 대부분의 시간 동안 들떠 있거나 초조하십니까?
» 깜짝 깜짝 잘 놀라는 편입니까?

26^장

알코올 사용장애 사정

· 술 마시는 것을 즐깁니까?
· CAGE 질문을 하라.
· 마리화나, LSD, 코카인 같은 기분전환용 약물을 사용하십니까?

질문시간: 선별을 위해서는 2분;
그렇다고 하면 좀 더 조사하기 위해서 5분

처음에는 사람이 술을 마시고, 다음엔 술이 술을 마시다가 결국 술이
사람을 마신다.

F. Scottt Fitzgerald

진단을 위한 초기 면담을 할 때는 환자의 물질남용 문제에
대한 과거력이나 남용의 정도, 남용의 결과에 대해서 완벽히
사정할 시간이 없을 것이다. 그런 사정은 그 자체만으로도 면
담의 한 세션을 차지하게 된다. 그래서 목표를 제한해서 설정
하면 다음과 같다:

1. 알코올/약물사용장애의 DSM-5 진단기준에 맞는지 결정
하라.
2. 문제의 심각성이 어느 정도인지 가늠하라.
3. 알코올 사용이 현재 다른 정신과적인 문제와 어떻게 연관
되는지 결정하라.

초보자에게 가장 중요한 팁은 판단하지 말라는 것이다. 우
리 모두가 물질남용에 대해 부정적인 선입관을 갖고 있고 도
덕적으로도 의심스럽게 보는 경향이 있기 때문에 우리는 자신

의 생각을 살펴보는 것이 중요하다. 이런 태도를 어느 정도 갖고 있는지 주의하고 그들이 정확한지 아닌지를 평가하라. 회복된 알코올 중독 환자를 만나보라. 그들의 이야기를 들으면 마음이 아플 것이며 그들과 만남으로 좀 더 온정적인 태도를 개발하는 데 도움이 될 것이다. 알코올중독의 질병 모델에 대해서 학습하라 Vaillant 1995. 알코올중독을 다른 정신질환과 비슷한 것으로 볼 수 있으면, 편견이 줄어들 것이다.

사정 기술 Assessment Techniques

선별 질문

> **팁**
>
> 알코올중독을 선별하는 가장 빠른 방법은 신뢰할 수 있는 CAGE 질문을 하는 것이다(아래 참조; Ewing 1984). 이 질문들에 대해 둘 또는 그 이상의 문항에서 그렇다고 답하면 알코올 남용이거나 알코올 의존일 가능성이 95%이다. 그러나 면담자의 질문방식이 대답에 크게 영향을 미친다는 한 연구 결과가 있다 Steinweg 1993. 연구자들은 43명의 알코올 환자를 두 그룹으로 나누었다. 첫 번째 그룹에서는, "가끔 술을 마십니까?"와 같은 개방형으로 질문하였다. 두 번째 그룹에서는 처음에 알코올 소비에 대해 양적인 질문으로 "얼마나 많이 술을 마십니까?"로 시작하였다. CAGE 질문에 대한 민감도는 두 번째 그룹보다(32%) 첫 번째 그룹에서 극적으로 높았는데(95%), 이는 비판단적인 방식으로 질문을 시작하는 것이 중요하다는 것을 보여준다.

CAGE 질문:

- Cut down(금주): "술 마시는 것을 줄여야 한다고 느낀 적이 있습니까?"
- Annoyed(불쾌함): "술 마시는 것 때문에 사람들이 당신을 기분 나쁘게 한 적이 있습니까?"
- Guilty(죄책감): "술 마시는 것에 대해서 죄책감을 느끼거나 이래서는 안 된다고 느낀 적이 있습니까?"
- Eye-opener(해장술): "불안증을 해소시키거나 숙취감을 없애기 위해서 아침에 일어나자마자 술을 마셔야 할 필요성을 느끼십니까?"

위협적이지 않은 태도로 선별질문을 시작하라.

  » 때때로 술 마시는 것을 즐기십니까?

  만약에 환자가 "절대로 술을 마시지 않습니다."라고 대답을 한다면, "왜 마시지 않습니까?"라고 물어 보아야 한다. 한국 문화에서 대부분 사람들은 때때로 술을 마신다; 술을 마시지 않는다고 대답하는 사람은 흔하지 않다. 아마도 알코올 중독에서 회복되고 있는 중이기 때문에, 또는 가족 중 한 사람이 심각한 알코올 중독문제를 가지고 있기 때문에, 또는 종교적이거나 윤리적인 이유로 술 마시는 것을 피하고 있을지도 모른다. 그러나 대부분의 사람들은 "아, 저녁에 와인 한잔 정도 마셔요." 또는 "고기 먹을 때는 맥주 한잔 정도 해요."라고 대답할 것이다.

팁

Kevin Rice는 물질남용에 대해 질문할 때 "이용"이라는 단어보다 "실험"이라는 단어가 더 정확한 반응을 이끌어낸다는 것을 발견하였다. 마리화나 남용여부에 대한 질문을 "마리화나를 실험해 본 적이 있습니까?"라고 시작하는 것이다(Shea, 2007).

일단 알코올 사용을 확인하고 나면 CAGE 질문으로 들어간다:

» 금주(Cut down) : "술 마시는 것을 줄여야 한다고 느낀 적이 있습니까?"

알코올 중독의 전형적인 모습은 술 마시는 것에 대해서 통제력을 상실하는 것이고, 이 질문은 바로 이런 문제를 언급한다. 만약에 환자가 "네"라고 대답을 한다면, 다음과 같이 물어보라.

» 술 마시는 것을 줄여야 한다고 생각할 만한 이유가 있습니까?

이런 질문은 술 마시는 문제 때문에 환자가 경험하고 있는 부작용들에 대해서 이야기할 수 있도록 해 준다(다음 단락을 보라).

» 불쾌함(Annoyed) : "친구나 가족들이 당신이 술 마시는 것에 대해 나쁘게 말해서 불쾌한 적이 있습니까?"

심각한 알코올 중독자들은 사랑하는 사람들로부터 술 마시는 문제로 비난을 받을 뿐만 아니라, 자신의 삶에 있어서 가장 중요한 사람들과 완전히 사이가 벌어지고 있을 것이다.

> **죄책감** : "술 마시는 것에 대해서 죄책감을 느끼거나 이래서는 안 된다고 느낀 적이 있습니까?"

그렇다고 반응하면 더 깊은 사정을 할 필요가 있다.

> **해장술** : "불안증을 해소시키거나 숙취감을 없애기 위해서 아침에 일어나자마자 술을 먹어야 할 필요성을 느끼십니까?"

이런 행동은 음주가 거의 통제 불능 상태라는 것을 보여주는 훌륭한 표시이다.

마지막 선별 질문은 지극히 사무적인 태도로 물어보아라:

> 음주 문제가 있다고 생각하십니까?

많은 환자들이 앞의 모든 CAGE 질문에 "아니오"라고 대답을 하고도 이 질문에는 놀라울 정도로 "예"라고 대답한다.

만약 환자가 CAGE 질문과 음주 문제에 "아니요"라고 말하고, 음주 문제에 대한 아무런 단서(예: 술 냄새)도 발견할 수 없다면, 음주 문제는 없는 것이며, 다음의 일반적인 질문으로 넘어갈 수 있다:

> 마리화나, LSD, 코카인 같은 기분전환 약물을 사용하십니까?

만약 환자가 이런 질문에도 아니라고 대답한다면, 이제 물질남용에 대한 질문을 하지 않아도 된다.

팁

환자가 음주 문제가 있다고 시인한다면, 증상예측symptom expectation의 면담기법을 사용하여, 다른 종류의 물질남용 문제가 있는지 물어보는 것이 유용하다:

> » 음주문제 이외에, 어떤 종류의 기분전환 약물을 규칙적으로 사용하십니까? 코카인이나 마리화나? 스피드? 헤로인?

이 말은 환자가 이런 약물을 사용할 뿐만 아니라, 규칙적으로 사용한다는 것을 이미 가정하고 이야기하는 것이다: 이는 증상과장symptom exaggeration의 예이다. 이 결과로 이런 약물을 간혹 사용하는 환자들은 그런 약물사용을 인정하는 데 덜 수치심을 느낄 것이다(예: "늘 그런 약물을 사용하는 것은 아닙니다 – 가끔 코카인을 많이 사용하고, 마약도 가끔 주입하지만, 잘 조절하고 있어요").

탐색 질문 Probing Questions
알코올사용장애 DSM-5 진단기준

다음의 항목들은 Tempted With Cognac의 암기법에 의한 것이다. 알코올사용장애로 진단하기 위해서는 다음 11가지 항목 중에서 적어도 두 가지가 나타나야 한다.

• 내성Tolerance, 원하는 효과를 얻기 위해 알코올의 현저한 양적 증가를 요구

- 금단증상 Withdrawal Syndrome

- 알코올 사용조절 상실 Loss of Control of Alcohol use　다음 9개 기준

  (1) 의도되었던 것보다 더 많은 양 사용

  (2) 알코올 중단에 성공하지 못하는 경우

  (3) 알코올을 얻기 위한 활동들, 또는 그 효과로부터 회복하는 데 필요한 활동에 많은 시간 소모

  (4) 알코올에 대한 갈망

  (5) 알코올로 일어나는 신체 심리적 문제에 대해 잘 알면서도 계속 사용

  (6) 중요한 사회적, 직업적 또는 휴식 활동들이 물질 사용 때문에 단념되거나 감소

  (7) 직장, 학교, 가정에서의 중요한 역할의무를 성취하는 데 실패

  (8) 알코올로 인해 사회적 대인관계 문제가 지속적으로 발생

  (9) 신체적으로 해로운 상황에서도 반복적으로 알코올 사용

선별 질문으로 물질사용 문제가 있는 것을 확인하면, 다음 단계는 DSM-5 물질사용장애 진단을 정확히 내리고 그 정도의 심각성을 사정하기 위해서 탐색질문을 해야 한다. 진단하기 위해서 질문하는 한 가지 방법은 내성 tolerance 에 대한 질문부터 시작해서 각각의 항목에 대해서 단순하게 질문하는 것과 같이 진단 목록을 따라 가는 것이다. 이것이 시간은 절약되지만, 자신의 중독 문제에 대해서 수치심을 느끼거나 다른 이유로 중독의 정도를 숨기려는 환자들에게서는 믿을 만한 정보를 얻기 어려울 가능성이 있다.

음주 문제에 대한 과거력에 대하여 개방형으로 질문하며 DSM-5 진단 목록을 따라가면서 특정한 질문으로 옮겨 가는

것이 더 나은 접근법이다.

» 언제 처음으로 술을 마셨는지 기억하십니까?

알코올 중독자들은 언제 술을 처음으로 마셨는지 생생하게 기억하며 눈에서 빛이 난다. 어떤 환자들에게는, 그때가 처음으로 평안함을 느꼈을 때이다.

» 언제 술을 자주 마시기 시작했습니까?

요점

알코올 중독이 더 이른 시기에 시작할수록, 그 문제가 더 심각하고 고치기 힘들어질 가능성이 있다. 남자 알코올 중독의 25%가 타입 II 알코올 중독이라고 불리는, 초기 발병의 형태를 가지고 있다는 최근의 연구 결과가 있다. 이는 보통 아버지로부터 유전된 것이며 폭력 발생이 높고 우울증과 자살을 동반하는 공존병리가 있는 심각한 형태의 장애이다 Cloninger et al, 1996.

» 언제 아주 심하게 마셨습니까?

이 질문은 어떤 종류의 삶의 상황이 심한 음주 문제와 가장 관련이 있는지를 확인할 수 있도록 도와주며, 내성, 금단증상, 부정적인 결과와 관련 있는 질문들을 시작하는 데 좋은 지점이 된다.

» 지난번과 똑같이 취하기 위해서 더 많이 마셔야 합니까?

술을 마시는 사람들은 종종 알코올에 대한 내성을 가지고 있다. 일반적으로 가장 좋은 기준은 알코올 중독이 아닌 사람은 두 시간 동안 서너 잔을 마시면 취한다는 것이다Clart 1981. 그러나 알코올 중독 환자는 그 양의 두 배 또는 세 배가 필요하다.

» 며칠 동안 술을 중단하거나 줄이면, 불면증이나, 손 떨림, 또는 발작같은 문제를 경험한 적이 있습니까?

알코올 금단증상을 느끼는 데 걸리는 시간이나 과정과 금단증상에 익숙해질 필요가 있다. 환자는 일반적으로 과거에 느꼈던 금단증상을 똑같이 되풀이한다. 방금 금주를 시작한 환자에게 알코올 해독을 위해서 입원을 권해야 하는지 아닌지를 결정하기 위해서 알아야 할 중요한 것이다.

» 과거 몇 년 동안 술 마시는 것을 통제하기가 어려웠던 적이 있습니까?

이 질문은 기본적으로 CAGE 질문의 항목 중 '금주'를 다시 풀어서 이야기한 것이며, DSM-5 진단기준 (3)과 (4)에서 표현된 것처럼, 알코올 섭취에 대한 중요한 문제인 통제부족을 다룬다.

다음 질문은 알코올 섭취가 환자의 삶에 부정적인 영향을 미치는지 객관적으로 알아보는 것을 목적으로 한다. 객관적인 것을 강조하는 이유는 알코올 중독 환자들이 주관적인 문제가 있다는 것을 부인하기 때문이다; 숙련된 면담으로 알코올 섭취가 문제를 일으킨다는 것을 보여줄 수 있을 것이다. 이런 방식으로 사정하는 동안 자신이 알코올 중독 문제가 있다는 것을 인정하게 되면서 치료의 초기 단계가 시작된다.

자신의 문제를 인식하고 협조적인 환자에게 다음과 같은 직접적인 질문을 하여 신뢰할 만한 정보를 얻을 수 있다.

> 알코올 섭취 때문에 친구나 가족관계, 직장에서, 또는 다른 부분에 영향을 미쳤습니까? 술 문제 때문에 싸우거나 경찰에 체포된 적이 있습니까?

팁

자신의 문제를 부인하는 환자를 면담할 때, 사회력이나 질병 과거력을 통해서 간접적으로 이런 정보를 얻을 수 있을 것이다. 심각한 알코올 중독 문제를 가진 환자는 인간관계에 실패하거나, 직장을 옮기거나, 법적인 문제에 연루되거나 하는 등의 사회력을 가지고 있을 것이며, 알코올과 관련된 상해로 응급실에 가거나 입원을 한 질병 과거력이 있다. 그런 정보를 보면서, 알코올 사용 문제가 있음을 조심스럽게 이야기할 수 있을 것이다.

> 부인이 당신을 떠났을 때 아주 기분이 안 좋았을 것 같군요. 그때 술 마시는 것이 위로가 되었습니까?

이와 같은 말은 "누구든지 그런 상황에서는 술을 마실 것입니다; 수치스러워 할 일이 아닙니다" 라는 은근한 메시지를 내포하는 일반화하는 질문 normalizing question임을 기억하라. 만약 환자가 술을 마신다는 것을 인정한다면, 다음과 같은 질문을 하라.

> 부인과 술 문제로 많이 싸우셨습니까? 그 문제 때문에 떠나신 것인가요?

사회력의 다른 부분을 사정할 때 똑같은 방법을 사용하라. 알코올 중독과 관련하여 발생한 부정적인 결과라는 암시를 얻으면 알코올 문제로 인한 것인지 물어보라.

마지막으로. 알코올 중독에 대한 과거력 사정을 끝내고 나면, 최근에는 얼마나 알코올을 사용하는지 물어보아야 한다. 이것은 해독을 위해 입원이 필요한지를 결정하기 위한 것으로 최근의 알코올 사용이 어느 정도까지 환자의 정신상태에 영향을 미쳤는지 알 수 있도록 돕는다. 마시는 술의 양과 빈도를 확인하기 위해서 다음과 같이 질문해야 한다.

> 지난 2주 동안 얼마나 술을 마셨는지 알고 싶습니다. 그래야 어떤 치료가 좋은지 생각할 수 있을 것 같습니다. 하루에 얼마나 마실 수 있습니까? 한 병? 두 병? 또는 더 많이 마십니까?

이 질문은 많은 방어를 해제시키는 전략들을 내포하고 있다. 먼저, 왜 그런 질문을 하는지 이야기를 하면서, 경멸하기 위한 것이 아니라 돕기 위해서라는 질문을 시작한다. 두 번째, "하루에 얼마나 마실 수 있습니까?"라고 말함으로 환자의 자기애 에 호소한다. 마지막으로, 하루에 한 병, 두 병, 더 많이, 또는 다섯 병이라고 하면서 기대하는 것보다 더 많은 양을 이야기함으로써 증상 과장법 Symptom Exaggeration 을 사용한다.

"알코올을 비난하는" 기술

환자를 돕는 또 다른 좋은 방법은 알코올을 실제 문제가 되는 외적 존재로 만드는 것 White and Epston 1990 이다. 마치 분리된 사람인 것처럼 이 방법은 치료자와 환자가 합심해서 외부 "적"에 대항할 수 있게 한다. 가령 "알코올이 당신 주변을 어슬렁거리는 것을 제한하고 싶지 않은가? 알코올이 어떻게 사람들을 피하고 위축하게 해 왔는가? 더 이상 알코올이 당신의 삶을 좌지우지 못하게 하고 싶지 않나?"와 같은 질문을 하는 것이다.

이중 진단을 위한 특별한 기술들 Special techniques in Dual Diagnosis

환자에게 물질남용 문제가 있다면, 다른 정신과적인 문제도 함께 가지고 있을 가능성이 높다. 이런 가능성에 대한 연구로 미국의 역학조사에 의하면, 알코올 중독의 37%와 약물 남용자의 53%가 삶의 어떤 지점에서 또 다른 정신과적인 문제가 있었다고 한다 Regier et al. 1990. 우울증이 주로 알코올 중독과 같이 온다는 일반적인 예를 들어서 설명하자면, 두 가지 장애가 두 가지 방식으로 서로 영향을 주고 받는다: 우울증이 신경세포에 직간접적으로 영향을 미치거나 정신사회적인 혼란이 알코올 중독을 유발하기도 하므로, 우울증 때문에 술을 마시기도 하며, 알코올 중독 때문에 우울증을 겪기도 한다.

이중 진단을 가진 환자들은 복잡하며, 진단적 사정을 완전히 하기 위해서는 환자를 두 번 더 만나야 할 필요가 있을 것이다. 이러한 사정을 좀 더 쉽게 할 수 있는 방법이 있다. 좀 더 간단하게 표현하기 위해서, 여기에서는 우울증과 알코올 중독의 예를 사용한지만, 다른 이중 진단을 할 때에도 이와 비슷한 방식으로 접근할 수 있다.

　》 술에 취해 있지 않고 맑은 정신으로 있었던 가장 긴 기간이 언제였습니까?

아마도 치료자는 술 취하지 않은 기간이 최소한 2달 또는 더 길게 지속되었다는 대답을 듣고 싶을 것이다. 다음의 질문에서 그 기간에 대해서 이야기하라.

　》 그 기간 동안 당신의 생활은 어떠했습니까? 우울이나 불안으로 괴로워하지 않으셨나요?

그 취해 있지 않은 기간 동안의 환자의 상태가 DSM-5의 주요 우울증 에피소드의 진단기준에 맞는지 확인하라. 환자가 술을 끊은 후 몇 주 동안만 우울했다면, 우울증이 아니며 우울증은 혼자서 해결된 것이다. 이것이 알코올에 의해 유도된 우울증alcohol-induced depression의 전형적인 과정이다. 적어도 한 달 동안 알코올 사용으로부터 분리된 우울증이 있는지 확인하라.

　》 왜 다시 술을 마시기 시작하셨습니까?
　》 우울증 때문이었습니까? 아니면 술을 마시고 싶은 유혹이 너무 컸기 때문입니까?

» 알코올 중독과 우울증 중에서 어느 문제가 더 크다고 생각하십니까?

27장

정신증 사정

- 깨어 있는 동안 꿈꾸고 있는 것 같은 경험을 하신 적이 있습니까?
- 최근에 당신이 설명할 수 없는 기이하고 이상한 경험을 하신 적이 있습니까?
- 다른 사람이 보거나 들을 수 없는 것을 보거나 들으신 적이 있습니까?
- 사람들이 당신을 괴롭히거나 해하려고 한다고 생각하신 적이 있습니까?
- 낯선 사람이 당신을 쳐 보거나 당신에 대한 이야기를 하는 것 같은 적이 있습니까?

질문시간: 선별을 위해서는 2분;
그렇다고 반응하면 5~10분

그 자체만의 문제이든지 아니면 환경 때문이든지, 심각하게 균형을 잃은 한 사람의 몸은 완전히 소멸된다. 사람의 마음은 그렇지 않다. 미치는 것과 고통 당하는 것에는 한계가 없다.

George Santyana

초보 면담자를 위해서 가장 중요한 첫 번째는 정신증과 조현병은 상호 교환되어 사용되지 않는다는 것이다. 정신증은 사고과정의 장애와 손상된 현실 감각을 일컫는 일반적인 단어로 조현병 이외에도 다음과 같은 많은 정신과적인 증상의 일부분이다.

- 우울증
- 조증
- 극도의 스트레스(단기 반응성 정신증)
- 해리장애
- 치매와 섬망

• 물질 중독 또는 금단
• 인격장애

빠른 진단을 위해서, 조현병이 의심되는 환자뿐만 아니라, 면담하는 모든 환자에게 정신증적인 사고 psychotic ideation 가 있는지 스크리닝 해야 한다.

두 번째 유용한 점은 정신증적인 환자에 두 가지 부류가 있다는 점이다: (a) 분명하게 정신증적인 환자와 (b) 정신증이 분명하지 않은 환자. 대부분 외래에서는 정신증적인 환자를 한 눈에 알아볼 수 없을 것이다. 환자는 수미 일관성 있게 말을 할 것이고, 망상적인 생각에 대해서 자진해서 말하지 않을 것이며, 환각이 있는 것처럼 보이지 않을 것이다. 그러나 이러한 환자 중 많은 사람들에게 선별질문으로 밝혀 내야 할 미묘하고 숨겨진 정신증이 있을 것이다. 이러한 선별 질문과 테크닉이 이 장의 첫 번째 부분에 나와있다.

반면, 분명하게 정신증적인 환자들에게는 미묘한 선별 질문들이 필요하지 않다. 대신에, 정신증의 정확한 형태를 더 잘 이해하기 위한 탐구 질문이 필요할 것이다. 이 장의 두 번째 부분에서, 일반적인 사고 장애에 대해서 정의하고 특정한 환자에게 어떤 것이 특징적으로 나타나는지 밝혀내는 전략에 대해서 기술했다.

일반적인 선별 질문들 General Screening Questions

일관성 있게 말하고 현실감각이 있는 환자를 면담할 때에, 정신증에 대해서 질문하는 것을 꺼리게 된다. 이것은 실수이다. 주요 우울증, 치매, 물질남용 장애 환자에게는 특히, 숨겨진

정신증_{hidden psychosis}이 일반적이기 때문이다. 게다가, 정신증이
지 않은 환자에게도 정신증의 과거력이 있을 수 있는데, 이것
은 진단이나 치료에 영향을 미칠 수 있다.

다음 두 가지 질문은 시작할 때 사용하는 좋은 질문이다:

» 깨어있는 동안 꿈꾸고 있는 것 같은 경험을 하신 적이 있습니
까?
» 최근에 설명할 수 없는 기이하고 이상한 경험을 하신 적이 있
습니까?

이 두 가지 질문에 "아니요"라고 대답하는 환자도 여전히
정신증적일 수 있다. 이런 의심이 들면, 다음과 같이 계속 질
문해야 한다.

» 다른 사람이 보거나 들을 수 없는 것을 보거나 들으신 적이 있
습니까?

이것은 직접적으로 환청이나 환시에 대해서 물어보는 것이
지만 예전에 자주 쓰던 말인 "이상한 목소리를 들립니까?" 보
다는 훨씬 부드럽게 들린다.

팁

이상한 목소리를 듣는 모든 환자가 다 정신과적 증상이 있
는 것은 아니다. 일반 인구의 3~4%가 환청을 경험한 적이
있으며 그들의 절반 이하가 조현병이나 해리장애의 진단
기준에 부합한다는 역학 연구가 있다. "목소리를 듣는 사

람들" 중에서 정신과 환자와 아닌 환자를 비교하는 한 연구에서, 환자가 아닌 사람들은 12세 이전에 그 목소리가 시작되었고, 그들 중에 93%가 그 목소리들은 전반적으로 긍정적이라고 응답한 보고가 있다 Honig et al. 1998.

　　» 사람들이 당신을 괴롭히거나 해하려고 한다고 생각하신 적이 있습니까?

이 질문은 망상 사고에 대해서 비판단적인 방법으로 스크리닝 하는 것이다. 환자가 망상적인지 아닌지를 물어보는 것이 아니라 다른 사람들이 환자에게 뭔가 잘못된 일을 하고 있다는 것을 느끼는지 물어보는 것이다. 미묘하게 망상적인 환자는 FBI의 무선 활동에 대해서 이야기할 수 있는 이런 기회를 환영할 것이다.

　　» 낯선 사람이 당신을 쳐다 보거나 당신에 대한 이야기를 하는 것 같은 적이 있습니까?

임상 사례

인턴이 주요 우울증을 가진 63세 미망인을 면담하고 있다. 일 년 전 남편이 사망한 후 점점 우울해졌고, 항우울제에 잘 반응하지 않아서, 좀 더 집중적인 평가와 치료를 위해서 입원을 시켰다. 주요 우울증이 있음을 확인한 뒤에, 인턴은 정신증적인 사고가 있는지 확인하기 위해서 스크리닝 질문을 했다.

- 면담자: 모르는 사람들이 당신을 쳐다보고 당신에 대해서 뭐라고 하는 것 같이 느낀 적이 있습니까?
- 환자: 아니요.
- 면담자: 다른 사람들이 보지 못하고 듣지 못하는 목소리를 듣거나 무언가를 본 적이 있습니까?
- 환자: 아니요.
- 면담자: 당신을 괴롭히거나 못살게 구는 사람들이 있습니까?
- 환자: 이웃에 있는 몇몇 아이들이요.
- 면담자: 그 아이들이 어떻게 합니까?
- 환자: 아이들이 하는 것들 있잖아요. 소리 지르고 난리치고.

이 지점에서 이 문제에 대해서 그만 이야기를 하고 다른 부분에 대해서 이야기를 하려고 했지만, 이웃에 있는 아이들이 "난리친다"는 말은 무언가 다른 이야기가 있을 것 같다는 느낌이 들었다.

- 면담자: 아이들이 뭐라고 소리를 지르는데요?
- 환자: 저에 대해서 나쁜 이야기를 해요.
- 면담자: 뭐라고 하는데요?
- 환자: 그러니까, 제가 매춘을 한다고 해요. 제가 매춘업을 한다고 해요. 그 아이들이 그것에 대해서 밤낮으로 소리를 질러요.

위에서 보다시피, 이 환자는 정신증적인 면을 가지고 있는 주요 우울증 (major depression with psychotic features) (환청과 관계사고)이 있는 것으로 나타났다. 증세를 호전시키기 위해서는 항우울제와 항정신병 약물의 혼합 치료가 필요하다.

티
4장과 6장에서 언급된 부드러운 전이 smooth transitions 와 일상화 기법 normalization techniques 을 사용하면서 덜 위협적인 방법으로 이런 질문을 할 수 있다.

가령, 환자가 얼마나 우울했는지에 대해서 이야기를 했다면, 다음과 같은 질문을 할 수 있다.

» 심한 우울증은 때때로 이상한 목소리를 듣는다거나 다른 사람들이 자신을 해치려고 한다는 느낌이 드는 것과 같은, 이상한 경험을 하게끔 합니다. 이런 일들이 당신에게도 있었습니까?

이것은 관계사고 ideas of reference 를 선별하는 것으로 분명하게 일반적인 사건이 특별한 의미 또는 의사전달을 한다고 믿는 환자에게서 흔한 정신증적인 망상을 선별해 내는 방법이다. 다음의 임상 실례에서 볼 수 있듯이, 관계사고는 아주 미묘하고 진단하기 어렵다.

물론 다음 질문들처럼, 정신증에 대해서 질문하기 위한 출발점으로 다른 많은 증상들을 사용할 수 있다.

- 불안: 상상이 통제할 수 없을 정도로 불안이 심해져서, 이상한 목소리를 듣는다거나 사람들이 당신을 해치려고 한다고 느낀 적이 있습니까?
- 물질남용: 약물로 인해서 정신이 산란했던 적이 있습니까? 가령...

• **치매**: 물건을 집안 어디에 잘못 두었을 때, 누군가 그것들을 훔쳐갔다고 의심한 적이 있습니까?

조현병을 진단하는 데 좋은 소식과 나쁜 소식이 있다. 좋은 소식은 조현병은 상당히 진단 하기가 쉽다는 것이다; 나쁜 소식은 정신증을 묘사하기 위해서 지나치게 많은 다양한, 좀 혼란스럽기도 한, 용어들을 만들어내 복잡해 보인다는 것이다. 가령, 아래에 현재 사용하는 일부용어들을 나열해 놓았다.

• 사고이탈Tangentiality
• 우회증Circumstantiality
• 주의산만Distractibility
• 탈선Derailment
• 연상이완Looseness of association, LOAs
• 탈구된 말Disjointed speech
• 사고비약Flight of ideas
• 말의 압박Pressure of speech
• 사고의 경주Racing thoughts
• 말비빔Word salad
• 지리멸렬Incoherence
• 목표상실Loss of goal
• 비논리적인 사고Illogical thinking
• 말을 끊임없이 늘어놓음Rambling
• 사고의 두절Thought blocking
• 빈약한 언어Poverty of speech

- 빈약한 사고 Poverty of thought
- 빈약한 내용 Poverty of content
- 그릇된 추론 Non sequitur
- 보속증 Perseveration
- 음연상 Clanging
- 신어조작증 Neologism
- 착어증 Paraphasias
- 반향언어 Echolalia
- 부자연스런 말 Stilted speech
- 자기 참조 Self reference
- 피해망상 Persecutory(paranoid) delusions
- 질투망상 Delusion of jealousy
- 색정광 Erotomania
- 통제 망상 Delusion of control
- 죄책망상 Delusion of guilt or sin
- 과대망상 Delusion of grandiosity
- 마음 읽기 망상 Delusion of mind reading
- 관계사고 Ideas of reference
- 대치망상 Delusion of replacement
- 염세망상 Nihilistic delusion
- 신체망상 Somatic delusion
- 사고전파 Thought broadcasting
- 사고주입 Thought insertion
- 사고탈취 Thought withdrawal
- 마술적 사고 Magical thinking
- 빈약한 현실검증 Poor reality testing
- 내적 자극에 참여 Attending to internal stimuli

이런 의미들을 단순화하기 위해서는, 조현병의 기본적인 진단기준을 살펴보는 것이 도움이 될 것이다.

조현병

조현병의 DSM-5 진단기준이 표 27.1에 나와있다.

표 27.1. **조현병의 DSM-5 진단기준**

다음 증상 중 2개 이상이 있어야 하고 각 증상은 적어도 한 달 중 상당 기간 동안 나타나야 한다.

암기법: Delusion Herald Schizophrenia's Bad News
- 망상(Delusions)
- 환각(Hallucinations)
- 와해된 언어(Speech disorganization)
- 와해된 행동(Behavior disorganization)
- 음성증상(Negative symptoms)

American Psychiatric Association (2013)에서 인용. Diagnstic and Statistical Manual of Mental Disorders, 5th ed. Washington, DC:American Psychiatric Association

망상(사고 내용의 장애)

사고 과정과 사고 내용의 장애 사이에 일반적이고 유용한 구별이 있다. 사고과정과 사고내용은 정신증에서 손상될 수 있다. 손상된 사고 과정은 이 장의 후반에서 조현병을 위한 언어 혼란speech disorganization 진단기준에서 다루게 될 것이다. 손상된 사고 내용은 망상적 사고에 속하는 것으로 망상은 대부분의 사람들이 동의하기 힘든 세상에 대한 믿음이다. 대부분의 망상은 피해망상과 과대망상이라는 두 개의 범주에 속한다.

피해망상

811명의 조현병 환자를 전 세계적으로 연구한 세계 보건 기구의 연구결과에 의하면McKenna 1991 피해망상이 가장 일반적인 망상으로 60%를 차지한다. 피해망상을 가진 환자는 사람들이 자신들을 괴롭히며, 추적하며, 염탐을 하며, 자신에 대한 소문을 퍼뜨리고, 자신을 죽이려 한다고 믿는다. FBI, CIA, 마피아 같은, 큰 조직기구들이 개입되었다고 생각한다. 가령, 어떤 젊은 남자 환자는 자신의 부인이 FBI의 요원이며, "그녀의 정체를 고발"한 죄로 자신을 죽이려고 한다고 믿었다.

피해망상의 많은 하부 요인은 특정 정신증 환자에게 존재하거나 하지 않을 수 있다.

관계 사고(또는 망상)

관계 사고를 가진 환자는 일반적인 사건이 자신에게 특별한 (또는 위험한) 의미가 있다고 믿는다. 그래서, 전철역에서 기다리는 낯선 사람이 자신을 쳐다보고 있다거나 자신에 대해서 이야기를 한다고 생각한다. 좀 더 심각한 형태는 라디오나 TV에서 자신에 대해서 토의하고 있거나 직접적으로 자신에게 이야기한다고 믿는 것이다.

주의할 점 !!

관계 망상은 과대망상의 모습으로 나타나지만 피해망상에서 가장 일반적으로 보인다. 가령, 한 여자 환자가 최신식의 군대가 자신을 쫓고 있다고 믿었다. 직장에서 이 환자는 직장동료가 자신을 해할 음모에 대해서 귓속말로 수근거리는 것처럼 보인다고 이야기를 했다. 운전하는 동안에, 다른 차들 사이에서 신호등과 전조등이 살인자에게 자신의 정확한 위치를 알려주기 위해서 사용되고 있는, 특별히 정교하게 만들어진 의사소통 체계를 감지했다.

다음의 질문들은 관계 망상을 사정하기 위한 것들이다.

 » 거리를 가다가 사람들이 당신을 쳐다보거나 당신에 대해서 이 야기를 하는 것을 보셨습니까?
 » 라디오나 TV에서 사람들이 당신에 대해서 이야기를 하거나 당 신에게 특별한 메시지를 전달하는 것처럼 느껴지십니까?
 » 책이나 신문에서 어떤 메시지를 전달받습니까?

통제망상

통제망상을 가진 환자는 어떤 외부의 힘에 의해서 자신이 통제를 당한다고 믿는다. 가령, 라틴 아메리카에서 이민 온 한 환자는 대통령이 자신을 미국에 머무르도록 강압한다고 믿었는데, 그는 대통령이 TV를 통해서 덫과 같은 광선을 전달한다고 믿었다.

대체망상 Delusions of Replacement, Capgras Syndrome

대체망상은 자신의 삶에서 중요한 사람이 사기꾼에 의해서 대체되었다는 믿음이다. 가령, 한 여성은 자신의 어머니가 광신적인 종교단체와 연합한 낯선 사람에 의해서 대체되었으며, 그 사람은 자신의 집 소유물을 가로채려고 한다고 믿고 있었다.

질투망상 Delusions of Jealousy

질투망상은 뒷받침할 만할 증거가 없음에도 불구하고, 자신의 배우자가 바람을 핀다는 믿음이다.

신체망상 Somatic delusions

신체망상을 가진 환자는 의학적인 증거가 없음에도 불구하고 자신에게 병이 있거나 독살되고 있다고 믿는다. 신체망상이 의심스러우면, 다음과 같은 질문으로 밝혀낼 수 있을 것이다.

> » 신체에 대해서 걱정하십니까?
> » 암이나 심각한 질병에 걸렸다고 생각하십니까?
> » 누군가가 당신을 독살하려고 한다고 생각하십니까?
> » 누군가가 당신의 약을 바꾸어 놓고 있습니까?
> » 당신의 신체증상에 대해서 누군가가 특별히 책임이 있다고 생각하십니까?

메모

많은 이러한 질문들은 정신증적 장애가 아닌, 신체화 장애 somatization disorder 를 사정하는 데에도 쓰일 수 있다.

신체망상은 우울증과 관련하여 발생하는 일이 많다.

임상 사례

38세의 기혼여성이 불안과 우울증으로 응급실에 들어왔다. 면담을 하는 중에, 최근 몇 번의 검사가 정상으로 나왔는데도 그 환자는 HIV 감염과 성병에 걸린 것 같아서 두렵다고 했다. 이러한 두려움은 남편이 아닌 다른 남자와 콘돔을 사용하지 않고 성행위를 한 다음에 시작되었다. 이 환자는 성병에 감염되었을 가능성에 대해서 생각하고 또 생각하기 시작했다. 나중에는 모든 이웃들이 이것에 대해서 알고 있다고 확신하게 되었고, 이것 때문에, 자신이 가족의 "종말"을 가지고 왔다고 생각했다. 이러한 두려움은 약물과다 복용으로 자살시도를 생각하게 만들었다.

과대망상Grandiose Delusion

조증 삽화에서 나타나는 과대망상은 자신에게 특별한 힘이 있
거나 아주 위대한 일을 성취했다는(또는 성취할 것이라는) 믿
음을 수반한다. 종교망상religious delusion과 기술망상technological의 두
가지 일반적인 과대망상이 존재한다.

종교망상religious delusion

종교망상은 자신이 하나님과 같다고 믿는, 과대망상의 아주
일반적인 형태이다. 가령, 40세 한 여성이 손을 머리 위로 들
고 손바닥은 달려오고 있는 차들을 향하게 하고 도로 한가운
데서 서 있어서 응급실로 의뢰되었다. 이 행동을 하는 것은 자
신이 메시아로서 혼잡한 시간에 차에 타고 있는 사람들을 치
료하고 있는 중이었다고 설명하였다.

　종교망상을 사정하기 위해서 다음과 같이 질문할 수 있다.

　　» 당신이 어떤 종교적인 인물이라고 생각하십니까?
　　» 당신이 하나님과 특별한 관계에 있습니까?
　　» 어떤 특별한 종교적인 힘이나 능력이 있습니까?

기술망상technological delusions

기술망상을 가진 사람은 자신이 컴퓨터나 다른 전기장치에 연
결되어 있어서 특별한 힘을 낼 수 있다고 믿는다. 가령, 30세
의 전직 택시 운전기사가 자신의 사업 아이디어에 대해서 이
야기를 했다. 큰 도시의 식당, 극장, 직장과 연관되어 있는 거
대한 택시 회사와 함께 일할 것을 제안했다. 이러한 모든 것
들이 사람들의 출발과 도착과 같은 움직임과 경제적으로 연
관이 있기 때문에, 사람들이 돈을 기꺼이 지불할 것이라고 했

다. "나는 직원은 하나도 필요 없어요." 계속해서 말하기를, "자동차 번호판을 통해서, 나 혼자서 할 수 있어요."라고 했다. 송신기가 자신의 머리에 삽입되어 있어서 각 택시의 수신기를 통해서 메시지를 보낼 수 있기 때문이라고 했다. 현실감각을 테스트하려는 과정에서, 환자에게 그런 장치가 존재하지 않는다고 이야기를 했다. 환자는 "나는 이미 그것을 가지고 있어요."라고 말하면서 이마 한 가운데 있는 커다란 여드름 같아 보이는 것을 가리켰다.

망상에 대해서 물어볼 때 쓰이는 일반적인 면담 팁
비판단적인 질문들

망상이 있다고 의심되는 환자를 면담하는 일반적인 전략은 자신을 비판단적인 사람으로 보이게 하는 것이다. 만약에 치료자가 비판적으로 보이면, 환자는 치료자를 자신의 망상체계 안으로 끌어드릴 가능성이 있다.

» 어떤 사람이 평소와 다르게 당신을 기분 나쁘게 하거나 잘못 대합니까?
» 어떤 사람이 당신에게 관심을 가지거나, 지켜보거나, 당신에 대해서 이야기를 하고 있습니까?

이 두 질문은 당신이 환자의 적이라기보다는 같은 편이 되기를 원한다는 의미를 내포하고 있다.

역 투사 진술 Counter projective Statement

어떤 경우에는 망상이 너무 심해서 치료자를 완전히 불신하고 자신의 망상체계 속에 통합시킬 수도 있다. 역 투사진술이 이

때 작용할 수 있다. 여기서 분명하게 환자의 투사를 이해하고 공감해야 한다(Havens 1986; 또한 3장 참조).

임상 사례

- 면담자: **병원에 어떻게 해서 오시게 되었습니까?**
- 환자: (의심스럽게 쳐다보면서) **선생님은 알 것 같은데요. 안 그렇습니까?**
- 면담자: **모릅니다. 그래서 제가 물어보는 겁니다.**
- 환자: **감시 받기 위해서 강제로 왔습니다. 비밀 단체가 개입되었습니다. 이것이 내가 말할 수 있는 전부입니다. 나도 나의 권리를 알고 있거든요.**
- 면담자: (역 투사진술을 사용하면서) **자, 저를 보세요. 양복과 넥타이를 매고 있고 의사 가운을 입고 있어요. 이 모든 것들이 저는 정신과 의사라고 이야기하고 있습니다. 아마도 당신은 내가 비밀 단체에서 나온 사람일지도 모른다고 생각하시는 것 같습니다. 어느 편이 더 일리가 있어 보입니까?**
- 환자: **누군가 엿들을 수 있습니까?**
- 면담자: **아니요. 문이 닫혀 있습니다.**
- 환자: **알았어요. 무슨 일이 있었는지 말해드리죠**(환자가 자신의 이야기를 말하기 시작했다).

현실감각을 테스트하기 위한 기법 techniques for reality testing

환자가 얼마나 강하게 자신의 망상을 믿고 있는지 알아보기 위해서 현실감각을 검사해 보는 것이 좋다. 이것은 정신 장애의 심각성이 어느 정도인지 가늠해 볼 수 있으며 치료에 대한 환자의 반응 정도를 알 수 있도록 도울 것이다. 망상의 자연스러운 경로에 대한 연구에서 다음의 세 가지 과정을 말하고 있다Sacks 1974.

1. 초기단계: 완전히 자신의 망상을 믿는다.
2. 중간단계: 자신의 망상에 의문을 갖기 시작하는 "이중인식 double awareness의 시기"
3. 비 망상적인 단계

민감하게 질문하는 것으로 환자가 어느 단계에 있는지 알 수 있을 것이다. 환자의 믿음을 망상이라고 이름 붙이기 보다는, 정상인 것 같은 방법으로 망상의 틀을 재조립하라.

팁

망상을 환자의 상상이라는 틀로 재조립하라.
» 상상이 당신이 최고라는 생각을 합니까?
» 상상이 지나치게 작용합니까?
» 사물들을 상상하고 있습니까?

마음이 문제라고 한다.
» 마음이 최근에 자꾸 장난을 치고 있습니까?
» 그것을 생각할 때 마음이 지나치게 빨리 움직인다고 생각하십니까?

환상에 대해서 물어라.
» 이런 것들에 대한 환상을 가지고 있다고 생각하십니까?

환각 Hallucinations

환각은 조현병환자의 절반 정도에서 경험되고 있으나 Flaum, 1995, 우울증, 양극성 장애, 물질남용 장애, 해리장애, 치매에서도 흔히 일어난다.

> 주위에 아무도 없는데 어떤 목소리가 들리는 것과 같은, 이상한 경험을 한 적이 있습니까?

일단 환자가 환청을 경험하고 있다는 것을 확인하면, 그 환청의 정도와 내용에 대해서 상세하게 물어보라. 호기심을 가지고 흥미로워하는 태도를 취하는 것은 환자가 덜 방어적이게 한다.

> 저는 한번도 그런 목소리를 들어본 적이 없습니다. 그래서 어떤 것인지 궁금합니다. 그런 목소리에 대해서 더 이야기를 해주시겠습니까? 한 사람의 목소리입니까 아니면 여러 사람의 목소리입니까? 여자입니까 아니면 남자입니까? 만약에 그 목소리를 제가 들을 수 있다면, 제가 어떤 내용을 듣게 될까요?

특별히 환자에게 명령하는 환청이 있는지 물어보아라.

> 그 목소리들이 뭔가를 하라고 말합니까?
> 당신에 대해서 나쁜 것들을 이야기합니까? 아니면 당신 자신이나 다른 사람을 해치라고 이야기합니까?

우울증에 대해 물어보면서 질문하는 것이 환각에 대해서 물어보는 다른 방법이기도 하다.

» 때때로 사람들이 아주 우울할 때, 마음이 어떤 트릭을 부려서, 다른 사람들이 들을 수 없는 목소리를 듣는다고 생각하기도 합니다. 이런 일들이 당신에게도 있었습니까?

이 경험을 일반적인 현상으로 말함으로 환자가 그렇다는 반응을 하여 발생되는 당황스러움을 최소화시킨다(4장 참조).

» 다른 사람들이 할 수 없는 어떤 것을 듣거나, 보거나, 냄새를 맡거나, 느낀 적이 있습니까?

이런 방식으로 모든 형태의 환각에 대해서 한 번에 물어볼 수 있다: 환청, 환시, 환후, 환촉.

와해된 언어 Disorganized Speech

DSM-5에서 와해된 언어라고 하는 것은 사고과정의 장애 또는 사고형태의 장애 formal thought disorder 라고 알려져 있는데, 왜냐하면 이것은 사고 내용의 장애라기 보다는 형태의 장애이기 때문이다.

사고 과정의 장애를 인식하는 법을 이해하기 위해서는 자신의 사고 형태를 생각해 보라. 무언가를 생각하고 말할 때는 일련의 논리적인 방식으로 하게 된다. – 즉 하나의 생각이 다른 것으로 자연스럽게 이어진다. 또한 편안한 속도로 생각한 것을 말하고 그러면 사람들은 내 말을 이해할 수 있을 것이다. 사고 형태의 장애를 가진 환자의 말을 잘 이해할 수 없는 이유는 그들의 사고가 일렬적이지 않고 논리적이지도 않기 때문인데 이는 사고의 스피드에도 장애가 있기 때문이다.

와해된 언어에 관한 말은 연상이 이완된 부류와 빠른 velocity

부류의 두 가지 중 하나에 속할 수 있다.

연상의 이완 군 Looseness of Association Cluster

연상이완은 주제에서 쉽게 벗어나는 것을 의미하는 것으로 우회증(circumstantiality)에서 말비빔(word salad)까지 범위가 다르다. 이런 특질 중 어느 하나를 보이는 환자는 조현병의 와해된 언어의 진단기준에 부합된다.

연상이완의 정도를 표현하는 여러 가지 용어가 있지만 임상적으로 가장 유용한 것은 환자가 나타내는 연상이완을 '약한, 보통의, 심한'이라는 말을 사용하여 기록하는 것이다: 그리고 면담 시 했던 말을 그대로 인용하여 짧게 쓴다. 이렇게 함으로써 치료에 대한 환자의 반응을 추적할 수 있으며 기록을 읽는 다른 치료자들이 자신의 관찰을 비교할 수 있도록 한다.

우회증 circumstantiality

우회적으로 생각하는 환자는 말을 하면서 자주 주제를 벗어나고 아주 상세한 설명을 첨가한다. 이렇게 자주 주제를 벗어나는 것은 멀리 떨어져 있기는 하지만, 보통 주제와 관련된 것들이며, 시간이 좀 지난 후에는, 다시 자신이 이야기했던 그 주제로 돌아온다. 이야기를 들으면서 이렇게 이야기하는 환자를 금방 알아볼 수 있다. 왜냐하면, 듣는 것을 참기가 힘들어지고 종종 말을 끊어야 할 것 같고 정해진 시간에 면담을 끝내기 위해서는 처음의 질문이 무엇이었는지 다시 말해주어야 하기 때문이다.

우회증은 꼭 병적인 것만은 아니다. 보통 우회적으로 말하는 사람을 일반적으로 장황하게 이야기한다고 말을 한다. 대학강사나 많은 유명한 이야기꾼들은 우회적으로 말하는 것으로 유명하다. DSM-5의 범주 내에서, 치매환자나 불안한 환자들도 종종 우회적으로 이야기 한다.

사고이탈

기본적으로 우회적으로 이야기하는 환자들은 지겹기는 하지만 이해할 수 있는 반면에, 사고이탈을 하면 지리멸렬해지기 시작한다. 갑자기 주제를 전환하기도 하며 이야기하려던 주제와 점점 관련성이 없어진다. 우회적으로 말하는 환자와 달리, 사고이탈을 하는 환자는 치료자가 아무리 오래 기다려도, 질문했던 주제로 절대 돌아오지 않을 것이다. 보통 정신증이나 치매환자에게서 볼 수 있다.

예

- 면담자: **전에 병원에 입원하신 적이 있습니까?**
- 환자: **1992년에 입원한 적이 있고 1993년에 한 번 더 했습니다. 저는 방랑자입니다. 사람들이 가라고 하는 데로 가는 거죠. 지난 밤에 여기 복도를 방랑하다가 어느 방에 들어갔는데 거기서 파리가 윙윙 날아다니는 것을 보았죠. 간호사에게 이야기를 했는데 그것이 자신의 일이 아닌 것처럼 생각하더군요. 그래서 한 대 때렸습니다. 당신이 이곳의 위생관리를 한적이 있습니까?**

여기서 이 환자는 입원에 대한 과거력을 이야기하기 시작하다가 병동에 있는 파리 이야기로 주제에서 벗어난다. 그러나 몇 번의 지적을 받고나서야 의미 있는 입원 과거력에 대해 이야기할 수 있었다.

관련 용어

• **산만한**(rambling): 사고이탈(tangentiality)과 같지만, 고전적으로 치매 환자를 묘사하기 위해서 쓰인다.

연상이완(loosening of association)

연상이완은 사고이탈의 좀 더 심한 형태이다. 환자가 이야기 하면서 한 문장에서 다른 문장으로 이어갈 때 아주 느슨하게 이루어지므로 연관성이 불분명하다. 환자의 마음에는 무언가 분명한 연관성이 있지만, 제3자는 전혀 이해할 수가 없다.

예

• **면담자**: 오늘 무슨 일로 오셨습니까?

• **환자**: 잘 모르겠어요. 저는 여기 던져 졌어요. 무솔리니가 대 기실에서 살아 돌아다니더군요. 제가 알아보았죠. 책에 사진 이 한 장 있어요. 우리 어머니가 아니라면, 히틀러일 거예요. 그게 그의 무장한 군인들 중의 하나면 어떻게 하죠? 무솔리니 가 나무에 목매달았죠! 저에게 이유를 가르쳐 주어서 고마워 요. 오! 제가 세뇌 당한 것…에 대해서 이야기하고 싶어요. 저 는 비틀즈 음반을 사지 않았어요. 절대 그런 적이 없어요.

이 환자는 머리 속에서 상당히 분리된 연상을 따라서 이야 기하고 있으므로 의미 있는 정보를 얻는 것은 거의 불가능할 것이다. 그러나 문장들은 어법상에 문제가 없으며 내적으로도 관련성이 있다.

관련 용어

- **탈선** Derailment: 동의어
- **탈구된 말** Disjointed speech: 동의어
- **목표상실** Loss of goal: 특정한 요점도 없고 질문에도 전혀 대답하지 않는 것으로 원인은 대체로 연상이완이다.
- **사고의 비약** Flight of ideas: 생각들이 빨리 움직일 때의 연상이완을 말한다.
- **사고의 경주** Racing thoughts: 관련된 생각들이 아주 빠르게 움직일 때를 말한다.

말 비빔 Word Salad

말 비빔은 연상이완의 극단적인 형태로 한 주제에 대한 변화가 극단적이고 연관이 전혀 없어서 결과적으로 언어가 완전히 지리멸렬하다. 주제의 전환이 문장들 사이에서 뿐만 아니라, 어떤 특정한 문장 안에서, 단어들 사이에서 일어난다는 면에서 연상이완과는 다르다.

예

- **면담자**: 어떻게 병원에 오시게 되었습니까?
- **환자**: 그 부분이 8번 째 날이죠. 여기에 공리주의자가 있다는 이야기하지 않았어요. 외출금지 체계에 대해서 참을성이 없을 뿐이죠.
- **면담자**: 사회복귀 시설에는 왜 가셨습니까?
- **환자**: 완전한 바보처럼 무기력해요. 신문들을 돌리고 있어요. 그것 좋아하세요?
- **면담자**: 어떤 종류의 일을 하셨습니까?
- **환자**: 컴퓨터 전기공이었어요. 그것은 비확대(nondilated) 학

**사학위였어요. 그러니까 제 말은 비학대(nondiluted) 학사학
위였다고요.**

이 경우에, 각각의 문장은 전혀 말이 되지 않는다. 환자가
다른 언어로 이야기하는 것처럼 느껴질 것이다.

관련 용어

- 지리멸렬 : 말 비빔의 직접적인 결과
- 불합리한 추론 : 한 문장에 전혀 맞지 않는 단어
- 신어 조작증 : 갑자기 만들어 낸 단어인데 종종 말 비
  빔과 같이 동반한다; "비확대 학사학위"가 그 예이다.
- 음 연상 : 연관성이 단어의 음에 바탕한 것

속도 군 Velocity Cluster

하나의 사고가 다른 사고와 연관성있게 연결시키지 못하는 손
상된 능력에 더하여, 정신증적인 환자는 비정상적인 속도로
사고하고 있음을 보여준다. 이 장애의 연속선상에 있는 한 쪽
끝에는 함구증 이 있고 다른 끝에는 사고의 비약 이
있다.

함구증 Mutism

함구증을 보여주는 환자는 단순히 말을 하지 않을 것이다. 이
것은 환자가 거의 생각이 없음을 의미하고, 조현병의 음성증
상에서 나타난다. 정동장애의 강직증 에서도 발생한다.
함구증은 망상체계에 대한 반응일 수도 있다.

예

정신과 병동에 입원한 젊은 여자 환자는 항정신병 약물에 반응을 보여줄 때까지 며칠 동안 아무 말도 하지 않고 있었다. 나중에 이 환자는 하나님이 말하기를 완전한 침묵만이 물질과 비물질과의 충돌을 막아서 그 결과로 인한 지구의 종말을 막을 수 있다고 했다.

빈약한 사고 *Poverty of thought*

환자가 말을 적게 하고 질문에 대한 대답을 아주 제한된 단어로만 한다면 빈약한 사고 때문이다. 이런 종류의 정신증적인 환자와 병원에 비자발적으로 입원을 하거나 법원의 명령 때문에 치료를 받고 있는 화가 나고 반항하는 환자와 구별해야 할 것이다. 정신증적인 환자는 빈약한 위생, 무감정, 사회고립과 같은, 조현병의 다른 음성증상을 나타낼 것이다.

예(Andreason 1979로부터 인용):

- 면담자: **병원에 오시기 전에 직업을 가지셨습니까?**
- 환자: **아니요.**
- 면담자: **과거에 어떤 종류의 일을 하셨습니까?**
- 환자: **경비원이나 페인트 칠이요.**
- 면담자: **지금은 어떤 일을 하고 계십니까?**
- 환자: **일하지 않고 있습니다. 어떤 종류의 일도 하지 않아요. 그건 바보같아요.**
- 면담자: **학교는 어디까지 다니셨습니까?**
- 환자: **지금 고등학교에 다녀요.**
- 면담자: **몇 살인가요?**
- 환자: **18살이요.**

관련된 용어

- **빈약한 언어** *poverty speech* : 동의어
- **자발적인 언어 부족** *lack of spontaneous speech* : 동의어
- **사고두절** *Thought blocking* : 환자가 어떤 말을 하다가, 중간에 갑자기 중지하고 무슨 말을 하고 있었는지 잊어 버린다.

면담 전략들

빈약한 사고를 인식하는 것은 쉽다. 평소보다 더 많이 질문하고 있는 당신을 발견하게 될 것인데, 이는 환자가 질문에 대하여 최소한의 반응만을 보여 주어서 환자로부터 정보를 거의 얻을 수 없기 때문이다. 이러한 환자들에게서 망상이나 환각 같은 조현병의 양성증상이 있는지 발견하는 것은 어렵다. 자발적으로 말하게 하는 하나의 방법은 일반적인 주제에 대해서 개방적이고 도발적인 질문을 하는 것이다:

> » 마리화나 합법화에 대해 어떻게 생각하세요?
> » 고등학교 때 가장 좋았던 선생님은 누구세요?
> » 당신은 어떤 종류의 사람인가요?
> » 당신은 하나님이 정말 있다고 생각하십니까?

빈약한 내용 *Poverty of Content*

환자가 상당히 많은 내용에 대해서 이야기를 하지만 정보를 거의 제공하지 않는다거나 의미가 확실하지 않다. 이것은 일반적으로 환자가 아주 추상적으로 이야기하기 때문이다.

- **면담자:** 어머니의 집에서 나오는 것이 왜 더 좋은 생각인가요?
- **환자:** 그것은 바로 정확히 당신이 전에 이야기했던 것들 때문이죠. 다른 상담가에게도 이야기했어요. 제 생각에는 우리가

그룹홈에 대해서 이야기를 했었고, 그것은 어머니와 떨어져 제가 살 만한 장소를 어떻게 발견했는가에 관련된 것이죠. 그리고 그것이 내가 의사소통하는 사람이 바뀐다는 것이죠. 물론 저의 어머니도 사람이고 저와 대화하는 것을 좋아하시고, 저도 어머니와 항상 대화하죠. 제 생각에는 차이점이라는 것은 다른 상황과 다른 장소가 될 것이라는 거죠. 이사하는 것에 대해서 사례관리자와 이야기를 해야겠어요. 어머니도 원하는 것이 확실해요.

당신은 머리를 긁적이게 된다. 질문에 대한 대답은 하지 않았지만, 연상이완에서 보이는 것과 같이, 이사라는 주제에서 벗어나지는 않았다. 환자의 대답은 그 주제에 대해서 이야기를 하고 있지만, 어떠한 의미 있는 대답도 얻어내지 못했다.

관련된 용어

- **보속증**perseveration: 한 가지 생각이나 집착한 것에 대해서만 이야기를 한다. 이것은 강박장애와 치매, 정신증에서도 볼 수 있다.

사고경주 racing thoughts

사고경주는 생각이 너무 빨라서 그 생각을 따라갈 수 없다는 주관적인 느낌인데, 이것은 말의 압박과 관련이 있을 수도 있으며 없을 수도 있다. 말이 많지 않은 환자에게서도 사고의 경주가 있다고 이야기할 수도 있는데, 이는 종종 불안할 때 발생한다. 또한 약물남용을 하는 환자가 해독을 과정에서도 종종 발생한다. 사고의 경주를 확인하기 위해서 다음과 같이 물어보아라:

» 생각을 따라가기가 힘이 드십니까?
» 생각이 너무 빨리 돌아가서 그 생각을 따라잡기가 힘이 드십니까?

관련된 용어

- **말의 압박**pressured speech: 아주 빠르게 이야기를 해서 중간에 끼어들기가 힘이 들고, 목소리도 크고 강렬하다. 사고의 경주가 직접적으로 말로 표현될 때를 말의 압박이라고 하며, 거의 조증의 진단이 가능하다.

예

- **면담자**: 이 병원에는 어떻게 오시게 되었습니까?
- **환자**: (방안을 왔다갔다 하면서) 이런 저런 일을 보려고 했다는 것을 기억해요. 여기저기, 모든 곳에 제가 있었던 것 같아요. 내가 결코 미치지 않았다는 것을 알 수 있어요. 왜냐하면 미친 사람들은 절대로 거기에 있는 모든 것들을 기억할 수 없거든요. 이렇게요(자신의 손가락을 낚아챈다), 저는 할 수 있어요. 그리고 당신은 왜인지 아세요? 주인님에게 물어보세요. 그 주인님은 모든 곳에 계시고, 모든 것을 알고 있고, 그분은 하나님이시죠. 그리고 그것이 제가 여기에 있는 이유가 되죠.

사고의 비약flight of ideas

사고의 비약은 지리멸렬한 연상작용이 아주 빠르게 일어나는 연상이완의 특별한 사례이다. 그래서, 상당히 일괄적이지만 빠르게 이야기한다는 면에서 압박된 말과 동의어가 아니며, 사고의 경주와도 동의어가 아니다.

행동의 장애(혼란된 행동) Disorder of Behavior (Disorganized Behavior)

다른 사람으로부터 정보를 얻는 것이 도움이 됨에도 불구하고, 혼란된 행동은 일차적으로 면담하는 동안의 관찰에 의해서 진단된다. 관찰하면서 얻을 수 있는 암시는 위생불량, 몸 냄새, 기이한 옷차림 등이다. 또 다른 암시는 환자에게 간단한 시범을 해보게 함으로써 얻어질 수 있다. 이것은 인지 검사(21장을 보라)를 하면서 할 수도 있으며 아니면 단순히 환자에게 보험이나 병원카드를 보여달라고 하면서 할 수 있다. 전형적으로 혼란된 행동을 가진 환자는 찢어지고 아주 두툼한 지갑을 꺼내서, 어떤 것을 찾기 전에 일정하지 않게 나열되어 있는 물건들을 샅샅이 뒤져야 할 것이다.

사고, 정서, 행동의 결핍(거부증) Paucity of Thought, Affect, and Behavior (Negative Symptoms)

조현병의 증상은 고전적으로 양성 증상(예: 망상, 환각)과 음성증상(무감정, 무감각, 비사회성, 언어의 빈곤)으로 나뉘어진다 Andreason 1982. 음성증상을 가진 환자는 거의 말을 하지 않을 것이며, 아주 천천히 말할 것이며, 어떠한 감정도 보여주지 않을 것이며, 자발적인 움직임이 거의 없으며, 위생상태도 좋지 않다. 사회력에서 동기의 부족과 학교와 직장 활동을 지속하는 데 어려움을 볼 수 있다. 가족 구성원들은 환자가 대부분의 시간을 앉아서 빈둥거리며, 아무것도 하지 않으며, 친구도 거의 없다고 이야기할 것이다.

28 ^장

신경인지장애 사정(치매와 섬망)

지남력
- 이름을 말씀해 주시겠습니까?
- 지금 어디에 있는지 말씀해 주시겠습니까?
- 오늘이 며칠인지 말씀해 주시겠습니까?

단기 기억력
- 다음 세 가지 단어를 반복해 보세요: 공, 의자, 보라색. 이 단어를 기억하세요.
- 제가 조금 후에 이 세 단어를 다시 물어볼 것입니다.

개인적인 일반적인 정보
- 최근의 대통령 이름을 3명 말씀해 보십시오.
- 조지 워싱턴, 아브라함 링컨, 마틴 루터 킹, 세익스피어가 누구죠?
- 세계 2차 대전이 언제 일어났죠? 케네디 대통령이 암살당한 때가 언제죠?
- 집 주소와 전화번호를 말씀해 주시겠습니까?
- 배우자/ 아이들/ 형제자매들/부모님의 이름과 생일을 말씀해 주시겠습니까?
- 언제, 어디서 결혼하셨습니까?

    DSM-5에서 변화된 주요 용어 중 하나는 섬망과 치매를 신경인지장애로 분류한 것이다. 섬망은 섬망 그대로 부르나 치매는 주요신경인지장애로 부른다. 경증 치매는 경증 신경인지장애로 변경되었다.

    21장에서는 연구결과에 의해서 인지장애가 있는 환자를 확인하는 데 효과적인 것으로 보여지는 요소들과 함께 빠른 인지 검사에 대해서 다루었다. 이 장에서는 치매나 섬망이 있는 환자들에게 어떻게 질문할 수 있는지 보여줄 것이다. 섬망 환자는 주위집중력이 손상되어 다른 모든 인지 과정도 손상된다. 치매 환자는 주의 집중력이 손상되지는 않았지만, 인지과정, 특별히 기억이 손상된다.

이것을 염두에 두고, 치매와 섬망에 대한 DSM-5 진단기준을 살펴보고 진단을 할 수 있도록 돕는 면담 기법에 대해서 검토하고자 한다.

섬망 Delirium

주의집중력 손상 Impaired Attention

섬망을 진단하는 데 중요한 단서는 환자의 주의 집중력이 손상되었는지를 확인하는 것인데, 섬망 환자는 상당 기간 동안 집중력을 유지하기가 힘이 든다. 21장에서 설명하였듯이 전통적이지만 증명되지 않은 주의 집중력 테스트(SSST와 같은)보다는 일반적인 질문에 대답하는 환자의 능력을 볼 것을 권한다(표 28.1).

표 28.1. **섬망을 위한 DSM-5 기준**

(주의: DSM-5에서 섬망의 여러 가지 다른 형태에 대해서 다루었지만, 아래에 있는 것처럼 핵심적인 진단기준은 변하지 않는다)
 – 의식과 주의력 장애(예: 환경에 대한 인식저하)
 – 인지(기억, 지남력, 언어 등)와 지각장애
 – 단기간(보통 몇시간에서 몇 달)에 발병하고 하루에도 기복이 심함
 – 원인질환이 있음

암기법: Medical FRAT
 • Medical cause(의학적 원인)
 • Fluctuating course(일중 기복)
 • Recent onset(최근 시작)
 • Attentional impairment(주의력 손상)
 • Thinking impairment(사고 손상)

American Psychiatric Association (2013)에서 인용. Diagnstic and Statistical Manual of Mental Disorders, 5th ed. Washington, DC:American Psychiatric Association

섬망 환자는 주로 병원에서 일반 내외과 전문의 의뢰로 면담을 하게 된다. 그런 상황에서는 시끄러운 환자와 조용한 환자의 두 가지 종류 섬망 환자가 있다: 시끄러운 섬망 환자는 전형적으로 여기저기 끊임없이 돌아다니며 침대에서 일어나려고 억제대와 씨름하며 정맥주사를 뽑으려고 애쓸 것이다.

한편, 조용한 섬망 환자는 진단을 하기 위해서 몇 가지 탐색 질문을 해야 한다. 아무것도 이야기하지 않는 것이 때로는 도움이 된다. 즉, 방으로 걸어 들어가 환자의 행동을 관찰하는 것이다. 정상 인지능력을 가진 환자는 일반적으로 치료자를 쳐다 볼 것이며 인사를 하고, 반응을 기다릴 것이다. 섬망환자는 치료자를 슬쩍 쳐다보고는 아무런 관심을 두지 않을 것이다. 아마도 혼잣말을 조용히 할 수도 있다. 방안을 둘러보거나, 새나 벌레 같은 환시현상을 나타낼 것이다.

> 안녕하세요. 김 OO씨, 병원에 어떻게 오시게 되었습니까?

환자는 수미일관성 있게 대답할 수 있어야 한다. 그런데 지리멸렬하게 대답을 한다면, 지리멸렬한 상태에 대해서 사정해야 한다. 주의력은 정상이면서 사고과정과 사고내용이 어떤 방식으로든 손상된 정신 장애가 많다.

다음의 세 가지 임상사례 중에서, 마지막 사례만이 진짜 섬망장애를 이야기한다.

임상 사례 1

입원한 정신증적인 환자가 이런 대답을 했다:

» 저는 여기에 속아서 왔어요. 하지만 불평하지 않을 것입니
다. 왜냐하면, 바로 이 순간에도 송신기를 통해서 이 방으로
바로 전자빔이 들어오고 있으니까요. 그리고 그것들이 저의
뇌세포에 집중해서 쏘고 있어요. 제발 가만히 계세요. 그 전
자빔이 선생님 주변에서도 나오고 있으니까요.

임상 사례 2

다른 환자가 다음과 같이 이야기를 했다:

» 여긴 병원이 아니고 우리 집이예요. 저기 손녀딸이 앉아 있
는 것을 볼 수 있으니까요. 저에게 차를 가지고 오고 있어요.
아, 저는 선생님을 알아요. 선생님은 그들이 나를 도우라고
보낸 사람이죠.

이 환자는 알츠하이머 치매에서 흔히 보이는 심한 단기 기
억 손상을 보여주고 있다. 자신이 병원에 있다는 사실을 기
억할 수 없으나, 주의력은 손상되지 않았다.

인지의 변화

대부분의 섬망환자는 세 가지 물건을 기억하는 데 어려움이
있다. 이는 주의력이 너무 손상되어 있어서 처음부터 그 세 가
지 단어를 기억할 수 없기 때문이다. 환청과 환시가 또한 아주
일반적으로 보여진다.

임상 사례 3

진짜 망상 장애 환자가 대답했다:

> » 안녕하세요! (천장을 쳐다본다) 뭔가가 있는데... 저게 뭐죠? (갑자기 치료자의 존재를 알아챘다. 여기 병원에 왜 왔는지 물어 보았다) 저는 병원에 왜 왔나하면요.. (혼란스러워 보인다) 여기 병원에 뭔가가 있어요. 제 아들이 말하기를.. (환자가 다시 치료자를 뚫어지게 쳐다본다. 그러고선 고개를 돌리고, 치료자가 거기 있다는 것을 다시 잊고 천정을 쳐다본다)

이 환자는 내 말을 이해한 듯 보이나, 나에게 주의를 집중할 능력이 없거나 하나의 생각을 지속할 수 없는 것처럼 보인다. 이 환자는 Alprazolam (Xanax)를 3일 전에 갑자기 중단한 후에 진전섬망을 일으키고 있다.

최근의 발병과 변화가 심한 병의 진행

치매 진단을 제외하고, 인지손상이 상대적으로 최근에 발생했는지(며칠 또는 몇 주)를 확인하기 위해서 환자 이외에 다른 사람들로부터 정보를 얻어야 한다. 주의력의 심각한 변화가 있었는지 알아보기 위해서는, 적어도 하루에 환자를 두 번 면담하는 것이 가장 좋은 방법이다. 만약에 환자를 다시 한 번 더 볼 수 없다면, 다른 의료진에게 간단한 질문(예: "여기에 어떻게 오셨습니까?")에 일괄적으로 대답할 수 있는지 없는지 이야기해 달라고 부탁하라.

신경 인지장애 NEUROCOGNITIVE DISORDER

가족 면담하기

진단을 내리기 위해서는 가족 구성원들과 다른 정보 제공자들과 면담하는 것이 아주 중요하다(표 28.2). 왜냐하면 환자는 종종 자신의 기억력 문제를 부인하거나 최소화시키기 때문이며, 치매환자가 이야기하는 과거력은 어떤 수준에서든 신뢰하기가 힘들기 때문이다. 그러므로, 치매를 진단하는 가장 좋은 방법은 다른 정보제공자와의 면담을 MSE에 같이 포함하는 것이다. 사실, 두 가지 방법(MSE/정보제공자 질문지)을 비교하는 연구에서, 정보제공자의 면담이 좀 더 신뢰할 만한 것으로 나왔다Harwood 1997.

가족 구성원을 면담할 때는 환자의 현재 인지능력과 10년 전을 비교하면서 질문하기 시작해야 한다. 이렇게 함으로써 환자의 기능에 대한 점진적인 후퇴에 집중할 수 있으며 섬망과 치매를 감별할 수 있다.

일반적인 질문 방식은 노인의 인지장애를 사정하기 위한 정보제공자 질문지the Informant Questionnaire on Cognitive Decline in the Elderly, IQCODE; Jorm 1991에 나와있는 질문을 할 수 있으며, 다음에 나오는 대부분의 질문은 이 질문지에서 발췌되었다.

10년 전과 비교해 볼 때, 다음과 같은 점에 있어서 이 사람은 어떻습니까?

- 최근에 일어난 일을 기억합니까?
- 물건을 어디다 두었는지 기억합니까?
- 가족이나 친구의 이름, 직업, 생일, 주소를 기억합니까?
- 일상사에 대해서 결정을 잘 합니까?

표 28.2. **DSM-5의 치매진단기준**

(주의: DSM-5는 치매의 여러가지 타입을 구별하고 있지만 아래와 같이 핵심적인 진단기준은 변하지 않는다)

암기법: Memory LAPSE
 1. Memory 기억력
 2. Language 언어
 3. Attention (complex)
 4. Perceptual-motor
 5. Social cognition
 6. Executive function

적어도 6개 중 하나가 진단기준에 필요하다.

American Psychiatric Association (2013)에서 인용. Diagnstic and Statistical Manual of Mental Disorders, 5th ed. Washington, DC:American Psychiatric Association

‧ 경제적인 문제를 잘 다룹니까?

‧ 어떤 것에 대해서 이야기할 때 적절한 단어를 사용합니까?

‧ 집에서 매일 하는 일들, 가령, 요리나 청소 같은, 일들을 잘 합니까?

환자 면담하기

신경인지장애로 진단내리려면 DSM-5에서는 다음 6가지 신경인지영역 중 적어도 1가지에 유의미한 손상이 있음을 나타내야 한다. 그 영역은 다음과 같다.

1. Memory (기억력)

2. Language (언어)

3. Attention (complex) (주의)

4. Perceptual-motor (지간-운동)

5. Social cognition (사회적 인지)

6. Executive function (실행기능)

DSM-IV에 익숙한 사람은 치매진단내리는 것이 좀 더 복잡해졌음을 알게 될 것이다. 기억력손상이 진단의 주요 요소였고, 나머지 다른 4개 중 하나의 손상이 뒤따르는 것으로 알았다. 그런데 DSM-5에서는 이미 기억력손상이 필수요건이 아니라 6개 영역을 사정해야 하는데 어떤 면에서는 다소 혼동스럽다.

1. 기억

DSM-5에서는 진단에 기억력 상실을 필요로 하지는 않지만 이 부분의 손상이 없는 치매환자는 거의 없다. 여기서 다시 반복하지는 않지만 다른 기억력사정법을 보기 바란다. 검사를 더 진행하기 전에 기본적인 섬망검사를 하라. 환자에게서 섬망증상이 있다면, 그 면담에 기초하여 치매의 어떠한 것에 대해서도 결론을 내릴 수가 없을 것이다. 만일 환자가 의식이 있고 주의력도 있다면 21장에 있는 다른 나머지 인지검사를 실행하라.

2. 주의력

이 문제는 섬망에서 보는 주의집중손상과는 다르다. 집중할 수 있는 환자는 섬망환자와 다르게 간단한 대화를 계속할 수 있다. 그러나 동시에 다양한 자극원이 있는 상황에 처하면 집중력에 어려움이 일어난다. 환자와 대화하는 게 어려운 것이다. 정보제공자에게 다음과 같은 질문을 하라.

> » 방에서 다른 일들(다른 대화나 음악 또는 어린이 놀이 같은)이 일어나고 있을 때 쉽게 대화가 분산되나요?
> » 방금 들은 전화번호를 반복하거나 통화 중 어떤 것을 적는 것 같이 단순한 일에 집중하는 것을 힘들어 하는가?

3. 실행기능 Executive function

여기서 복잡한 능력 - 계획하고 추상적으로 생각하는 능력을 검사한다. 실행기능 결핍은 과거력을 사정하는 동안 발견된다. 치매가 시작되고 있을 때 고용되어 있다면 특히 그렇다. 직장에서 예전에는 쉽고 문제가 없었던 일들이 어려워지고 비능률적으로 되었다는 말을 듣게 될 것이다. 종종, 치매가 발병하면서 생긴 인격변화 personality change 와 구별하기가 힘들다. 특히 서비스업에 종사한다면, 새로 발병한 무관심과 초조함은 직업 수행을 엉망으로 만들 수 있다. 수행능력을 테스트하기 위해서는, 세 가지 단계의 행동을 사용할 수 있다(이전에 언급한 것처럼). 하지만, 전통적인 선별검사는 시계 그리기 검사이며, 여기서 환자에게 둥근 원과 한 가운데 점이 그려져 있는 종이를 주고 다음과 같이 말하라.

> » 여기 종이에 시계의 숫자를 쓰고 2시 30분을 나타내는 시계 바늘을 그려 보여 주시겠습니까?

실행기능이 약한 환자는 시계의 숫자를 너무 좁게 그린다거나, 숫자를 빼먹거나 반복한다든지, 시계 바늘을 잘못 그린다든지 하는, 몇 가지 다른 실수를 할 것이다. 이런 검사의 한 가지 잠재적인 문제는 교육 수준에 따라서 수행 정도가 달라질 수 있다는 것이다 Ainslie 1993. 그래서 적어도 고등교육을 마친 환자에게 이 검사가 실시되어야 한다. 그렇지 않으면, 단지 교육 수준이 낮아서 환자가 잘못 그린 시계를 보고 인지적으로 심각하게 손상이 있다고 잘못 해석할 수도 있다.

4. 언어문제 Language problem (실어증 aphasia)

치매 환자에게서 가장 흔히 발견되는 언어 문제는 적절한 단어를 찾는 것이 어렵다는 것이다. 만약에 이런 문제가 있다면, 면담하는 동안 이런 단어 찾기의 어려움이 분명히 드러날 것이다. 심하지 않은 경우에는 단어가 입안에서 맴돌기만 한다.

- 면담자: 조시 워싱턴이 누구인지 아십니까?
- 환자: 아, 그 사람,,, 음.. 그러니까.. 제일 높은 사람.
- 면담자: "높은 사람"이라는 말이 무슨 뜻입니까?
- 환자: 온 나라가 그 사람을 뽑았어요.
- 면담자: "대통령"이라는 의미인가요?
- 환자: 맞아요! 대통령!

물론, 기억력 상실과 단어 찾기 어려움을 감별하는 것이 어렵다. 실어증을 선별하기 위한 특정 검사는 환자에게 볼펜, 시계, 의자와 같은 이름을 대어 보라고 하는 것이다. 하지만, 이것은 단지 실어증의 심각한 사례를 확인할 수 있을 뿐이다. 다른 정보 제공자를 면담하는 것이 초기 실어증을 찾아 낼 수 있는 훌륭한 방법이다.

5. 지각–운동문제 perceptual-motor (운동 실조증 apraxia)

행동의 혼란은 신경세포가 손상되지 않았는데도 간단한 일상 활동을 수행할 수 없는 어려움을 말한다. 행동의 혼란 behavioral confusion 과 같은 증상으로 생각하라. 운동실조증이 있는 환자는 단추를 어떻게 잠그는지 신발끈을 어떻게 묶는지 잊어 버려서 아침에 옷을 입는 것이 어려울 수 있다. 이러한 문제가 있는지 알아내기 위한 가장 좋은 방법은 가족들에게 다음과 같이 물어보는 것이다.

» 아버님이 혼자 옷 입는 것을 어려워하십니까?

» 면도나 넥타이 매는 것을 도와드려야 합니까?

» 샌드위치를 잘 만들어 드십니까?

때로는 면담하는 동안 환자가 뭔가를 하는 것(예: 지갑에서 진료카드를 보여주는 것)을 지켜보거나, 병원 사무실 전화번호를 받아 적도록 해서, 종이와 펜을 꺼내고 번호를 정확히 받아 적는지 관찰하면서 운동실조증이 있는지 사정할 수 있다.

MMSE에는 운동실조증을 확인하기 위해서 기본적인 세 가지 단계의 행동을 요구한다.

» 자. 지금 저는 당신이 얼마나 지시에 잘 따르는지 보고 싶습니다. 제가 종이 한 장을 드릴 것입니다. 이것을 오른손에 놓으시고, 두 손을 이용해서 반으로 접으신 다음, 바닥에 내려 놓으십시오.

6. 사회적 인지 social cognition

보통 인격변화라고 부르는 것으로 DSM-5용어이다. 치매가 진전되고 나빠지면 환자는 사회적 상황에 따라 적절히 행동하는 능력에 문제가 생긴다. 이로 인해 대화의 위축이 일어나고 성이나 정치, 종교와 같은 주제에 대하여 말하는 데 불편해진다. 환자와 대화하면서 이런 일이 있는지 관찰하고 이런 문제에 어려움이 있는지 물어본다.

29^장

섭식장애와 신체화장애 사정

· 섭식장애: 거식증이나 폭식증과 같은 섭식장애를 갖고 있다고 생각
하신 적이 있습니까?
· 신체화 증상 장애: 건강에 대해 많이 걱정하십니까?

섭식장애 eating disorders

요점

섭식장애는 비교적 쉽게 진단할 수 있다(표 29.1&표 29.2).
문제는 많은 전문가들이 그에 대해서 물어보지 않는다는
것이며, 많은 고통당하는 사람들이 자진해서 자신의 증상
을 말하지 않는다는 것이다. 이것은 거식증처럼, 환자들이
그런 문제들을 신경 쓰지 않거나, 폭식증 환자들은, 그런
문제들을 너무 수치스러워하기 때문이다. 그러므로, 환자
를 면담할 때 섭식장애를 위한 선별 질문들이 항상 포함되
어야 한다.

시간이 없을 때에는, 다음과 같이 직접적으로 물어볼 수 있다:

» 거식증이나 폭식증 같은, 섭식장애가 있습니까?

그러나 섭식장애가 있다고 의심되는 환자가 특별히 수치스러워 한다고 느껴질 때에는, 너무 직접적인 질문이 치료적인 동맹을 해칠 수 있다. 이런 경우에는, 간접적으로 접근하는 것이 좋다.

» 과체중이라고 생각하신 적이 있습니까?

"아니요"라고 대답을 한다면, 섭식장애를 가지고 있을 가능성이 적다. 대답이 "네"라면, 계속 해서 질문하라.

» 다이어트를 하신 적이 있습니까?

표 29.1. **신경성 식욕부진증의 진단기준(DSM-5)**

암기법: Weight Fear Bothers Anorexics
- 체중이 유의하게 낮음(Weight)
- 체중증가와 비만에 대한 극심한 두려움(Fear)
- 왜곡된 신체상(Body image)

American Psychiatric Association (2013)에서 인용. Diagnstic and Statistical Manual of Mental Disorders, 5th ed. Washington, DC:American Psychiatric Association

거의 모든 사람들이, 특히 여성은, 어떤 지점에서 한 번쯤은 다이어트를 한 적이 있을 것이다. 여기서 굶는 다이어트(예: 금식) 또는 샐러드나 과일만을 섭취하는 특별히 심각한 정도의 다이어트가 있는지 더 깊이 질문한다.

» 사람들이 너무 말랐다고 한 적이 있습니까? 가장 적게 나간 체
중이 얼마였습니까?
키는 어떻습니까?

당신은 환자의 가장 낮은 체질량지수_{Body Mass Index, BMI}가 어떤
지 결정하기 원한다. BMI는 체중을 신장의 자승으로 나눈 값
이다. 온라인에 BMI계산기는 무료로 많이 나와 있다. DSM-
IV에서는 거식증으로 진단내리려면 이상적인 몸무게<sub>Ideal Body
Weight, IBW</sub>의 85% 이하를 요구했는데 DSM-5에서는 더 이상 아
니다.

» 체중이 가장 적게 나갔을 때에도 과체중이라고 생각하셨습니까?

거식증이 있는 환자는 권장 몸무게보다 훨씬 체중이 덜 나갈
때에도 과체중, 심지어는 비만이라고 생각했다고 할 것이다.
종종 허벅지나 배 같은 특정 신체 부분에 집착하기도 있다.

» 체중이 늘까봐 겁이 납니까?

표 29.2. DSM-5 신경성 대식증의 진단기준

암기법: Bulimics Over Consume Pastries
- 반복되는 폭식(Binge eating)삽화(3개월 동안 적어도 일주일에 한 번) 조
  절 상실감(Out of Control)을 느끼는
- 체중과 체형에 대한 지나친 관심(Excessive Concern)
- (Purging Behaviors)체중증가를 방지하기 위해 자기유도행위; 구토하제,
  이뇨제, 관장 및 다른 약물의 오용; 굶기; 혹은 지나친 운동 등과 같은 부
  적절한 보상행동을 반복

American Psychiatric Association (2013)에서 인용. Diagnstic and Statistical Manual of
Mental Disorders, 5th ed. Washington, DC:American Psychiatric Association

표 29.3. **DSM-5 폭식 섭식장애의 진단기준**

- 조절 상실감_____을 느끼는 반복되는 폭식삽화(3개월 동안 적어도 일주일에 한 번)
- 다음 중 하나 이상이 폭식섭식삽화와 연관되어야 한다:
  매우 빨리 먹고, 배가 터질 정도로 먹고, 배가 고프지 않아도 먹고, 행동에 대한 부끄러움으로 혼자 먹고, 그 후에 스스로 혐오감을 느끼고.

American Psychiatric Association (2013)에서 인용. Diagnstic and Statistical Manual of Mental Disorders, 5th ed. Washington, DC:American Psychiatric Association

대식증이나 폭식증 환자에게 다음과 같은 질문이 좋다.

» 먹는 것을 조절할 수 없다고 느꼈던 적이 있습니까?
» 많은 양을 폭식할 때 멈출 수 없다고 느꼈던 적이 있습니다.

팁

"네"라는 대답에 약간은 회의적으로 생각해야 한다. 왜냐하면, 환자들이 생각하는 폭식이라는 것이 어떤 사람에게는 정상적인 양일 수도 있기 때문이다. 환자에게 특정한 폭식의 내용물에 대해서 물어보고 그것이 비정상적으로 많은 양이었는지 결정해야 한다.

만약에 환자가 폭식을 한다면, 그 후에 억지로 음식물을 끄집어 내려고 한 적이 있는지 물어보라.

» 폭식을 한 다음에, 토한다거나 설사제를 복용하는 것처럼, 어떤 방식으로든 그 음식을 제거하려고 한 적이 있습니까?

증상 과장법을 사용해서, 그런 행동의 빈도수에 대해서 물어보라.

» 많게는 얼마나 자주 폭식하고 토해내고 하셨습니까? 하루에 한 번? 두 번? 또는 그것보다 더 많이 하셨습니까?

만일 폭식은 하지만 토해낸 적이 없다고 한다면 다음 질문 들을 해서 폭식섭식장애에 대한 분별을 해야 한다.

» 폭식행위에 대해 좀 더 말씀해보시겠어요? 빨리 드시나요? 배 가 꽉 찰 때까지 드시나요? 혼자 폭식하나요? 폭식 후에 혐오 감이 드시지 않던가요? 배고프지 않아도 폭식을 하나요?

신체증상장애와 질병불안장애 SOMATIC SYMPTOM DISORDER AND ILLNESS ANXIETY DISORDER

DSM-IV 신체화장애 또는 건강염려증에서는 의학적으로는 설명하기 어려운 여러 가지 신체증상에 대해 과도하게 염려하 는 환자에게 진단명으로 사용되었던 것이다. DSM-5에선 신 체화장애를 폐지하고 아주 미묘하게 다른 두 가지 진단명을 사용한다.

- 질병불안장애; 실제로 신체증상이 없지만 어떠한 의학적 근 거없이 질병을 갖고 있으리라는 과도한 염려를 하는 사람 (표 29.4).
- 신체증상장애; 신체의 병리적 소견 유무와 관계없이 실제적 인 신체증상을 갖는 사람으로 증상에 대해 과도하게 집착한 다(표 29.5).

표 29.4. **DSM-5 질병불안장애 진단기준**

진단받은 적도 없고 증상도 없으나 심각한 질병에 걸렸다고 믿음

최소 6개월 동안 그 질병에 대해 고도로 불안해하며 그 생각을 하는 데 대부분의 시간과 에너지를 과도하게 투자함

American Psychiatric Association (2013)에서 인용. Diagnstic and Statistical Manual of Mental Disorders, 5th ed. Washington, DC:American Psychiatric Association

표 29.5. **DSM-5 신체증상장애 진단기준**

의학적 근거가 없는 신체적 증상이 하나 이상 최소 6개월 동안 지속적으로 있음

환자는 다음 증상중 하나 또는 그 이상에 과도하게 집중해 왔다.

• 증상의 심각성에 대해 과도한 생각

• 증상에 대한 고도의 불안

• 증상에 대한 생각이나 반응에 지나치게 많은 시간 몰두

American Psychiatric Association (2013)에서 인용. Diagnstic and Statistical Manual of Mental Disorders, 5th ed. Washington, DC:American Psychiatric Association

이 둘 중 어느 것이든 좋은 선별질문은:

» 건강에 대해 많이 걱정하시는 편이십니까?

환자가 "아니요"라고 대답을 하면, 더 깊이 물어보지 않아도 된다. 그런데 "예"라고 답하면 아래와 같이 진행한다. 사실, 이 두 가지 장애를 가지고 있는 환자는 현재력을 사정할 때에 이미 그 문제에 대한 힌트를 얻기 쉬울 것이다. 대부분 건강 이슈들에 대해 이야기를 할 것이다.

다음 작업은 실제 어떤 증상들이 있는지 결정하는 것이다.

» 건강에 대해 걱정한다고 말씀하셨는데 어떤 건강문제가 염려되십니까? 어떤 증상들이 있으십니까?

신체증상장애환자는 통증, 피로, 설사, 빈맥과 같은 여러 가지 신체증상들을 열거할 것이다. 반면 질병불안장애환자는 특별한 증상에 관해 많은 정보를 제공하지 못할 것이다. 대신 "잘은 모르겠지만 분명 아프다는 것은 알아요. 틀림없이 암일 거예요."와 같은 말을 할 것이다.

이 두 가지 상태 사이를 구별한다는 것은 어려울 수 있다. 일반적으로 "신체화장애"(적어도 7가지 별개의 신체증상을 요했던) 환자들은 새로운 장애, 신체증상장애로 진단내리기 쉽다. 새로운 질병불안장애환자는 몇 가지 증상을 서술할 수도 있으나 모호하고 그 증상들은 대부분 실재하지 않는 것이다.

신체화장애는 분명 일어나는 것이긴 하지만 우리를 혼동하지 않게 하려고 재조직하였다.

중요한 것은 신체화장애나 건강염려증에 대해 따라다니던 비판적인 편견을 제거하는 것이었다. 그런 환자들은 실제로 증상을 지각할 때 증상이 더 나빠질 것 같이 느끼게 만드는 불안이 덧씌우면서 증상이 "모두 머리에서만" 있는 것이라고 느끼게 만든다.

30^장
주의력결핍 과잉행동장애 사정

 · 어렸을 때, 학교에서 과잉행동이나 주의집중력의 문제가 있었습니까?

주의력결핍 과잉행동장애 Attention-Deficit Hyperactivity Disorder

환자는 진단기준 1 또는 2 (9개의 부주의 증상 중에 6개 또는 9개의 과잉 행동/충동성 증상중 6개–그러나 17세 이상인 사람에게는 9개중 5개 이하)와 진단기준 3과 4의 기준을 만족해야 한다(표 30.1):

1. 조직/부주의

조직문제

· 활동을 조직적으로 하기 어렵다.

· 활동에 필요한 물건을 잃어버린다.

· 일을 끝내지 못한다.

부주의문제

· 집중곤란

· 생각이 쉽게 흩어진다.

- 귀 기울여서 듣지 못한다.
- 쉽게 잊어버린다.
- 조심성이 없어서 실수를 잘한다.
- 집중을 요하는 일을 피한다.

2. 과잉행동/충동성 증상
- 말을 지나치게 많이 한다.
- 불쑥 대답한다.
- 다른 사람을 방해한다.
- 조용히 놀 수 없다.

과도한 움직임
- 가만히 못 앉아있고 몸을 꿈틀댐
- 자리를 뜸
- 안절부절
- 정신없이 활동
- 차례를 기다리지 못함

3. 어떤 증상은 12세 이전에 나타난다.
4. 이 증상들이 학교나 직장, 집과 같은 두 군데 이상의 장소에서 나타난다.

표 30.1. **DSM-5 주의력결핍 과잉행동장애의 진단기준**

암기법: 과잉행동어린이를 위하여 교실주변에 해자(MOAT)를 칠 필요가 있다.
- Movement excess (hyperactivity)과잉행동
- Organization problems (difficulty finishing tasks)조직문제
- Attention problems부주의문제
- Talking impulsively충동적으로 말하기

American Psychiatric Association (2013)에서 인용. Diagnstic and Statistical Manual of Mental Disorders, 5th ed. Washington, DC:American Psychiatric Association

---

ADHD는 공황장애처럼, 긴 진단기준을 가지고 있는 질병

중의 하나이며, 모두 다 암기하기가 어렵다. 더 복잡하게 만드는 것은, 이러한 많은 진단기준이 비슷한 말로 반복된다는 것이다(예: "주의 집중하지 못하는 것"과 "주의 집중하는 것이 어려움" 사이의 무슨 차이가 있는가?). 그래서, 공황장애의 진단기준에서처럼, 가장 합리적인 접근은 MOAT라는 암기법을 이용해서 의미 있는 분류로 모으는 것이다.

진단기준을 충족하기 위해서, 환자는 9개의 부주의 증상 중 6개 또는 9개의 과잉 행동/충동성 증상 중 6개의 증상이 있어야 한다.

소아 주의력결핍 과잉행동장애

생각하는 것과 다르게, 성인보다는 아동에게 ADHD를 진단하는 것이 일반적으로 더 쉽다. 왜냐하면 아동과 청소년들은 행동에 대한(바라기는) 신뢰할 만한 정보를 제공해 줄 성인과 같이 병원에 오기 때문이다. 또한, 성인에게 이런 진단을 내리기가 어려운 중요한 것 중 하나는 그런 증상이 아동기에 발생한 것을 기록해야 하기 때문이다: 치료자 앞에서 살아 숨쉬고 있는 아동이 있다면 문제가 되지 않는다!

청소년을 면담할 때 필요한 힌트는 10장을 참조하라. 일반적으로는 가족과 함께 면담을 시작한다. 자녀가 ADHD가 있는지 확인하기 위해서 부모가 데려올 것이다. 그러면 바로 본론으로 들어가라.

» 무슨 일로 아이가 ADHD가 있다고 생각하십니까?

부모들은 대개 학교에서 검사 받으라는 권고를 받고 온 경우가 많다. 그리고 ADHD 진단을 내리는 것이 얼마나 쉬운지 (혹은 어려운지)에 대해 오해하고 있다. ("우리 아이가 ADHD 가 아닌지 모르겠어요. 선생님이 검사해 주시기 바랍니다. 여 기서 그런 검사를 하시죠?)

이제 ADHD에 대해서 기본적인 정신교육을 하고자 한다. 진단은 아이의 행동에 대한 여러 사람들의 보고와 관찰을 종 합해서 내리는 것이지 훌륭한 면담과 추론과 동떨어진 어떤 특별한 "검사"는 없다.

> 오늘 우리가 주로 해야 할 일은 집이나 학교에서 아이의 행동 이 어떠했는지에 대해 이야기하는 것입니다. 그에 기초해서, 아이가 ADHD인지 아닌지 알게 될 것입니다.

진단의 기본은 DSM-5의 모든 진단기준에 대해서 물어보 는 것이다. 좋은 방법으로는 보호자와 환자가 볼 수 있도록 DSM-5의 진단기준을 간단하게 복사해서 보여주면서 그 목 록에 따라 하나씩 물어보는 것이다. 진단 목록에 나와있는 것 을 읽어주거나, 정보제공자의 지적 능력에 따라서 좀 더 이해 하기 쉽게 다른 말로 설명을 해줄 수 있다.

가령 조직의 문제를 알아보기 위해서 다음과 같이 이야기를 할 수 있다.

> 아이가 세부적인 사항에 주의를 기울이지 못하거나, 학교나 집 에서 조심성이 없어서 실수를 잘 하지 않습니까?

각각의 진단기준을 위해서, 그런 것들이 발생했을 뿐만 아 니라, 다른 두 장소에서도 발생했는지 확인하고, 또 그 증상들이 얼마나 심각한지 사정하기 위해서 특정한 예를 들어서 설명해 달라고 요청한다. 그리고 이런 모든 사례들을 받아 적어두는 것이 좋다; 나중에, 치료를 시작한 후에 얼마나 좋아졌는지 사정하기 위해서 이런 예들을 들어가면서 비교하는 것이 많은 도움이 된다.

일단 이런 일을 끝내면, 다음과 같이 말할 수 있다.

> » 네, 아이에게 ADHD가 있는 것 같군요. 보시다시피, 여기 나열된 증상들을 거의 다 가지고 있군요.

때로는, 아주 분명한 과잉행동을 관찰할 수도 있지만(12세 아동이 사무실을 정신없이 돌아다니면서, 외국에서 가져 온 소중한 장식품을 훼손한다든지), 보통은 그렇지 않다. 확실히, 환자가 "과잉행동"이 없는 주의력결핍장애를 가지고 있다면, 정신과 외래에서와 같은 고도로 집중된 환경에서 집중력 결핍을 알아보기가 힘들다.

요점

DSM-5에 나와 있는 진단목록에 대해서 질문하면서, ADHD 이외의 많은 정신질환(물질남용, 우울, 조증, 불안장애를 포함한)이 충동조절이나 집중력 문제의 원인이 될 수 있다는 것을 기억하라 Biederman 1991. 만일 한 아동이 ADHD의 진단 기준에 충족되는 것이 많지 않은데도, 부모가 아동의 행동으로 인해 히스테리 발작을 일으킬 정도라면, 이러한 다른 진단 목록으로 옮겨서 질문을 계속 하라.

성인 주의력결핍 과잉행동장애

최근에는 성인 ADHD가 상당히 맹위를 떨치고 있다. 언젠가는, 외래에 오는 모든 환자에게, 그들의 아들 딸에게 효과가 좋아 보이는 methylphenidate (Ritaline)을 처방하게 될 날이 오지 않을까 생각된다. 불행하게도 ADHD의 증상을 가장하는 것은 쉽다. 한 연구결과 성인환자의 1/4에서 ADHD증상으로 가장하거나 과장해서 자극제처방을 받아 남용하고 있는 것으로 나타났다(Marshall et al. 2010).

DSM-5는 성인에게 쉽게 진단내릴 수 있는 두 가지 방법을 만들었다. 첫째는 증상이 7~12세 사이에 시작되어야 하고 둘째는 최소한 증상이 성인에게는 아동에 비해 6개에서 5개로 낮추었다. 만일 꾀병처럼 생각되면 9장을 복습하라.

다음과 같은 선별 질문으로 시작하라.

» 초등학교나 중고등학교시절에, 학교에서 과잉행동이나 주의집중력 문제가 있었습니까?

만약에 그렇다고 대답한다면, 다음질문을 계속하라.

» 지금도 그런 문제를 가지고 있습니까?

아니라고 하면, ADHD 진단을 하기 위해서 더 깊이 물어보는 것은 시간낭비가 될 것이다. 그렇다고 대답하면, 진단을 확정하기 위한 질문을 계속하라. 위에서 설명한 것처럼, DSM-5의 진단 기준을 지워나가거나, 주의력 결핍에 대한 질문에서 시작하여 충동성에 대한 질문으로 나아가는, 덜 구조화된 방식으로 질문할 수 있다.

부주의와 비조직

» 어떤 것에 주의를 집중하는 것이 어려우십니까?
» 집중하는 데 문제가 있습니까?

어떤 환자는 축구경기 시청이나 인터넷 검색과 같은 좋아하는 일에는 집중할 수 있으나, 직장이나 학교에서 보고서를 쓰는 것과 같은 재미없는 일에는 집중할 수 없다고 말한다.

» 주의가 산만한 편이십니까?

많은 사람들이 이 말이 무슨 의미인지 모르기 때문에, 다음과 같이 설명할 필요가 있다.

» 무슨 말인지 이해하셨습니까? 이 말은 옆 사람이 이야기를 하거나 창밖에 무슨 일이 생기면 선생님이 하는 말에 집중해서 듣지 못한다는 뜻입니다.
» 어떤 일을 끝내는 것이 어려우십니까?

어떤 환자는 본인이 주의산만하다고 생각하지는 않지만, 일하는 중간에 쉽게 흐트러지고 그 일을 끝내지 못한다고 할 것이다. 환자의 부모가 있다면 다음과 같이 질문하라.

» 만약에 "방에 가서 구두를 가져오너라"라고 말하면 아이가 다른 것에 정신이 팔려 있거나, 구두 가져오라고 한 말을 잊어버려서 다시 돌아오지 않는 그런 아이였습니까?

충동적으로 말하고 과잉행동

» 수업시간에 어릿광대 같은 사람이었습니까?

전형적인 ADHD 환자는 웃으면서 "아, 그래요. 말씀드리죠." 라고 말할 것이며, 몇 가지 예를 들어서 말해 줄 것이다. 다르게 질문을 하자면, 다음과 같다.

» 수업시간에, 선생님이 항상 "너 그것 좀 그만둘래?"라는 말을 자주 들었습니까?

조증 삽화나 불안에서처럼, 지나치게 에너지가 넘쳤을 때를 과잉행동이었다고 말하기도 한다. 이때는 환자에게 과잉행동의 의미를 물어보라:

» 과잉행동을 했다고 말하셨는데 그것이 무슨 의미인지 말해 주시겠습니까?

필요하다면, 그 단어의 정의에 대해서 설명하라.

» 과잉행동이라함은, 한번도 꺼지지 않는 모터가 당신 안에 있는 것처럼, 조금도 가만히 앉아 있을 수 없는 것 같은 것을 의미합니다.

또 다른 질문으로는:

» 가만히 있는 것이 힘듭니까?
» 조바심을 내는 경향이 있습니까?

아동의 과잉행동장애는 초기 면담 중에 쉽게 관찰할 수 있는 반면, 청소년과 성인에게서는 좀 더 모호하게 나타난다. 아마 끊임없이 다리나 손을 움직이는 것을 관찰할 수 있을 것이다. 외향적이고, 수다스럽고, 활기찬 성격적 특성은 ADHD로 진단될 수는 없지만 조증 경향이 있는 것으로 말할 수 있다.

충동적으로 말하는 것 Impulsive talking 에 대해서 물어보기 위해서 다음과 같이 질문할 수 있다.

> 회의나 수업시간에 조용히 앉아 있는 것이 쉬운가요?
> 아니면 갑자기 많은 이야기를 불쑥 하곤 하십니까?

공식적인 평가척도 Formal rating scales 와 가족 면담

환자의 부모를 면담하는 것(환자가 성인이라도)이 ADHD의 진단을 더 쉽게 한다. 부모들은 "아, 네, 학교 다닐 때, ADHD로 진단 받았어요" 라고 말할 것이며 심리검사 결과를 보여줄 것이다.

가장 흔한 평가척도는 코너 스케일 Connor's scales 인데, 이는 학교와 대부분의 소아 정신과에서 이용 가능하다. 부모나 배우자가 함께 왔다면, 초기 면담 시 환자와 함께 이 척도를 완성하라. 그리고 환자에게 그 척도를 주어 집에 가져가게 해서 교사나 상사가 완성할 수 있도록 하라. ADHD 진단을 위해서, 적어도 다른 두 환경에서 그런 증상이 있다는 것을 확인해야 한다는 것을 기억하라.

31^장

인격장애 사정

    DSM-5는 정신 장애의 의학 모델을 강조한다. 각 장애는 당뇨나 천식이 "있는" 것과 똑같은 방식으로 환자에게 "있는" 개개의 증상이 설명된다. 대부분 임상가들은 이것이 간단한 방법이라고 생각한다. 환자들은 기본적으로 깔려있는 인격이 있어서 정신과 증후군을 형성하는 데 기여하고 있다고 이해한다. 초기 DSM에서는 축 II에 인격장애를 포함하여 모든 환자에게 어떤 인격특성으로 생각되는 유용한 기능을 한다. DSM-5는 진단적 축을 제거했지만 인격장애를 상당기간 서술하고 있고 인격장애의 대안모델로 새로운 부분을 포함한다. 흥미롭지만 이 모델은 복잡하고 아직도 검토 중에 있어서 환자 평가하는데 아직은 알 필요가 있는 것이 없다.

    인격장애 진단내리기는 악명 높을 정도로 어렵다. 인격장애를 가지고 있는 환자를 단 한번의 면담으로 자신 있게 결론내릴 수 있는 임상가는 드물다. 그래서, 이 장에서는 인격장애를 빠르게 진단할 수 있다고 생각하지 않을 것이며, 대신에 좋은 가설을 내릴 수 있도록 도울 것이다. 그런 가설이 일반적으로 "이런 인격장애는 아니다"라고 의무기록지에 기록된다.

두 가지 일반적인 접근법

면담 시 두 가지 일반적인 접근법이 인격장애를 사정하는 데 유용하다. 이것은 상호 배타적이지 않으며, 임상가들은 일반적으로 이 두 가지를 모두 사용한다.

전략 1: Ground-up 기법

Ground-up 기법에서, 사회력과 가족력을 사정하는 동안 환자의 인생사에 대해서 연대기적으로 들음으로, 즉 처음부터 시작함으로써 환자의 인격에 대한 그림을 점차적으로 그려나가게 된다. 18장에 설명한 것과 같이, 공식적인 사회력은 가족생활에 대한 일반적인 질문으로 시작된다.

> » 어떻게 자랐는지 들려주시겠습니까?

특히 인간관계와 관련된 환자의 인생에 대해서 연대기적으로 질문하면서 관계하는 패턴이 역기능적인지 확인하라. 반복되는 패턴은 인격장애의 전형적인 특징이다. 각각의 인격장애와 관련된 하나 또는 두 개의 탐색 질문(다음에 나오는 예를 보라)을 기억하고 적절할 때에 질문하라.

전형적인 예로는 어린 시절 친한 친구가 거의 없는 인간관계 패턴을 갖고 있다. 면담하는 동안 치료자에 대한 태도에 근거하여(행동적인 암시에 대한 부분을 보라), 어떤 인격장애를 가지고 있을 것 같은지 가정을 내릴 수 있을 것이다. 면담하는 동안, 불안해 하고 부끄러워한다면 회피성 인격장애를 의심할 수 있을 것이다. 그런 후에 다음과 같은 탐색 질문을 하라.

> » 친구를 원하지 않기 때문에, 또는 다가가면 거부당할까봐 누군가와 친해지는 것이 두렵기 때문에 친구가 없으신가요?

Ground-up 질문을 사용하면서, 인격장애 또는 인격성향에 대한 좋은 가설에 도달할 수 있을 것이다.

다음의 예를 보라.

임상 사례

면담자가 환자에게 직업에 대한 과거력에 대해서 묻고 있다:

- 면담자: 어떤 종류의 직업을 가지셨습니까?
- 환자: 안 해본 일 없이 다 해봤습니다. 한 직장에 오래 붙어 있지 못해요.
- 면담자: 무슨 일 때문에 그러셨죠?
- 환자: 같이 일하는 동료들이 내 뒤통수를 치기 때문에 그래서 보통 그만둡니다.

이 시점에서, 면담자는 망상형 인격장애를 의심하고 탐색 질문을 계속한다.

- 면담자: 아무 이유 없이 사람들이 당신을 배신하는 일이 살아가면서 있었습니까?
- 환자: 예, 제 부모님부터 그랬어요.
- 면담자: 일반적으로 사람들을 믿지 못하고 정직하지 못하다고 생각하십니까?

· 환자: 글쎄요, 그냥 사람들을 믿을 수가 없다는 것을 깨달았어요. 조금이라도 방심하면 사람들이 뭔가를 꾸미기 때문이죠.

망상형 인격장애의 진단을 내리는 데 필요한 4가지 진단기준 중에서 2개를 확인한 면담자는 계속해서 다른 진단기준에 대해서 질문할 것이다.

전략 2: Symptom-window 기법

Symptom-window 기법은 환자의 주요 증상과 함께 시작하며 그것들을 다른 가능한 인격장애의 근원을 탐색하기 위한 "창문"으로 이용한다. 이것은 주로 현재력이 끝날 즈음에, 즉 주요 증상을 확인하고, 증상과 치료에 대한 과거력에 대한 윤곽을 그릴 수 있을 때 사용된다. 다음단계는 그런 증상들이 발생할 때마다의 사건에 대하여 질문하는 것이다. 다른 사람과의 갈등이 있었는지? 삶의 어떤 변화와 관련이 있었는지? 그러한 증상들이 그러한 일들에 대한 합당한 반응이었는지, 아니면 지나친 반응인 것 같은가?

증상 그 자체의 본질은 어떤 특정 인격장애를 거의 가르쳐 주지 않지만, 그러한 증상들을 어떤 인격장애에 대한 창으로 이용하는 것은 생산적인 결과를 가져다 준다. 가령, 주요 우울증은 실제로 한 인격장애의 산물일 수 있지만, 각각의 환자는 다른 방식으로 우울증에 이를 수 있다. 다음은 전형적인 예들이다:

· 자기애성 인격장애: 아무도 자신의 높은 기준에 맞지 않아서 가족과 친구들로부터 떨어져 지내서, 우울증을 유발할

수 있는 사회적인 고립상태가 된다.
- **회피성 인격장애**: 거절당할 것 같은 두려움 때문에 친구 사귀는 것을 피하여, 외로움과 우울증을 겪게 된다.
- **의존성 인격장애**: 다른 사람을 의지하지 않고서는 어떠한 결정도 할 수 없기 때문에 무가치감과 의기소침을 느끼게 된다.
- **경계성 인격장애**: 만성적인 공허감이 우울증, 자살경향, 그리고 약물 남용, 폭식증, 충동조절 장애와 같은 다른 문제를 야기시킨다.

아래의 경우처럼, 남자친구와 헤어지고 난 뒤에 약물 과다복용으로 자살 시도를 하려고 생각 중인 주요 우울증 환자와 면담한다고 가정해 보라. 아마도 경계성 인격장애를 의심하면서 자연스럽게 그 문제에 대해서 이야기를 꺼낼 수 있다.

> 좀 전에, 남자친구와 헤어지고 난 후에 생긴 자살사고와 우울증에 대해서 이야기를 했습니다. 전에도 이런 식으로 거절감에 대해서 반응하신 적이 있습니까?

자연스럽게 넘어가는 질문을 하면서 시작한 뒤에, 암기법 I DESPAIRR을 머릿속으로 떠올리면서, 나머지 진단기준에 대해서 계속 질문하라. 다음과 같은 말로써 이러한 질문을 시작할 수 있을 것이다.

> 당신의 개인적인 성향과 어떤 특정한 상황에 대해 반응하는 방식에 대해서 질문을 더 하고자 합니다. 지난 몇 주 동안 어떠했는지 뿐만 아니라, 10대 이후로 어떤 개인적인 성향을 가지고

있었는지 알고 싶습니다.

　이것은 최근의 증상에 대해서 이야기하기 보다는 지속적으로 계속되는 인격 성향에 대해서 환자가 이야기할 수 있도록 한다.

요점

이 마지막 부분은 반복을 할 필요가 있다: 인격장애라고 함은 오랜 기간 동안, 적어도 청소년기나 20대 초반부터 지속되는 역기능적인 관계형태를 말한다. 그래서, 인격장애의 진단기준에 대해서 물을 때, 환자에게 오랜 기간 동안 어떠했는지에 대해서 말해 달라고 분명히 하라. 종종 초보자는 이것을 잊어버리고, 실제로 급성 축 I의 진단만 가지고 있는 환자에게 인격장애가 있다고 잘못 진단하게 된다. 가령, 우울한 환자는 일반적으로 초조하고, 요구가 많으며, 자살성향이 있어, 쉽게 경계성 인격장애로 진단 내리게 하는 특징을 가지고 있다. 그러나 그런 환자는 일단 우울증이 없어지면 요술처럼 축 II의 병리가 사라진다.

특정 인격장애: 자가 진술, 탐색 질문, 행동 단서들

다음에 DSM-5에 나와있는 10가지 인격장애를 모두 나열했다. 각각의 인격장애가 있을 것으로 의심되는 환자가 자신에 대해서 이야기할 때 쓰일 만한 가정적인 진술인, 환자의 "자가 진술"이 있다. 이러한 진술들은 단순화, 정형화되었으며 기억을 돕기 위해서 사용되었다. 그래서 각 인격장애의 주요 특징에 대해서 기억할 수 있기 위한 것이다. 어떤 특정 장애마다 인격장애를 의심스러워할 만한 일반적인 행동특징과 함께, 각 진술 밑에 두 가지 탐색질문을 제안하여 놓았다. 마지막으로, 각 인격장애에 대한 암기법이 나와있고, 이것 모두(경계성 인격장애를 제외하고)는 Harold Pinkofsky (1997)가 구상한 것이다. 탐색질문에 대하여 그렇다는 대답을 들었으면, 암기법을 이용하여 각 인격장애 진단기준에 대해서 더 물어보라. 경계성 인격장애의 진단기준에 이용될 수 있는 질문을 포함하였다.

경계성 인격장애 Bordorline Personalis Disorder

- **자가 진술**: "저는 정말 사람들이 절실하게 필요해요. 사람들이 거절하면 저는 완전히 분리된 느낌이 들어요. 저는 그들을 증오해요. 그래서 자살하고 싶어요"

- **탐색 질문**:
  » 사람들이 종종 당신을 실망시킵니까?
  » 직장을 잃는다든가 사람들과의 사이가 틀어지는 것과 같은, 뭔가 삶에서 일이 잘못되어갈 때, 자해한다거나 약을 과다 복용하는 것과 같은 일을 하십니까?

- **행동 단서**: 면담과정에서 당신을 지나치게 이상화한다거나 평가절하하는 일을 번갈아가면서 할 것이다; 비정상적으로 감정 변화가 심할 수도 있다.

암기법: I DESPAIRR

(1) Identity disturbance(정체성 혼란)
  » 일반적으로 인생의 목표가 무엇인지, 그리고 당신이 어떤

사람인지에 대해서 분명한 정체성을 가지고 있습니까? 아니면 자신이 누구인지 몰라서 혼란스러워하고 계십니까?

(2) Disordered, unstable affect owing to a marked reactivity of mood(현저한 기분의 반응 때문에 일어난 불안정한 정서)

  » 기분이 잘 변하는 사람입니까?

(3) Chronic feelings of Emptiness(만성적인 공허한 느낌)

  » 종종 공허하다고 생각하십니까?

(4) Recurrent Suicidal behavior, gestures, or threats, or self-mutilating behavior(반복되는 자살행동, 제스처, 위협, 또는 자해행동)

  » 되돌아볼 때, 직장을 잃는다든가 사람들과의 사이가 틀어지는 것과 같은, 뭔가 삶에서 일이 잘못되어갈 때, 자해한다거나 약을 과다 복용하는 것과 같은 일을 하십니까?

(5) Transient, stress-related Paranoid ideation or severe dissociative symptoms(일시적인, 스트레스와 관련된 망상 사고 또는 심한 해리 증상들)

  » 스트레스를 받을 때, 환경과 자신에 대한 감각을 잃으십니까? 그 기간 동안, 사람들이 모두 함께 떼로 몰려서 당신을 괴롭힌다고 느끼십니까?

(6) Frantic efforts to avoid real or imagined Abandonment(실제적이거나 상상적인 버림받음을 피하기 위해 광적인 노력)

» 사람들에게서 버림을 받거나 거절을 받을 때, 보통 어떻게 반응하십니까?

(7) Impulsivity in at least two areas that is potentially self-damaging(적어도 두 군데서 잠재적으로 자신에게 해가 되는 충동성)

» 돈을 마구 쓴다든지, 미친듯이 차를 몰거나, 마약을 하거나, 성관계를 많이 한다거나, 하는 등등의 결국에는 당신이 문제에 빠질 만한 일을 하신 적이 있습니까?

(8) Inappropriate, intense Rage or difficulty controlling anger(부적절하고 강렬한 분노 또는 화를 조절하기 어려움)

» 화가 나면 어떻게 되십니까?

» 화가 나면 참으십니까 아니면 모든 사람들이 당신이 어떻게 느끼는지 알 정도로 화를 내십니까?

(9) A pattern of unstable and intense interpersonal Relationships characterized by altering extremes of idealization and devaluation(극단적인 이상화와 가치절하가 교차되는 불안정하고 강력한 대인관계의 패턴)

» 대인관계가 안정적이고 조용한 편입니까? 아니면 왔다 갔다 기복이 심한 불안정하고 거친 인간관계를 가지고 있습니까?

A군 인격장애(이상한Odd)

편집성 인격장애Paranoid

• 자가진술: "사람들을 믿을 수가 없어요. 사람들이 저를 이

용하려고 해요."

• 탐색질문:
  » 살아가는 동안 사람들을 믿을 수가 없다는 것을 종종 알게 되셨습니까?
  » 아무 이유 없이 사람들이 당신을 배신합니까?

• 행동단서: 환자가 방어를 많이 하고 의심스러워한다. 마지못해서 의심스러워하는 분위기로 대답한다.

암기법: SUSPECT (7개 중에서 4개가 존재해야 함)

• Spousal infidelity suspected(정당한 이유 없이 애인이나 배우자의 정절에 대해 반복적으로 의심)

• Unforgiving (bears grudges) (지속적으로 원한을 품는다. 즉 모욕이나 상처 줌 혹은 경멸을 용서하지 못함)

• Suspicious of others(충분한 근거 없이, 다른 사람이 자신을 관찰하고 해를 끼치고 기만한다고 의심함)

• Perceives attacks(다른 사람에게는 그렇게 보이지 않지만 자신의 성격이나 평판이 공격 당했다고 지각하고 곧 화를 내고 반격함)

• Views everyone as either an Enemy of a friend(친구들이나 동료들의 충정이나 신뢰에 대한 근거 없는 의심에 사로잡혀 있음)

• Confiding in others fears(어떠한 정보가 자신에게 나쁘게 이용될 것이라는 잘못된 두려움 때문에 다른 사람에게 비밀을 털어놓기를 꺼림)

• Threats perceived in benign events(보통 악의 없는 말이나

사건에 대해 자신의 품위를 손상하려는 또는 위협적 의미가
있는 것으로 해석함)

분열성 인격장애Schizoid

• 자가진술: "혼자 있는 것이 좋아요. 내 세계는 완전히 비어
있어요"

• 탐색질문:
  » 사람을 좋아하는 편입니까? 아니면 혼자 있는 것을 좋아하십니
    까?(혼자있는 것을 좋아한다)
  » 좋아하는 일들에 대해서 말해 주시겠습니까?(즐기면서 하는 일
    이 거의 없다)

• 행동단서: 부끄러워하고 무관심해 보인다. 자신의 세계에
빠져있는 것처럼 보인다.

암기법: DISTANT (7개 중에서 4개가 있어야 함)
• Detached (or flattened) affect(감정적 냉담, 유리 혹은 단조
  로운 정동 표현)
• Indifferent to criticism or praise(비난이나 칭찬에 무관심)
• Sexual experiences of little interest(성적 경험에 거의 관심
  이 없음)
• Tasks (activities) performed solitarily(항상 혼자서 하는 행위
  를 선택)
• Absence of close friends(친한 친구의 부재)
• Neither desires nor enjoys close relations(친밀한 관계를 바
  라지도 즐기지도 않음)

- Takes pleasure in few activities(거의 모든 분야에서 즐거움을 취하려 하지 않음)

분열형 인격장애Schizotypal

- 자가진술: "친구를 사귀고 싶지만 어려워요. 왜냐하면 친구들이 나를 아주 이상하다고 해요."

- 탐색질문:
  » 다른 사람들과 같이 있는 것이 아주 불편하십니까?
  » 다른 사람들이 이해하지 못하거나 이상하다고 하는 그런 생각들을 종종 하십니까?

- 행동단서: 여러 가지 다양한 방식으로 이상해 보인다. 가령, 위생상태가 불량하거나, 이상하게 옷을 입거나, 기이한 습관을 가지고 있을 수 있다. 환자는 정신증적인 경계선상에 있는 이상한 생각을 이야기한다.

암기법: ME PECULIAR (10개 중에서 5개가 있어야 함)
- Magical thinking or odd beliefs(마술적 사고 또는 기이한 믿음)
- Experiences unusual perceptions(이상한 지각 경험)
- Paranoid ideation (의심하거나 편집증적인 사고)
- Eccentric behavior or appearance(기괴한 행동이나 외모)
- Constricted (or inappropriate) affect(제한된 또는 부적절한 정동)
- Unusual (odd) thinking and speech(이상한 생각이나 말을 함)
- Lacks close friends(친한 친구의 부재)

- Ideas of reference(관계 망상)
- Anxiety in social situations(과도한 사회적 불안)
- Rule out psychotic disorder and autistic disorder(정신증적 장애와 자폐장애는 제외)

B군 인격장애(극적인^{Dramatic})

경계성 인격장애^{Borderline}

앞에 있는 경계성 인격장애 참조

반사회성 인격장애^{Antisocial}

- 자가진술: "저는 사람들을 이용하는 것을 좋아하고 절대 그런 것에 대해서 미안해하지 않아요."

- 탐색질문:
  » 지능적으로 사기치는 것을 좋아하십니까?
  » 법적인 문제를 일으킬 만한 어떤 일을 하신 적이 있습니까?

- 행동단서: 아주 건방지고 오만하다. 환자는 항상 자신은 죄가 없고, 단지 폭력적이고 범죄가 가득한 환경의 피해자라고 한다.

암기법: CORRUPT (7개 중에서 3개가 있어야 함)
- Conformity to law lacking(범법행위를 반복, 법률적인 사회규범에 맞추지 못함)
- Obligations ignored(의무를 무시, 무책임성)
- Reckless disregard for safety of self or others(자신이나 타인의 안전을 무시하는 무모성)

- Remorse lacking(후회하지 않음, 양심의 가책 결여)
- Underhanded (deceitful, lies, con others) (음흉, 거짓말, 자신의 이익이나 쾌락을 위해 타인을 속이는 사기성)
- Planning insufficient (impulsive) (충동적이거나 미리 계획을 세우지 못함)
- Temper(나쁜 성질, 신체적 싸움이나 폭력 등이 반복됨으로써 나타나는 불안정성 및 공격성)

히스테리 인격장애 Histrionic

- 자가진술: "저는 정말 정서적이고 성적으로 매력적인 사람이에요. 그리고 저는 항상 사람들의 관심을 받아야 해요."

- 탐색질문:
  » 사람들의 관심의 중심이 되는 것을 좋아하십니까? (네)
  » 감정이 일어날 때 참으십니까? 아니면 표현 하십니까? (표현합니다)

- 행동단서: 환자는 요란하고 유혹적으로 몸치장을 하고 옷을 입는다. 심지어 정신과 면담을 하는 중에도 부적절한 시점에서 빠르고 극적으로 자신을 드러낸다.

암기법: PRAISE ME (8개 중에서 5개가 있어야 함)
- Provocative (or sexually seductive) behavior (성적, 유혹적 내지 자극적인 행동)
- Relationships (considered more intimate than they are) (실제보다 더 가까운 관계로 생각함)
- Attention (uncomfortable when not the center of attention)

(자신이 관심의 중심이 아닌 상황에 있는 것을 불편해 함)

- Influenced easily (다른 사람이나 상황에 의해 쉽게 영향을 받음. 피 암시적임)
- Style of speech (impressionistic, lacks detail) (지나치게 인상적이고 세밀함이 결여된 형태의 언어)
- Emotions (rapidly shifting and shallow) (감정이 빠른 속도로 변화하고 피상적으로 표현)
- Made up (physical appearance used to draw attention to self) (자신에게 관심을 집중시키기 위해 지속적으로 외모를 이용)
- Emotions exaggerated (theatrical) (자기극화, 연극성, 과장된 감정의 표현)

자기애성 인격장애 Narcissistic

- **자가진술:** "저는 다른 사람들에 비해서 정말로 재능이 많고 특별한 사람입니다. 사람들이 제가 얼마나 대단한지 알아주지 않으면 화가 나고 우울합니다"

- **탐색질문:**
  » 다른 사람들이 자신의 기준에 맞지 않아서 자주 짜증이 납니까? (네)
  » 자신에 대해 갖고 있는 야망은 무엇입니까? (비현실적으로 높다)

- **행동단서:** 아주 거만하고 당신의 신용이나 경험에 대해서 지나치게 비판적일 것이다. 다른 사람들이 자신을 얼마나 잘못 대우하는지에 대한 길고 지루한 불평을 화가 나서 말하면서 면담을 시작할 것이다.

암기법: SPEEECIAL (9개 중에서 5개가 있어야 함)

- Special(특별함, 자신의 문제는 특별하며 특이해서 다른 특별한 높은 지위의 사람 또는 기관만이 그것을 이해할 수 있고 또는 관련해야 한다고 믿음)
- Preoccupied with fantasies(무한한 성공, 권력, 명석함, 아름다움, 이상적인 사랑과 같은 공상에 몰두)
- Envious(다른 사람을 부러워하거나 다른 사람이 자신을 시기하고 있다고 믿음)
- Entitlement(자신의 중요성에 대한 과대한 느낌, 적절한 성취 없이 특별대우 받는 것을 기대)
- Excessive admiration required(과도한 숭배를 요구)
- Conceited(과대평가)
- Interpersonal exploitation(대인관계에서 착취적, 자신의 목적을 달성하기 위해 타인이용)
- Arrogant(오만하고 건방진 행동이나 태도)
- Lacks empathy(감정이입의 결여, 타인의 느낌이나 요구를 인식하거나 확인하려 하지 않는다)

C군 인격장애(불안한Anxious)

회피성 인격장애Avoidant

- 자가진술: "사람들이 저에 대해서 어떻게 생각할지 늘 걱정합니다. 그래서 거절당하지 않기 위해 새로운 친구 사귀는 것을 피합니다."

- 탐색질문:
  » 사람들을 만나거나 가까이 지내는 것을 피하십니까? (네)
  » 그것이 혼자 있기를 좋아하기 때문입니까? 아니며 전에 거절을

당했던 경험 때문입니까? 그래서 다시 거절당하지 않고 싶어서
인가요? (후자를 선택)

- **행동단서:** 환자는 처음에는 부끄러워하고 불안해 보이고,
  자신에 대해서 이야기하는 것을 꺼리지만 치료적 관계가 형
  성되면 자신의 이야기를 꽤 많이 한다.

암기법: CRINGES (7개 중에서 4개가 있어야 함)

- **C**ertainty of being liked required before willing to risk
  involvement(자신을 좋아한다는 확신 없이는 사람들과 관계
  하는 것을 피함)
- **R**ejection possibility preoccupies his thoughts(사회적 상황에
  서 비판의 대상이 되거나 거절되는 것에 대해 집착함)
- **I**ntimate relationships avoided(친근한 관계를 회피, 수치스
  럽거나 놀림 받음에 대한 두려움 때문에)
- **N**ew relationships avoided(부적절감으로 인해 새로운 관계
  를 맺는 것을 회피함)
- **G**ets around occupational activities that involve interpersonal
  contact(비판이나 거절, 인정받지 못함 등 때문에 의미 있는
  대인접촉이 필요한 직업 활동을 회피)
- **E**mbarrassment potential prevents new activities(당황스러워
  함을 보일까 봐 어떤 새로운 일에 관여하는 것을, 혹은 개인
  직인 위험을 감수하는 것을 드물게 마지못해서 한다)
- **S**elf viewed as unappealing, inept, inferior(자신을 사회적으
  로 부적절하고 개인적으로 매력이 없어서, 다른 사람에 비
  해 열등한 사람으로 바라봄)

의존성 인격장애 Dependent

- **자가진술**: "저는 상당히 수동적이며 무엇을 어떻게 해야 할지 사람들이 말해주기를 바랍니다. 그리고 나에게 중요한 사람이 기분상하지 않을 정도까지만 행동합니다."

- **탐색질문**:
  - » 자신이 완전히 독립적인 사람이라고 생각하십니까? 아니면 감정적인 지지와 보호를 받기 위해서 다른 사람에게 기대는 편입니까? (다른 사람에게 기대다)
  - » 자신의 인생에 대해서 누가 중요한 결정을 내립니까? 당신입니까? 아니면 당신의(배우자, 부모님, 다른 사람들, 상황에 따라)입니까? (환자 자신이 아닌 다른 사람)

- **행동단서**: 당신의 호감을 얻기 위해서 엄청난 노력을 하는 것처럼 보일 것이다.

암기법: RELIANCE (8가지 중에서 5개가 있어야 함)

- **R**eassurance required for decisions(결정을 위해서 여러 번 확인해야 함, 타인으로부터 과도하게 많은 충고나 확신 없이는 일상의 판단을 하는 데 어려움을 겪는다)

- **E**xpressing disagreement difficult(다른 사람의 지지나 칭찬을 잃는 것에 대한 공포 때문에 타인과의 의견불일치를 표현하기 어려움)

- **L**ife responsibilities assumed by others(자신의 생활 중 가장 중요한 부분에 대해 타인이 책임질것을 요구한다)

- **I**nitiating projects difficult(계획을 시작하기 어렵거나 스스로 일을 하기가 힘들다. 동기나 에너지의 결핍이라기 보다

는 판단이나 능력에 있어 자신감의 결여 때문임)
- Alone(혼자서는 자신을 돌볼 수 없다는 심한 공포 때문에 불편함, 절망감을 느낌)
- Nurturance (goes to excessive lengths to obtain nurturance and support) (불쾌한 일이라도 타인의 돌봄과 지지를 얻을 수 있다면 이를 자원할 정도로 무슨 일이든 다 한다)
- Companionship sought urgently when close relationship ends(친밀한 관계가 끝나면 자신을 돌봐주고 지지해 줄 근원으로서 다른 관계를 시급히 찾는다)
- Exaggerated fear of being left to care for self(스스로를 돌봐야 하는 상황에 처하는 것에 대한 공포에 비현실적으로 집착)

강박성 인격장애 Obsessive Compulsive

- 자가진술: "저는 완벽주의자입니다. 늘 목록을 만들고 노력을 아주 많이 합니다. 그리고 삶에 대해서 매우 진지합니다."

- 탐색질문:
  » 자신이 완벽주의자라고 생각하십니까?
  » 일을 너무 열심히 해서 여가 시간을 가질 수 없을 정도입니까?

- 행동단서: 환자는 세심하게 치장을 하고 옷을 입었다. 자신의 증상에 대해서 아주 상세하고 정확하게 설명하려고 할 것이다.

암기법: LAW FIRMS (8개 중에서 4개가 있어야 함)
- Loses point of activity(내용의 세부, 규칙, 목록, 순서, 조직 혹은 스케줄에 집착하여 활동의 중요한 부분을 놓친다)

- Ability to complete tasks compromised by perfectionism(완벽함을 보이나 이것이 일의 완수를 방해함. 자신의 완벽한 기준을 만족하지 못해 계획을 완수할 수 없다)
- Worthless objects(정서적으로 중요하지 않는데도 낡고 가치 없는 물건을 버리지 못함)
- Friendships (and leisure activities) excluded(여가활동이나 친구교제를 마다하고 직업이나 생산적인 것에 지나치게 열중, 경제적으로 필요한 것은 명백히 아님)
- Inflexible, scrupulous, overconscientious(과다하게 양심적, 소심, 그리고 도덕 윤리 또는 가치관에 관하여 융통성이 없음)
- Reluctant to delegate(자신의 일하는 방법에 대해 정확하게 복종하지 않으면 일을 위임하거나 같이 일하지 않으려함)
- Miserly(자신과 타인에 대해 돈 쓰는 데 인색, 돈을 미래의 재난에 대해 대비하는 것으로 인식한다)
- Stubborn(경직되고 완강함을 보인다)

치료를 위한 면담

- 진단명을 간단히 말하라
- 질병에 대해 환자가 무엇을 알고 있는지 확인하라
- 필요하다면 질병에 대해서 짧게 강의하라
- 더 질문할 것이 있는지 물어보라
- 환자가 읽을 수 있는 자료를 주어라

» 제가 미쳤다는 말입니까?

» 이 약을 먹으면 좀비처럼 되는 것이 아닌가요?

» 죽을 때까지 이렇게 살아야 하는 건가요?

면담이 끝나고 나면 환자들이 종종 이런 질문을 할 것이다. 그래서 치료자들은 그런 질문에 대해 일반적인 용어로 대답하는 효과적인 방법을 결국에는 개발하게 된다. 환자를 교육하는 방법에 대해서 거의 배우지 않았지만, 환자의 관점에서는 이것이 초기 면담 시 가장 중요한 부분이 된다.

질병에 대해서 환자를 교육하는 것은 여러 가지 이유에서 도움이 된다. 첫 번째, 교육을 함으로써 환자의 불안이 감소된다. 전문가들은 정신질환을 그냥 받아들이나, 환자들은 공포스러워 한다. 질병에 대해서 알려 주고 그 진행과 치료가 잘 알려져 있고 수백만의 사람들이 경험하고 있다는 것을 알게 하는 것으로, 환자의 불안은 상당하게 감소된다.

두 번째, 환자 교육은 약물과 치료에 대한 이해를 잘할 수 있게 한다. 정신과 치료에 대한 잘못된 개념이 우리 사회에 넘쳐난다; 대부분의 사람들은 만화, 텔레비전, 잡지에서 정신과에 대한 정보를 얻음으로, 이러한 것들이 현실과 환상이 일치하지 않도록 만든다. 가령, 많은 환자들은 심리치료가 결국에는 고통스런 가족 역동을 수년 동안 파헤쳐야 하는 아주 긴 과정이라고 생각한다. 그런 잘못된 개념으로 인해서 환자들은 심리치료를 받는 것을 좋아하지 않는다. 최근의 심리치료는 기간이 짧고, 현재의 문제에 집중한다는 사실에 대해서 교육을 받고 나면, 환자들은 좀 더 심리치료를 수용하게 된다.

약물에 대한 잘못된 개념 또한 널리 퍼져 있다. 적어도 6개월에서 12개월은 치료를 계속해야 한다고 권하지만, 환자는 기분이 일단 좋아지면 항우울제를 끊어도 된다고 믿는다. 어떤 환자는 항우울제를 일시적인 기분 상승제로 생각하기도 한다. 우울증 치료를 위해서 Prozac을 처방했던 여자 환자가 있었는데, 한 달 뒤에 다시 방문해서는 그 항우울제를 단지 4번 또는 5번만 "먹을 필요가" 있었다고 이야기를 했다. 그 환자는 아침에 일어나서 아주 우울할 때만 그 약을 먹으면 된다고 믿었다.

이 장에선, 다양한 정신질환에 적용될 수 있는 일반적인 환자교육 전략에 대해서 이야기할 것이다.

진단명을 간단하게 말하라

DSM-5에 나와 있는 진단명을 그대로 말할 필요는 없다는 것이다. 가령, 나는 환자들에게 "주요 우울증"이라고 하기 보다는 "우울증"이라고 이야기를 한다. 왜냐하면 경험상 많은 사람들이 전자보다는 후자를 훨씬 더 많이 들어왔기 때문이다.

환자가 그 질환에 대해서 알고 있는 것이 무엇인가

환자들이 그 질환에 대해 알고 있는 것이 무엇인지 알아내는 일반적인 방식은 다음과 같이 환자에게 진단명을 말해 주면서 이루어진다.

> » 제 생각에는 우울증을 앓고 계신 것 같습니다. 그게 무엇인지 알고 계신가요?

만약에 환자가 "네"라고 이야기를 하면 그에 대해서 말해 보라고 한다.

> » 우울증이 무엇이라고 생각하십니까?

치료에 대한 협상을 위한 전제로서, 환자가 치료에 대해서 무엇을 기대하는지도 물어본다.

> » 치료에 대해 어떤 생각이 있습니까?

어떤 환자는 분명하게 심리치료나 약물치료 같은 어떤 치료 형태를 요구할 것이고, 반면에 다른 환자는 원하지 않는 치료가 무엇인지 말할 것이다.

질환에 대한 간단한 강의

모든 환자가 자신의 질환에 대한 상투적인 설명을 듣기 원하지 않을 것이다. 가령, 강박장애의 DSM-5 진단기준 각각에 대해서 상세하게 설명을 들은, 정보를 충분히 가진 환자에게 질환에 대해서 다시 설명을 한다면 그 환자는 모욕감을 느낄 것이다. 또 어떤 환자는 질환에 대해 잘 알지는 못하지만 치료자가 환자를 교육하고 치료에 그들을 개입하게 하려는 노력에 대해 불편감을 느낄 수도 있다. 어떤 환자에게 질환에 대해 간단한 강의를 해야 하는지에 대해서 정해진 규칙은 없다. 따라서, 환자에게 다음과 같이 물어볼 수 있다:

> » 우울증에 대해서 설명해 주기를 원하십니까?

질병에 대해서 알고 싶어하지 않아도, "아니요"라고 간단하게 이야기하는 환자를 거의 만나기가 어려운데, 환자의 반응을 보고서 환자의 흥미 정도가 어떠한지 가늠해 보고 간단한 강의의 길이를 조절할 수 있다.

간단한 강의의 구조에 대한 제안으로, 3년 동안 치료에 대한 높은 순응도(90%)를 달성하도록 도왔던 정신교육 psychoeducation 프로그램을 사용한 피츠버그 대학에서의 연구 경험을 이야기하고자 한다(Frank et al, 1995; Jacobs et al, 1987). 이 프로그램은 우울증에 대해서 환자와 가족을 교육하기 위해서 개발되었다. 그 구성요소는 다음과 같다:

• 질병에 대한 정의를 설명한다. 환자에게 그가 경험했던 모든 증상들을 다 나열하게 한다. 적을 수 있는 칠판이나 종이가 필요하다. 환자가 나열한 증상들을 포함하여, 환자의 질

환을 많은 증상을 가진 하나의 질병으로 정의하라. 당뇨나 고혈압 같은 신체질환과 비슷한 질병으로 묘사하라. 이것이 정신질환과 관련이 있는 편견을 줄이는 데 도움이 된다.

- 질병의 이환율과 과정에 대해서 설명한다(주요 정신질환에 대한 질병 이환율이 나열되어 있는 포켓 카드 부록 A를 참조).
- 원인에 대해서 설명한다. 대부분의 정신질환의 원인은 모르지만, 여러가지 이론에 대해서 이야기할 수 있다.
- 치료 방법에 대해서 이야기하라.
- 약물치료를 위해서, 가능한 부작용을 설명하고 모든 사람들이 다른 부작용을 경험한다는 사실을 강조하라. 지난 10년 이상 정신과에 오면 약물관리에 대해 설명했었다. 그런데 우리가 처방한 치료에 대해 환자들이 양가감정을 갖고 있음을 보게 된다. Shea (2006)는 약물복용법에 관한 그의 훌륭한 저서에서 약물에 저항하는 환자들을 도울 수 있는 유용한 방법으로 일명 "잃어버린 꿈 조사"라는 소아과 의사들의 기법을 차용하였다. 그의 책을 인용하면 "천식환아에게 '천식 때문에 정말 하고 싶었던 것을 못하게 된 것이 무엇이었니?'와 같은 질문을 하는 것이 유용함을 발견했다. 이 연령군에서는 이 질문을 하면 바로 답이 나오는데 보통 스포츠, 축구나 야구 같은 답이 나왔다"

이 기법을 정신과 이슈에 쉽게 적용할 수 있다. "불안 때문에 당신이 하고 싶은 것을 못하는 게 있습니까?" 이 대답은 환자가 약물을 복용함으로써 얻게 되는 이득이 무엇인지 잘 알게 할 수 있다.

아래에 주요 우울증에 대한 간단한 강의 사례를 제시하였다.

» 주요 우울증은 스트레스 대처능력을 손상시킵니다. 일이 잘 되지 않을 때 우리는 대개 슬퍼하게 되는데, 주요 우울증을 가진 사람은 아주 기분이 저하되어서 기본적인 생활에 영향을 받습니다. 신체 질병과 마찬가지로, 우울증은 특정한 증상을 가지고 있습니다. 당신의 경우에는, 잠을 못 자고, 식욕도 없으며, 직장에서 일에 집중할 수 없으며, 죽고 싶다는 생각도 하게 됩니다.

» 우울증은 꽤 흔한데, 10%의 사람들이 삶의 어느 순간에 우울증을 갖게 됩니다. 원인은 분명하지 않지만, 어떤 사람들에게는 스트레스가 우울증을 유발하는 것 같습니다. 아마도 당신도 그런 것 같습니다. 왜냐하면 당신은 이혼한 이후에 기분이 안 좋아지기 시작했으니까요. 우울증을 생물학적인 장애로 보기도 합니다.

» 우울증에 대한 좋은 소식은 치료가 가능하다는 것이죠. 약물치료와 심리치료의 두 가지 치료 방법이 있습니다. 이 두 가지를 같이 병행하는 것이 가장 효과가 좋다고 알려져 있습니다. 당신의 경우에는, 이 두 가지를 같이 병행하는 것이 좋을 것 같습니다. 여기까지 들으시고 질문하실 것이 있습니까?

또한 경계선 인격장애에 대한 간단한 강의 사례를 제시하겠다. 환자를 비난하는 것으로 들리지 않으면서 인격장애에 대해서 토의하는 것이 가능하다는 것을 증명하기 위함이다.

- 면담자: 당신은 경계선 인격장애를 가지고 있습니다. 그것이 무엇인지 혹시 알고 계십니까?
- 환자: 아니요, 하지만 경계 선상에 있는 것 같은 느낌이 드는데요.
- 면담자: 모르시는 것은 아닌 것 같습니다. 경계 선상에 있는

것과 같아요. 경계성 인격장애를 가진 사람들은 자존감이 낮습니다. 특히 친구와 가족에 대한 문제에서는, 이것 때문에 기분 변화가 심합니다. 가령, 사람들이 당신을 거부할 때, 그냥 우울해지는 것만 아니라, 자살하고 싶다고 아까 저에게 말씀하셨습니다. 그리고 사람들에게 화가 나면 자신을 통제하기 힘들다고도 했구요.

- 환자: 그래요. 저는 늘 그랬습니다. 그것이 병이라는 것을 몰랐습니다.

- 면담자: 그것이 병입니다. 그리고 그런 사람이 당신만이 아니라는 것을 믿으시길 바랍니다. 인구의 2%가 똑같은 병을 가지고 있다고 알려져 있습니다. 아무도 그 병의 원인이 무엇인지 모르지만 어릴 때 자란 환경이 대체로 영향을 미친다고 알려져 있습니다. 필요하면 우울증을 치료하기 위해서 때로 약을 복용하면서 장기적인 치료를 받는 것이 가장 좋은 방법입니다.

치료자는 환자를 교육하는 본인만의 방법을 개발할 수 있을 것이며, 강의는 환자에 따라서 불가피하게 변화될 수 있을 것이다. 가능한 한 환자가 사용하는 말로 이야기하라. 그것은, 환자의 지적, 교육적 수준이나 문화적 배경, 나이, 기타 요소에 의해서 달라질 것이다.

질문

시간이 없더라도 환자가 질문에 대해 생각할 시간을 충분히 주라.

문서화된 교육자료

문서로 된 교육자료를 환자에게 주어서 혼자 충분히 읽고 생각할 기회를 주라. 부록 B에 있는 자료를 활용하라. 이 자료들은 저자의 허락을 따로 받지 않아도 사용될 수 있는 자료들이다.

33^장

치료계획 협상

- 환자의 계획을 확인하라
- 환자와 치료자가 동의할 수 있는 계획을 협상하라
- 동의한 계획을 수행할 수 있도록 환자를 도우라

일단 진단이 확정되면, 그 진단에 근거하여 치료 계획을 수립해야 한다. 치료 계획은 처방전을 일방적으로 전하기 보다는, 환자와 함께 의견 일치를 보아야 한다. 환자가 치료 계획에 많이 개입할수록, 그 계획을 따를 가능성이 더 높다.

순응 compliance 이라는 용어는 한때 환자가 치료 계획을 잘 따른다는 것을 의미하는 인기 있던 용어였는데, 지금은 점점 고수 adherence 라는 용어로 대치되고 있는데, 이 말은 덜 수동적임을 뜻한다. 환자는 따르도록 '만들어져'있기 보다는, 고수하기로 '선택'한다. 환자와 같이 치료 계획을 협상할 때, 치료방침을 고수하는 것과 치료 결과가 함께 향상되었다는 연구결과가 보고되었다 Eisenthal et al. 1979. Lazare et al (1975)등이 치료계획을 합리적으로 협상하는 방법에 대해서 이야기 했는데, 여기에서 그 접근법을 차용하였다.

환자의 계획을 확인하라

환자의 계획은 처음에는 분명하지 않을 수 있다. 이 때 다음과 같은 간단한 질문으로 확인할 수 있다.

> » 제가 어떻게 도와드리면 좋겠습니까?

다음과 같이 물어보는 것보다 환자의 계획에 대해서 물어보는 이 방법이 훨씬 덜 직면적이라는 것을 기억하라.

> » 무엇을 원하십니까?
> » 무엇을 기대하십니까?

이 때 환자가 모호하게 대답하거나 몸을 움츠릴지도 모른다.

> » 기분이 좀 좋아졌으면 좋겠습니다.
> » 모르겠어요. 선생님이 치료자잖아요.

때로 당신이 원하는 정보를 명확히 하는 것이 도움이 된다.

> » 기분이 좋아지기 위해 어떻게 도와드리면 좋겠다고 생각하십니까?

> ### 팁
>
> 종종, 환자들은 약물치료, 심리치료, 의뢰, 직장에 제출할 의견서, 등등과 같은, 어떤 특정한 요구를 가지고 면담하러 온다. 어떤 환자들은 자신의 요구를 분명하게 드러내는 것을 당황스러워할 수도 있으므로 다음과 같이 치료자가 먼저 이야기를 꺼내기 원하기도 한다.
>
> » 때로는 환자분들이 분명히 원하는 것이 있습니다. 가령, 약물치료나, 상담, 조언, 누군가에게 보여줄 의견서 같은 거요. (일반화하는 반응)

　　그러나 대부분의 환자들은 특별한 요구나 계획 없이 치료자를 만나러 온다. 이는 종종 정신보건전달체계에 대해서 잘 모르거나 현대적인 건강관리 소비자 모형에 익숙하지 않은 환자에게서 볼 수 있다. 이러한 환자들에게는 강요하지 말라; 만약 치료자가 추천하는 것을 듣고 싶어하면서 당신이 전문가이기 때문에 그냥 따라갈 것이라고 한다면, 그냥 두어라.

치료계획 협상하기

치료방침을 고수하는 것은 환자와 치료자가 문제의 성질에 대해서 동의했을 때 결과적으로 향상된다는 것을 기억하라. 협상의 다음난계는 이런 동의를 어떻게 이루느냐 하는 것이다. 만약 치료자와 환자가 치료 계획의 윤곽에 대해서 동의했다면, 어떻게 수행할 것이지 바로 들어가면 된다. 하지만 때로 환자의 요구가 비현실적이고 임상적으로 의미가 없다는 것을 발견하게 될 것이다. 그 요구에 대해서 확인할 수 있는 시간을 가졌다는 것에 감사하라. 왜냐하면 이제 서로 동의할 수 있는 목표에 대해서 협상해야 하기 때문이다. 협상 과정은 환자의 요구에 따라서 매번 다르다. 창의성이 도움이 된다.

흔히 문제가 되는 요구들을 가능한 협상 전략과 함께 다음에 제시하였다:

- **요구**: 환자가 약을 처방해 달라고 하지만 당신은 그렇게 할 수가 없다.
- **전략**: 그 약이 얼마나 긴급한 것인지 확인하라. 만약에 급하지 않아 보이면, 정신과 의사에게 의뢰하고, 이완 요법, 최면요법, 인지적인 재구조화와 같은, 증상을 완화시킬 수 있는 심리적 방법을 환자에게 가르치라. 이 때가 환자에게 유인물을 주기 좋은 때이다. 만약 약이 급히 필요하다면, 환자를 응급실이나 위기중재 클리닉으로 보내며, 클리닉에 전화하여 정신과 의사에게 환자의 진단명과 약물의 필요성에 대해서 알릴 수 있는 시간을 확보하라.
- **요구**: 벤조다이아제핀계 약물 남용의 과거력이 있는 환자가 벤조다이아제핀계 약물을 요구한다거나, 경미하고 일시적인 우울증을 가진 환자가 항우울제를 요구하는 것과 같이, 환자가 부적절하게 약물을 요구한다.
- **전략**: 환자의 질병에 대해서 간단히 강의를 하고, 유인물과 읽어볼 수 있는 책을 권하라.
- **요구**: 외래에서 치료될 수 있는데도 구태여 입원을 요구한다.
- **전략**: 요즘 시대에 이것은 점점 더 문제가 되는 요구이며 환자는 아마 이런 문제에 대해 교육이 필요할 수 있다.

  » 요즘에 자살위험이 있는 환자가 아니면 보험회사에서 거의 돈

을 지불하지 않습니다. 왜냐하면 굳이 입원하지 않더라도 외래
에서 얼마든지 치료할 수 있는 많은 방법이 있으니까요.

중요한 것은 환자가 처음보다 훨씬 많이 힘들어하고 있으
며, 입원을 요구하는 것이 그것을 암시적으로 표현하는 방법
일 수도 있다는 것을 주의해야 한다. 아마도 이 시점에서 자살
사고가 있는지 다시 사정할 필요가 있을 것이다. 만약 입원할
필요가 없는 것으로 확인되면, 다음과 같은 다른 방안에 대해
서 토의하라.

- 낮 병원
- 일시적 위탁
- 집에서 견디기 힘들면 친구나 또는 친척집에 머무르기
- 며칠 동안 휴가를 가지기
- 위기 기간 동안 매일 확인하기 위해서 치료자에게 전화하게
  하기
- 면담횟수를 좀 더 늘리기
- 단기 항불안제 투여

동의한 계획을 수행하기

서로 동의한 계획은 다음 중 하나 또는 두 가지에 해당될 가능
성이 높다.

- 당신 또는 다른 사람과 추후 치료약속
- 약물치료

추후 진료예약

그곳이 어디든 상관없이, 환자가 추후 진료를 예약한 장소에 오게 할 가능성을 높이는 것이 당신의 일이다. 이것은 환자가 자신의 치료 계획에 개입하도록 하는 것으로 그렇게 할 수 있다. 그 외에 무엇을 더 할 수 있겠는가?

추후 진료예약을 가장 잘 지키게 하는 것은 다음과 같은 상황에서 일어난다는 연구 보고가 있다(Eisenthal et al, 1979):

• 추후 진료예약을 기다리는 기간이 짧을 때
• 특정 전문가에게 의뢰가 이루어졌을 때
• 특정 진료예약이 원하는 시기에 이루어질 때
• 의뢰기관에 있는 사람과 환자가 직접 이야기할 때

이러한 가이드라인에 근접하게 수행할수록 더 좋은 결과를 얻는다. 물론, 여기에는 다음과 같은 항목을 포함한 수많은 면담 전 준비가 필요하다(2장 참조):

• 추후 진료를 예약하기 위한 효과적인 체계가 있어야 한다.
• 예약기간이 길어지지 않도록 특정 전문가를 충분히 확보해야 한다.
• 환자가 치료자의 사무실에 직접 전화하여 예약할 수 있도록 의뢰기관의 리스트와 전화번호를 확보하라.

약물치료 시도

약물치료를 시도하기로 환자와 함께 결정했다면, 그 치료법의 이행도가 높아질 것이다. 다음은 약물치료에 대한 실제적인 문제와 그것들을 다루는 데 필요한 제안들이다.

1. 환자가 약물치료비를 어떻게 처리할 것인지 결정하라. 어떤 보험회사는 처방전에 대해서 보상을 하지만 어떤 회사는 그렇지 않다. 만일 환자가 자기 돈으로 약물치료비를 낸다면, 환자가 돈을 얼마나 내야 하는지를 알고 있는지 확인하라. 환자가 약물치료비를 낼 수 없다면, 클리닉에 얼마나 있는지에 따라서, 제약회사에서 준 샘플들을 주라. 제약회사들은 많은 무료 샘플 처방전을 당신에게 보낼 것이고, 하나의 무료샘플 처방전은 한 달간 쓸 수 있다. 환자는 이 무료샘플 처방전을 약국에 가져가서 약을 탈 수 있다.

2. 환자가 약물치료의 부작용에 대해서 이해하고 있는지 확인하라.

3. 간단할수록 기억하기 쉽고 순응도를 높인다. 그래서 "Prozac 20 mg을 하루에 한 번 드시고, 잠이 안 올 때 필요하면 trazodone 50 mg을 드세요"라고 말하는 것 보다는, 매일 아침에 녹색 약을 드시고, 잠이 안 오면 밤에 흰색 약을 드세요"라고 말하라.

4. 치료자가 한 말을 환자가 반복하여 말하게 하면, 환자는 치료자의 지시를 더 잘 기억할 것이다.

34^장
면담결과 기록

나는 지겨운 면담기록으로 아주 길고 괴로운 시간을 보냈었다. 의대생 시절에는, 소설과 같이 긴 기록을 하는 것이 환자 회진의 스트레스나 구두 발표를 유예시키는 기쁨이었다. 레지던트 시절에는, 기록하는 일이 환자를 만날 수 있는 한정된 시간을 방해하는 훼방꾼으로 여겨졌기 때문에 결과를 기록하는 일이 짜증이 났다. 하루 종일 환자와 보낸 마지막 시간에 사무실에 힘겹게 앉아서 앞뒤가 맞게 기록되기를 바라면서 생각을 정리하곤 하였다.

몇 년 동안 임상에서 일을 하고 난 뒤에야, 이 기록과 관련된 일이 생각이 났다. 이제는 다시 완전히 한 바퀴 돌아 그 일을 좋아하게 되었다. 이제는 환자를 만나는 사이 틈나는 시간에 조용히 생각하고 종합할 수 있는 시간이 되었다.

이 장이 면담기록과 관련된 다소 고통스러운 시간들을 통과하는 데 도움이 되기를 바란다. 여기에서는 각자 선택하여 사용할 수 있는 몇 가지 양식을 제시하였고, 그 과정을 부드럽게 진행할 수 있도록 돕는 팁을 제안했다.

기록에는 다음의 세 가지 목표 사이에 균형을 맞추는 것이 필요하다:
1. 철저함
2. 시간 효율성
3. 읽기 쉬움

잘 된 기록을 보면 이 세 가지 목표가 다 들어있다. 즉 진단과 치료를 위한 기초자료가 충실히 철저하게 기록되어야 한다; 바쁜 전문가의 시간을 내어 기록해야 할 만큼 시간이 많이 걸리지 않아야 한다; 너무 길지 않아서 환자의 치료에 관여하는 다른, 역시 바쁜 전문가가 그 기록을 읽을 때 한숨을 내쉬어야 할 정도가 되지 않아야 한다.

일반적으로, 기록하는 데 10~15분 이상 걸리지 않도록 한다. 동료가 읽기 원한다면 2~3페이지 이상 길어서도 안 된다. 만약 전자건강기록지electronic health records, EHRs를 사용한다면 특별한 소프트웨어로 제한될 수 있다. 나쁜 것은 EHR은 MSE의 여러 면들을 정의하는 수많은 체크박스에 빠르게 클릭하는 것으로 기록하는 것이다. 가능하면 당신이나 타인에게 보다 많은 정보를 줄 수 있는 환자의 서술적 모습을 형성할 수 있도록 자유 텍스트 필드를 이용할 것을 추천한다.

자료 확인 IDENTIFYING DATA

자료를 확인하는 것은 꽤 긴 첫 문장이 되는데 전반적인 환자

평가의 시작이다. 환자가 누구인지 뿐만 아니라, 사회적, 문화적인 상황에 대해서도 확인한다. 여기에 나이, 성별, 결혼상태, 의뢰 이유가 포함되며, 직업, 주거상태, 다른 가족에 대한 정보도 포함된다.

이 환자는 45세로서, 이미 성인이 된 두 자녀가 있고, 두 번 결혼한 여성인데. 남편은 카펫 청소 회사의 회계사이며, 불안이 증가하고 항불안제와 진통제 남용의 가능성 때문에 1차 주치의에 의해서 의뢰되었다.

또는

이 환자는 29세 미혼으로 정신장애를 가진 백인이며. 시내에 있는 그룹 홈에서 살고 있으며, 만성 편집성 조현병의 과거력을 가지고 있는데, 자살하려는 분명한 의도로 메틸 알코올 한 병을 마시고 있는 것을 그룹 홈 직원이 발견하여 병원에 입원하였다.

주 호소 CHIEF COMPLAINT

주 호소는 왜 도움이 필요한지에 대한 질문에 대한 축어적인 문장으로, 환자의 말을 그대로 써야 한다.

> » 아내가 여기로 보냈어요. 저는 아무 문제가 없어요.
> » 어머니가 얼마 전에 돌아가셨어요. 그것을 견딜 수가 없어요.
> » 그냥 상담을 좀 해서 제가 가진 문제를 해결할 때라는 생각이 들었어요.

이러한 각 문장들은 목적의 의미가 다름을 나타내며 치료의 긴급성을 알려주므로 결과적으로 이런 정보는 다음에 무엇을 해야 할지를 알려준다.

14장에서, 현재력에 대한 두 가지 다른 정의를 내렸다. 하나는 몇 년 전을 거슬러 올라 질병의 과거력을 의미하며(증후군의 역사), 다른 하나는 과거 몇 주의 사건에 좀 더 집중하는 것이다(현재 위기의 역사). 어떤 것을 사용할지에 대해서는 개인과 기관의 선호도에 따라 다를 것이다. 다음은 이 두 가지를 다 다루었다.

증후군의 역사 History of syndrome

M씨는 대학시절부터 시작된 오래된 양극성 장애를 가지고 있다. 그때 환자는 탈진할 정도로 며칠 내내 공부를 하는 조증 행동 때문에 입원을 했다. 게다가, 과대망상과 비조직적인 행동을 보였는데, 대학 총장의 사무실 밖에 앉아 자신이 그 대학의 총장이라고 했다. 그 당시에 lithum을 먹기 시작하여 몇 년 동안 잘 지냈는데, 부인과 이혼 후에 우울증과 지나친 음주로 인해 1990년 초반에 수차례 입원을 했다.

우울증으로 인해 2년 전에 입원을 했고, 그 후 상당히 잘 지냈으며, venlafaxine (Effexor)과 valproic acid (Depakote)를 꾸준히 복용하면서 정기적으로 외래진료를 잘 받고 있다.

현재 위기의 역사 History of present Crisis

M씨는 몇 번의 입원력이 있는 오래된 양극성장애를 가지고 있지만 과거 2년 동안 아주 잘 지내고 있었다. 그러나 2주 전에 회사에서 새로운 직책으로 승진하면서 조증이 보인다는 것을 여자친구가 발견했다. 업무 준비를 위해서 하루 3시간만 자고 평소보다 더 빨리 말을 하며, 회사의 사장이 되겠다는

비현실적인 계획을 세우기 시작했다. 환자는 여자친구와 외래 전문의의 권고에 따라 입원하는 데 동의했다.

기록할 때 과거력을 어떻게 쓸 것인가 하는 것은 현재력을 얼마나 철저하게 했는가에 달려 있다. 일반적으로 과거력은 환자가 과거에 어떤 종류의 정신과 치료를 받았는지에 대해서 자세하게 들어가는 곳이다. 14장에서 질문을 체계적으로 하는 방법의 하나로서 암기법 **Go CHa MP**를 제안했다. 그리고 이 것을 또한 기록할 때 쓸 수 있다. 다음과 같은 일반적인 문장으로 시작할 수 있다.

환자는 몇 년 동안 상당히 집중적인 그리고 전반적으로 성공적으로 우울증치료를 받아왔다고 생각한다.

또는

환자는 여러 번 치료를 시작했지만 일반적으로 스스로 약을 중단하곤 했다.

CHaMP에서, C는 현재 치료자 current therapist 를 의미한다. 입원력은 있는 그대로 기록하는데 보통 환자의 기억만으로는 상세한 정보에 한계가 있다. 현재 문제의 심각성이 더 중요하기 때문에 최근에 언제 입원했는지는 중요하지 않다. "약물 치료 시도 medication trials"에 대해서 두드러지게 표시하는 것은 몇 달이나 몇 년 후에 약을 바꾸어야 할 필요가 있다면 다른 치료자를 위해 쉽게 참고할 수 있기 때문에 도움이 된다. 마지막으로, 과거 심리치료가 도움이 되었는지, 왜 도움이 되었고 왜 도움이 되지 않았는지에 대한 기록이 첨가되어야 한다.

물질 사용력 SUBSTANCE USE HISTORY

물질 사용의 과거력은 어디에 기록해야 할까? 전문가마다 다르며 과거력이나 사회력, 신체병력에 기록하기도 하는데 보통은 "습관"에 기록한다. 나는 이 문제를 위해서 따로 기록할 수 있는 란을 만드는 것을 선호한다. 왜냐하면 이것은 아주 중요하며 때론 정신과력에서 간과되는 부분이기 때문이다.

증상 리뷰 REVIEW OF HISTORY

증상 리뷰는 독자들에게 진단이 철저하게 이루어졌음을 알릴 수 있는 부분이다. 환자의 증상이 어떤 진단기준에 부합하는지 아닌지, 그리고 현재력과 약물 사용력에 이미 언급했던 것들은 배제하고, 단순히 주요 진단기준의 목록을 따라서 기록하라.

정신과 증상 리뷰에서, 환자는 조증이나 경조증의 과거력은 부인했다. 환자는 광장공포증을 동반하는 잦은 공황발작의 과거력에 대해서 말했지만, 2년 전에 저절로 사라졌다고 말했다. 자신을 완벽주의자라고 했으나 강박행동이나 사고에 대해서는 부인했다. 섭식장애, 주의력결핍 및 과잉행동장애, 신체화 장애, 해리성 장애, 또는 정신증적 현상에 대한 과거력은 부인했다. 남편과 친구들과의 관계를 묘사할 때 인격장애의 의존적인 성향에 대한 암시는 보였다.

가족력 FAMILY HISTORY

평가지 양식에 가계도를 직접 그려 넣을 수 있으면, 가족의 정신과력에 대해서 충분히 알 수 있으나, 아마 다음과 같이 어떤 부분을 강조하기 위해서 한 줄 정도 무엇인가 써넣고 싶을지도 모르겠다.

이 환자는 가계도에서 나타난 것처럼, 양극성 장애의 강한 가족적 성향을 가지고 있다.

만약 면담결과를 글로 쓰게 된다면, 종이 한 장에 가계도를 그려서 환자차트에 포함시키고, 가족력 부분에 "가계도 참조"라는 노트를 써 놓기를 권하고 싶다.

사회력 SOCIAL HISTORY

사회력을 얼마나 깊이 있게 철저히 사정해야 하는지는 치료자가 무엇을 선호하는지 그리고 평가의 목적이 무엇인지에 달려 있다. 약물치료를 위한 것보다 심리치료에 대한 평가를 하려면 사회력은 분명히 좀 더 길어진다. 더구나 어떤 임상문제는 사회심리적인 이슈에 비해 더 많이 영향을 받는다. 가령, 외상 후 스트레스장애는 항상 상당한 사회력을 요구하는 데 반해 조현병은 대개 사회 환경에는 큰 영향을 입지 않고 독립적으로 일어난다.

사회력에는 적어도 다음 정보를 포함해야 할 것이다.

> » 어디서 태어나고 자랐는가?
> » 형제 자매의 수
> » 환자와 형제자매의 출생 순서
> » 어린시절 누구와 함께 살았는가?
> » 교육정도
> » 직업 과거력
> » 결혼과 부모역할에 대한 과거력

» 직장 이외의 전형적인 일상생활

이 환자는 메사츠세츄 로웰에서 태어나고 자랐으며 3명의 자녀 중 막내인데, 형은 50세이며 누나는 53세이다. 어린시절을 "정상적"이었다고 언급했는데, 환자가 10세 때 아버지가 자동차 사고로 돌아가시고 어머니는 그 후 "항상 우울"했었다. 고등학교 때 주로 B와 C학점을 받았으며 자동차 정비공이 되기 위해 2년 동안 기술학교에 다녔다. 마침내 자동차 정비업을 시작했으며 지금도 하고 있다. 24세 때 지금의 부인인 다이안과 결혼해서 두 명의 자녀(21세 로라, 24세 앤지)를 두고 가까이 지내고 있다. 주 6일 일하며, 일하지 않을 때는 맥주를 마시면서 텔레비전을 보거나 친구들과 낚시를 즐긴다. 부인과는 "잘 지낸다"고 말했다.

의학력 Medical history

의학력에 대한 질문을 체계적으로 하기 위해서 MIDAS라는 암기법을 사용할 것이다. 나는 다음과 같이 보통 환자의 일반적인 건강에 대한 진술로 시작한다:

환자는 자신이 전반적으로 건강하다고 이야기했다.

환자는 여러가지 만성적인 건강 문제로 힘들다고 이야기했다.

질병, 수술, 처방된 약물, 약물 알레르기에 대한 것을 기록하라. 1차 치료자의 이름을 기록하라. 신체계통별로 질문을 시작했다면, 순서대로 기록하라. 적어도 경련이나 머리외상이 있었는지 기록해야 하는데, 이 두 가지는 흔히 정신과적인 문제와 밀접한 관련이 있기 때문이다.

환자는 전반적으로 건강상태가 좋은 편이며 특별한 질병이

나 수술, 머리외상, 경련은 없었다고 한다. 피임약 이외에 먹는 약은 없으며 페니실린에 알레르기가 있다고 했다. Dr. L부인과에서 정기 검진을 받고 있다.

환자는 심장병, 당뇨, 당뇨 합병증인 신경증적 문제를 포함한, 중대하고 복잡한 의학력을 가지고 있다. 작년에coronary bypass 수술 받았다. 현재 반(1/2) 블록을 걸으면 숨이 차며 다리에 통증을 느낀다. 어렸을 때 말에서 떨어져서 뇌진탕이 일어났었지만, 경련은 없었다고 한다. 1차 주치의는 Dr. R이며 인슐린, captopril, furosemide (Lasix), potassium supplement, 통증을 위해서 hydrocodone (Vicodin), 하루에paroxetine (Paxil) 20 mg을 먹고 있다. bupropion (Wellbutrin)에 전신 발진이 일어나는 알레르기가 있다.

정신상태검사 MENTAL STATUS EXAMINATION

진단적 평가를 위한 정신상태 검사 부분을 서술할 때는 일시적으로 임상적인 사고방식을 버리고 창조적인 글쓰기를 하라. 환자의 정신상태에 대해서 아주 잘 묘사해서 독자가 그 글만 읽고도 환자를 알 수 있도록 해야 한다.

똑같은 환자에 대한 다음의 두 가지 서술을 비교해 보라:

이 환자는 32세이며 피곤해 보이나 면담 중에는 협조적이었다. 단정하지 않으며 시선 접촉은 잘하였다. 화가 나 있으며 초조해 하는 기분과 정서를 가지고 있다.

응급실에서 면담을 한 이 환자는 가운을 입고 사지를 결박당한 채 엎드려 누워 있다. 면담 바로 직전에 haloperidol (Haldol) 5 mg의 근육주사를 맞았다. 내가 걸어 들어가자, 그는 머리를 들고 나를 강렬하게 쏘아보면서, "이런 XX 같은 결박에서 나를 좀 구해주시겠습니까?"라고 말했다. 나는 환자에게 타살이나 자살의 위험이 없다면 그렇게 해 주겠다고 안심시켰다. 환자는 안도했고 그 지점부터 협조적이었다.

두 번째 버전은 환자의 정신 상태에 대해서 좀 더 생생하게 묘사를 해준다. 맞다, 환자는 화가 나고 초조했지만 이것은 환경에 대한 환자의 반응이었다. 더 나아가서, 처음의 기록에는 나타나있지 않지만, 자신의 감정 상태를 조절할 수 있는 부분에서 암시하듯이, 환자는 면담자의 말을 듣고 그의 기분을 어느 정도 다스릴 수 있었다. 처음의 기록에서 "단정하지 않다"는 것은 조현병 환자에게서 볼 수 있는 자기태만 또는 무관심의 특징을 암시하기도 하지만, 사실 사지가 결박되어 있을 때 단정하지 않은 것 이외에 다른 것을 관찰하기 어렵다.

기록할 때 전문용어를 사용해야 한다는 말이 있다. 이것은 특히 정신증적인 사고과정과 내용에 대해 묘사할 때 그러하다. 사고이탈, 연상의 이완, 관계사고와 같은 말과 단어들은 정신건강 관련 영역에서 잘 이해되면서 사용하는 기술적인 용어이다. 표 34.1는 전문용어가 포함된 문장과 좀 더 신선하게 대체할 수 있는 문장에 대해서 서술하였다.

표 34.1. **전문용어를 대체할 수 있는 문장들**

정신상태 전문용어	좀 더 서술적인 대안
협조적인 정보제공자이다.	질문에 모두 대답을 하지만 무감동과 무관심을 보여준다.
외모를 잘 꾸몄다.	짧은 갈색 머리가 깨끗하게 잘 빗겨져 있으며, 수염을 깨끗하게 깎았다.
단정하지 못하다.	길고 검은 머리가 지저분하고 한동안 감지 않은 것 같다. 손은 때가 두텁게 끼어 있다.
정신운동지체를 보인다; 시선접촉이 부족하다.	의자에 푹 주저앉아서, 바닥을 쳐다보고, 면담 내내 거의 움직임이 없다.
말이 유창하며 낮은 목소리다.	단조롭고 딱딱한 어조로 말하며, 너무 조용히 말해서 알아듣기 위해서는 환자 쪽으로 몸을 기울여야 한다.
정서가 밋밋하고 활력이 없다.	면담 내내 슬프고 침통해 보인다.

정신상태검사는 21장에 있는 형식을 따를 수 있다. 정상적인 정신상태검사의 부분에 대해서 전문용어를 제한적으로 사용하며 결과적으로 나온 진단명과 직접 관련된 부분에 대해서는 좀 더 서술적인 언어를 사용하는 것이 좋은 전략이다.

이 환자는 몸치장을 잘한, 기분이 좋아 보이는 여성으로, 정장을 하였으며 향수냄새가 짙게 난다. 자신은 심각하고 집중하는 편이라고 했다. 몸은 긴장되어 있고, 빠르게 이야기하고 정신과력에 대해서 이야기할 때는 아주 정교하게 표현했다. 지갑을 손에 꽉 쥐고 있으며 다리를 덜덜 떨면서, 상당히 불안해 보였다. 자신의 기분에 대해서는 "저는 단지 거의 참지 못하겠어요" 그리고 "항상 공황장애가 일어날까 봐 무서워요"라고 했다. 사고의 내용은 수미일관성이 있으며 환각이나 망상이 없지만 "올바른 약만" 먹어야 한다는 생각에 과도하게 집착한다. 자살사고는 부인했다. 인지기능 선별감사결과 집중력과 기억력은 정상이다.

이 환자는 다소 지저분해 보이는 남자인데, 길고 검은 머리와, 흐트러진 수염, 더러운 옷을 입고 있었다. 뿔테 안경을 쓰고 있으며 아주 이지적으로 보였다. 대부분 조용히 앉아 있으면서 스스로는 어떠한 정보도 제공하지 않았다; 방어적이라기보다는 무감정적으로 보였다. 정서는 온화해서 그가 표현한 감정("저는 폭발하기 직전입니다. 저는 이런 삶을 증오합니다.")과 전혀 일치하지 않았다. 사고과정은 수미일관성이 있으며 연상의 이완이나 사고의 비약은 없었다. 사고 내용은 빈약했다. 현재는 없으나 지난 몇 주 동안 "한두 번" 정도 자기 이름을 부르는 목소리를 들었다고 했다. 죽고 싶다는 생각을 했으나 스스로 해치려는 계획은 없다고 했다. 인지기능 선별 검사결과 집중력과 기억력은 정상이다.

사정 ASSESSMENT

사정에서는 전반적인 임상관찰을 간단히 재구성하며 감별진단을 토론해야 한다. 기록한 것을 읽는 많은 사람들이 바로 본론으로 들어가기 위해서 이 부분만을 읽는다는 것을 명심하라. 그러므로, 간결하면서도 정보를 얻을 수 있는 사정기록이 되도록 노력하라.

이 환자는 27세의 결혼한 백인 남성으로, 두 아이의 아버지인데 양극성 장애의 과거력을 가지고 있으며 현재는 수면과다, 무기력, 집중력 결여, 단 음식에 대한 식욕상승의 증상을 가진 주요 우울증을 보이고 있다. 또한 심각한 불안증을 가지고 있으나, 범불안장애의 가능성이 배제된, 분리 불안장애의 진단기준에 맞지 않는다. 심각한 가족 간의 갈등이 그의 현재 증상에 기여했다.

이 환자는 52세, 결혼을 한번도 하지 않은, 아프리카계 미국 여성인데, 분열정동형 장애와 만성 조현병에 이르는 길고 복잡한 만성 정신질환을 가지고 있다. 현재 환청, 관계사고, 초조, 불안, 3일 동안의 수면 부족의 다양한 정신증적 현상을 가지고 있다. 현재의 환자 상태는 혼란스러우며, 초조한 조증 에피소드 또는 정신증을 동반한 안절부절한 우울증을 나타내고 있다. 만성적인 가난이 관련된 정신사회적인 요소이기는 하지만, 약물치료 불이행이 촉진요인인 것으로 보인다.

DSM-5 진단

DSM의 초기버전에서는 5개의 축을 사용했다. 축 I은 주요 정신과적 진단; 축 II는 인격장애와 정신지체; Axis III는 의학적 상태; Axis IV는 심리사회적인 문제; Axis V는 전반적인 기능 평가 . DSM-5는 이러한 다축시스템을 사용하지 않으므로 이제는 하위범주화 하지 않고 단순히 진단명들을 모두 열거하면 된다.

치료계획

훌륭하고 간명한 치료계획에는 다음이 포함되어야 한다.
- 진단 검사계획(예: 신경심리 검사, 임상병리 검사)
- 약을 처방할 예정이라면 투약 계획
- 필요하다면 치료법 계획
- 필요하다면 다른 전문가에게 의뢰
- 환자를 언제 다시 볼 것인지 계획

예를 들면,

증상이 다른 신체기관에 의해 유발된 것인지 확인하기 위해서, Electrolytes, CBC, Thyroid panel를 시행할 계획을 한다; 환자가 약을 잘 견딘다면(환자는 이 약물에 대한 잠재적인 위험과 이득에 대해서 알고 있으며, 이해했다) 하루에 sertraline (Zoloft) 25 mg으로 시작하여, 50 mg까지 증가시킬 예정이다, 매주 인지행동치료를 시작할 것이다. 일주일 뒤에 다시 이 환자를 볼 것이다.

슬픔에 대한 문제를 다루기 위해서 정신역동 치료를 시작할 계획이다. 항 불안 약물이 필요한지 알기 위해 정신과 의사에게 의뢰할 것이다. 환자를 일주일 뒤에 다시 볼 것이다.

APPENDIX

부 록

Psychiatric Evaluation

Section of Evaluation	Relevant Data
Current complaint	
Source	
Identifying data/history of present illness	Chronology, precipitants, neurovegetative symptoms
Past psychiatric history	Go CHaMP
Suicidal ideation/suicide attempt	
Substances	Drug of choice, first use, last use, longest sobriety, detoxifications, history of seizure, delirium tremens
Legal history	
Psychiatric review of symptoms	Depression, mania, anxiety, psychosis, attention deficit hyperactivity disorder, emotional disorder/ disturbance, borderline, schizoid, antisocial
Past medical history	MIDAS, head trauma, brain studies, review of systems
Social history	Raised, abuse, education, work, relationships
Family history	
Mental status examination	Appearance, behavior, speech, mood, affect, thought process, thought content, cognitive
Physical examination	
Narrative assessment	
DSM–IV–TR axes	
Plan	

DSM-5 Mnemonics

Major depression	**SIGECAPS** (4/8)
Dysthymia	**ACHEWS** (2/6)
Manic episode	**DIGFAST** (3/7)
Schizophrenia	**D**elusions **H**erald **S**chizophrenic's **B**ad **N**ews (2/5)
Substance abuse	**T**empted **W**ith **C**ognac (2/11)
Alcoholism	**CAGE** (2/4)
Panic attack	**H**eart (3) **B**reathlessness (5) **F**ear (5) (4/13)
Obsessive–compulsive disorder	**W**ashing and **S**traightening **M**ake **C**lean **H**ouses (1/5)
Posttraumatic stress disorder	**R**emembers **A**trocious **N**uclear **A**ttacks
Generalized anxiety disorder	**M**acbeth **F**rets **C**onstantly **R**egarding **I**llicit **S**ins (3/6)
Bulimia nervosa	**B**ulimics **O**ver–**C**onsume **P**astries (4/4)
Anorexia nervosa	**W**eight **F**ear **B**others anorexics (3/3)
Dementia	Memory **LAPSE** (1/6)
Delirium	Medical **FRAT** (5/5)
Attention deficit hyperactivity disorder	**MOAT** (6/9)
Borderline personality disorder	**I DESPAIRR**

Note: The numbers in parentheses reflect the number of criteria required for diagnosis out of the total possible criteria.

Defense Mechanisms

Mature defenses	Suppression
	Altruism
	Sublimation
	Humor
Neurotic defenses	Denial
	Repression
	Reaction formation
	Displacement
	Rationalization
Immature defenses	Passive aggression
	Acting out
	Dissociation
	Projection
	Splitting (idealization/devaluation)
Psychotic defenses	Denial of external reality
	Distortion of external reality

Appearance Terms

Aspect	Appearance Descriptors
Hair	Bald, thinning, close cropped, short, long, shoulder length, crew cut, straight, curly, wavy, frizzy, braided, pony tail, pigtails, afro, relaxed, dreadlocks, unevenly cut, stiff, greasy, dry, matted
Facial hair	Clean shaven, neatly trimmed beard, long scraggly beard, goatee, unshaven
Face	Attractive, nice looking, pleasant, plain, pale, drawn, mongoloid, ruddy, flushed, bony, thin, broad, moon shaped, red nosed, thickly made-up
Eyes (gaze)	Good, shifty, averted, staring, fixated, dilated, downcast, forceful, intense, aggressive, piercing
Body	Thin, cachectic, lean, frail, underweight, normal build, muscular, husky, stocky, overweight, moderately obese, obese, morbidly obese, short, medium height, tall, tattooed arms
Movements	No abnormal movements, fidgety, bobbing knee, facial tic or twitch, lip smacking, lip puckering, tremulous, jittery, restless, wringing hands, motionless, rigid, limp, stiff, slumped
Clothes	Casually dressed, neat, appropriate, professional, immaculate, fashionable, sloppy, ill fitting, outdated, flamboyant, sexually provocative, soiled, dirty, tight, loose, slogans on clothes

Affect Terms

Affect	Terms
Normal	Appropriate, calm, pleasant, relaxed, normal, friendly, comfortable, unremarkable
Happy	Cheerful, bright, peppy, content, self-satisfied, silly, giggly, grandiose, euphoric, elated, exalted
Sad	Sad, gloomy, sullen, depressed, pessimistic, morose, hopeless, discouraged
Anxious	Anxious, worried, tense, nervous, apprehensive, frightened, terrified, bewildered, paranoid
Angry	Angry, irritable, disdainful, bitter, arrogant, defensive, sarcastic, annoyed, furious, enraged, hostile
Indifferent	Indifferent, shallow, superficial, cool, distant, apathetic, aloof, dull, vacant, affectless, uninterested, cynical

Rapid IQ test, Wilson Rapid Approximate Intelligence Test

Intelligence	Best Effort	IQ
Retarded	2×6	<70
Borderline	2×24	70 – 80
Dull normal	2×48	80 – 90
Average	2×196	90 – 110

Data from Wilson, I. C. (1967). Rapid approximate intelligence test. American Journal of Psychiatry, 123, 1289 – 1290.

Heritability and Prevalence of Psychiatric Disorders

DSM−5 Disorder	Lifetime Relative Risk if First degree Relative has Disorder[a]	Lifetime Prevalence in General Population[b]
Bipolar I−II disorders	25	4
Schizophrenia	19	1
Bulimia nervosa	10	2[c]
Panic disorder	10	5
Alcohol abuse	7	13
Generalized anxiety disorder	6	6
Anorexia nervosa	5	1[c]
Specific phobia	3	12
Social anxiety disorder	3	12
Major depression	3	17
Obsessive−compulsive disorder	?	2[b]
Agoraphobia	3	5

[a] Relative risk figures from Reider, R. O., Kaufmann, C. A., and Knowles, J. A. (1994). Genetics. In R. E. Hales, S. C. Yudofsky, and J. A. Talbott (Eds.), American Psychiatric Press Textbook of Psychiatry. Washington, DC: American Psychiatric Press. See text for explanation.

[b] Lifetime prevalence figures from Kessler, R. C., Berglund, P., Demler, O., et al. (2005). Lifetime prevalence and age−of−onset distributions of DSM−IV disorders in the national comorbidity survey replication. Archives of General Psychiatry, 62, 593−602.

[c] Data from Hudson, J. L., Hiripi, E., Pope, H. G., et al. (2007). The prevalence and correlates of eating disorders in the National Comorbidity Survey Replication. Biological Psychiatry, 61, 348−358.

Common DSM-5 Diagnoses

Diagnosis	ICD-9	ICD-10
Alcohol use disorder (moderate)	305.90	F10.20
Anorexia nervosa (restricting type)	307.1	F50.01
Anxiety disorder (unspecified)	300.00	F41.9
Attention deficit hyperactivity disorder, combined type	314.01	F90.2
Bipolar I disorder, depressed episode	296.52	F31.32
Bipolar I disorder, manic episode	296.42	F31.12
Borderline personality disorder	301.83	F60.3
Bulimia nervosa	307.51	F50.2
Delirium (due to general medical condition)	293.0	F05
Major neurocognitive disorder due to Alzheimer's disease	294.10	F02.80
Persistent depressive disorder (dysthymia)	300.4	F341
Generalized anxiety disorder	300.02	F41.1
Major depression, single episode, moderate	296.22	F32.1
Major depression, recurrent, moderate	296.32	F33.1
Obsessive–compulsive disorder	300.3	F42
Panic disorder	300.01	F41.0
Personality disorder, unspecified	301.9	F60.9
Posttraumatic stress disorder	309.81	F43.10
Schizoaffective disorder, bipolar	295.70	F25.0
Schizoaffective disorder, depressive	295.70	F25.1
Schizophrenia	295.90	F60.1
Social anxiety disorder	300.23	F40.10

Age— and Education-adjusted Norms for the Folstein Mini–Mental State Examination (Mean Scores)

Education	Age (yr)														
Level (yr)	18–24	25–29	30–34	35–39	40–44	45–49	50–54	55–59	60–64	65–69	70–74	75–79	80–84	≥85
0–4	22	25	25	23	23	23	23	22	23	22	22	21	20	19
5–8	27	27	26	26	27	26	27	26	26	26	26	25	24	23
9–12	29	29	29	28	28	28	28	28	28	28	27	27	25	26
College and higher	29	29	29	29	29	29	29	29	29	29	28	28	27	27

Data from Crum, R. M., Anthony, J. C., Bassett, S. S., and Folstein, M. F. (1993). Population–based norms for the Mini–Mental State Examination by age and educational level. Journal of the American Medical Association, 269, 2386–2391

Data Forms for the Interview

**INITIAL PSYCHIATRIC EVALUATION
(SHORT FORM)**

Name: _____	Unit number: _____
Date: _____	Date of birth: _____
Insurance: _____	
Contacts: _____	
Current complaint/HPI:	
Past Psychiatric History	Past Medical History
Current treaters:	Current medications:
_____	_____
Hospitalizations:	Illnesses:
_____	_____
Medication trials:	Surgeries:
_____	_____
Psychotherapy:	Allergies:
_____	_____
Suicide attempts:	Review of systems: head injury
_____	_____
History violence/incarceration:	Temporal lobe epilepsy:
_____	_____
Substance abuse:	
_____	

Family History

_____

_____

_____

Social/Developmental History

Psychiatric review of systems

Depression   S I G E C A P S

Mania   D I G F A S T

Anxiety disorder: agoraphobic, panic, obsessive-compulsive

disorder, posttraumatic stress disorder, generalized anxiety

disorder

Psychosis

Attention-deficit hyperactivity disorder, eating disorders

Personality

Mental Status Examination

A B S A T T C

Physical Examination

_____

_____

_____

_____

_____

Laboratory Tests

_____

_____

_____

_____

_____

INITIAL PSYCHIATRIC EVALUATION (LONG FORM)

Name: _____   Referred by: _____

Date: _____   SSN: _____

Address: _____

Date of birth: _____   Occupation: _____

Phone: _____

Insurance: _____

Identifying Information

_____

_____

Presenting Symptoms

_____

_____

History of Present Illness

_____

_____

Past Psychiatric History

_____

_____

Hospitalizations: _____

Medication trials: _____

Psychotherapy: _____

Suicide attempts/gestures: _____

Legal history: _____

Adapted from the evaluation form of Anthony Erdmann, M.D.

Substance Use History

Tobacco: _____

Caffeine: _____

Alcohol

CAGE: _____

Withdrawals: _____

Adverse consequences: _____

Last drink: _____

Marijuana: _____

Cocaine/other stimulants: _____

Opiates: _____

Benzodiazepines: _____

Hallucinogens: _____

Detoxification/rehabilitation: _____

Medical History

Primary care physician: _____

Current medications: _____

Illnesses: _____

Surgeries: _____

Drug allergies: _____

Medical Review of Systems

General: _____

Skin: _____

Head, ears, eyes, nose, and throat: _____

Cardiovascular and respiration: _____

Gastrointestinal: _____

Genitourinary/gynecology: _____

Neurology: _____

Family History (Genogram)

Social History

_____

_____

Psychiatric Review of Symptoms

Depression: _____

Mania: _____

Suicidal ideation: _____

Psychosis/schizophrenia

- Symptoms (2/5, 1 month): ____ delusions

  ____ hallucinations____ disorganized speech

  ____ disorganized/catatonic behavior

  ____ negative symptoms

- Prodrome/residual (1/2, 6 months):

  ____ negative symptoms

  ____ two positive symptoms

Anxiety

- GAD (3/6, 6 months): ____ restless ____ fatigue

  ____ conscious____ irritable____ muscle tension

  ____ insomnia

- Panic (4/13, recurrence + 1 month of worry):

  ____ shortness of breath ____ faint ____ palpitations

  ____ trembling ____ sweating ____ choking ____ nauseous

  ____ depersonalization/derealization

  ____ numbness/tingling chest pain

  ____ fear of dying____ fear of losing sanity

  ____ chills/hot

- OCD:__obsessions__compulsions
  ____ interfere/time conscious
- PTSD (1 month):
  Reexperience (1/5):__memories__dreams
  ____ flashbacks__distress/reexposure
  ____ physiologic reactivity/reexposure
  Avoidance (3/7):__thoughts/feelings
  ____ activities/situations__amnesia__less interest
  ____ estrangement__restricted affect
  ____ thought of no future
  Arousal (2/5):__sleep__irritability
  ____ consciousness__hypervigorous__startle

Social phobia (3/3):__fear/social__exposure/panic
  ____ avoid/social

Cognitive

- Dementia: Memory problems
  Other cognitive problems (1/4):__aphasia
  ____ apraxia__agnosia__executive functions
- Delirium (5/5):__disturb consciousness
  ____ cognitive change__short onset__fluctuate
  ____ medication/substance cause
- Attention-deficit hyperactivity disorder:
  Inattentive (6/9):____ details/mistakes____ attention
  ____ listen____ follow through____ disorganized
  ____ avoid/dislike mental effort____ loses things
  ____ distract____ forgetful
  Hyperactive/impulsive (6/9):____ fidgets/squirms
  ____ diff/seated____ runs/climbs____ blurts answers

____ on/go/motor____ diff/play quietly

____ talk excess____ interrupts/intrudes____ waits turn

Somatoform

- Somatization (3/7, starting before age 30, lasting several
  years):____ shortness of breath____ dysmenorrhea

  ____ burn sex organs____ lump/throat____ amnesia

  ____ vomiting____ pain/extremities

- Anorexia (4/4):____ refuse/maintain weight

  ____ fear of fat____ body distortion____ amenorrhea

- Bulimia (5/5): ____ binge eating____ lack of control

  ____ inappropriate weight/loss behavior

  ____ >2 times/week for 3 months

  ____ self-evaluation of body shape

Mental Status Examination

_____

_____

Neurovegetative Symptoms

_____

_____

Cognitive Examination

- rientation: _____

- Concentration: _____

- Memory tests:

  Three objects immediately

  Three objects at 3 minutes

  General information

  Presidents

  World War II

  Current news

Remote personal

Date of wedding

Name of high school/college

Assessment and Diagnostic Formulation

_____

_____

Axis I: _____

Axis II: _____

Axis III: _____

Axis IV: _____

Axis V: _____

Current GAF:

Past year highest GAF: _____

Past year lowest GAF: _____

Treatment Plan

• Medications: _____

• Therapy: _____

• Follow-up: _____

PATIENT QUESTIONNAIRE

Name: _____   Today's date:_____

Date of birth: _____

Address: _____

Telephone numbers

Home: _____

Work: _____

Adapted from the questionnaire of Edward Messner, M.D.

Occupation: _____

Insurance: _____

What is the main concern that led you to consult me?

_____

_____

When did it begin?

_____

_____

Psychiatric History

Outpatient Treatment

Have you ever had outpatient treatment for a psychiatric

disorder? _____

If yes, what was the disorder? _____

_____

_____

When and where did you receive treatment? _____

_____

_____

What type of treatment was it (e.g., psychotherapy, medication,

behavior therapy, others)? _____

_____

_____

_____

What was the name of your therapist? _____

Address: _____

Phone: _____

Do you authorize me to communicate with your therapist?

_____

Hospitalizations

Have you ever been hospitalized for a psychiatric disorder?

_____

If yes, what was the disorder, which hospital(s), and what
were the dates? _____

_____

Medication History

What medications are you taking now (medical or
psychiatric)?

Drug Dose　　**Frequency**　　**Prescribing physician**

_____

_____

_____

_____

_____

_____

What medications have you taken in the past?

Drug Date Reason for discontinuing

_____

_____

_____

_____

_____

Do you use nonprescription medications?

_____

If yes, which ones? _____

_____

_____

_____

Do you or have you used recreational or illegal drugs?

_____

If yes, which drugs and how much?

_____

_____

Do you drink alcohol? _____

Are you concerned about how much you drink? _____

Are you annoyed at comments about your
drinking? _____

Have you felt guilty about anything resulting from your
drinking? _____

Do you ever have a drink early in the day to calm your
nerves or get rid of a hangover? _____

Do you smoke? _____ If yes, what and how much? _____

Beverages with caffeine:

Coffee_____ Tea_____ Cups per day_____

Colas_____ Others_____ Cans per day_____

Medical History

What illnesses or surgeries have you had in the past?

_____

_____

_____

_____

_____

_____

Do you have any illnesses at present? _____

If yes, please list:

_____

_____

_____

_____

_____

Have you ever had a head injury? _____

When? _____

How did it occur? _____

Have you ever had an EEC or a CT scan of your head?

_____

If yes, when, and what were the results?

_____

_____

Name of your primary care physician: _____

   Address: _____

   Phone: _____

Do you authorize me to communicate with your

physician? _____

Brief Review of Symptoms				
Symptoms or problem	No	Yes	Date began	Description
Frequent or severe headaches				
Dizziness/vertigo				
Convulsions or seizures				
Vision problems				
Hearing problems				
Smelling or taste problems				
Thyroid problems				
Cough/asthma				
Chest pain				
Shortness of breath				
Nausea/vomiting/ diarrhea				
Abdominal pain				
Constipation				
Urinary problems				
Arthritis				
Diabetes				
Walking problems				

Social History

Marital status: single_____ married _____ widowed _____

divorced _____

If married, date of wedding: _____

Spouse's date of birth: _____

Spouse's occupation: _____

If widowed, date and cause of spouse's death: _____

_____

If divorced, date and reason for divorce: _____

_____

Children

Name　　　**Age**　　**Location**

_____

_____

_____

_____

Others currently living in your household and their relationship

to you:

Name　　　**Relationship**

_____

_____

_____

_____

Family Medical History

Mother's name: _____

Age: _____ If deceased, date and cause of death: _____

Does (or did) she have any illnesses? _____

Father's name:

Age: _____ If deceased, date and cause of death: _____

Does (or did) he have any illnesses?

_____

Brothers and sisters:

Name	Age	Illnesses

Family Psychiatric History

Has anyone in your family ever had a psychiatric disorder (e.g., depression, mania, schizophrenia, drug or alcohol abuse, anxiety problems, suicide attempts)? _____

If yes, please indicate nature of problem and the family member's relationship to you:

_____

_____

_____

_____

Have you ever been exposed to abuse? _____

If yes, was it physical? _____ sexual? _____

emotional? _____

Who was involved? _____

Educational History

	Name of school	Location	Dates
High school:			
College:			
Postgraduate:			

Occupational History

Dates	Job titles	Reason job ended (if applicable)

Military service:

_____

_____

Adaptive History

What stresses have you overcome in the past?

_____

_____

_____

How did you do it?

_____

_____

What was the best period of your life?

_____

_____

What are your personal strengths?

_____

_____

Patient's signature:

_____

C 부록

환자 교육 자료

C ^{부록}

주요 우울장애[1]

누가 우울증을 앓을까요?

일반적으로 임상적 우울증이라고 말하는 주요 우울 장애는 누구나 걸릴 수 있는 평범한 질병입니다. 1년 동안, 17.6백만의 미국 성인, 또는 인구의 10%가 주요 우울증 또는 경한 우울증으로 고생하고 있습니다.

우울증이란 무엇일까요?

단지 '우울한 느낌'이나 '침울해 지는 것'은 우울증이 아닙니다. 우울증은 어떤 것을 상실한 이후에 비통해 하거나 슬퍼하는 것 이상입니다. 우울증은 매일 매일 우리의 생각, 감정, 육체적인 건강 그리고 행동에 영향을 주는 질병입니다(당뇨병, 고혈압 그리고 심장병이 우리의 생각, 감정, 육체적인 건강 그리고 행동에 영향을 주는 것과 같습니다).

우울증은 다음과 같은 많은 원인에 의해 일어날 수 있습니다.

- 스트레스를 주거나 우울하게 하는 일상의 사건
- 가족력과 유전
- 특정 내과 질환들
- 특정 약물들

[1] 이 유인물은 국립정신건강기관과 건강관리정책과연구기관(미국 공중보건서비스기관)에서 제공하는 자료를 인용한 것임.

- 마약과 알코올
- 다른 정신적인 문제들

어떤 생활 상황들은(예를 들어, 극도의 스트레스나 비통) 우울증을 일으키거나 완전히 회복되는 것을 저해하기도 합니다. 어떤 사람들은 삶이 잘 풀려나가는데도 우울증이 일어나기도 합니다. 우울증은 환자분의 잘못도 아니고 정신이 나약해서도 아닙니다. 그것은 하나의 질병이고 치료할 수 있습니다.

우울증인지 아닌지 어떻게 알 수 있을까요?

주요 우울 장애를 가진 사람들은 적어도 2주 동안 거의 매일 다음과 같은 증상들을 나타내는데, 다음 중에 적어도 한 가지가 항상 있어야 합니다.

- 예전에 즐겼던 것들에게 흥미를 잃음
- 슬프거나 우울한 감정, 또는 우울해지는 느낌

또한 다음에 나와 있는 증상 중에서 적어도 3가지는 가지고 있어야 합니다.

- 처지는 기분이나 가만히 앉아 있을 수 없거나 침착하지 못한 느낌이 있을 때
- 무가치함이나 죄책감을 느낄 때
- 식욕이나 몸무게가 증가되거나 감소될 때
- 죽음이나 자살에 대한 생각이 들 때
- 집중, 생각, 기억 또는 결정을 내리는 데 문제가 있을 때
- 잠 자는 데 문제가 있거나 너무 많이 잘 때

· 활동이 감소하거나 항상 피곤하다고 느낄 때

　우울증이 있으면 다음과 같은 다른 신체적 또는 심리학적 증상들이 보통 함께 나타납니다.

· 두통
· 기타 여기 저기 통증
· 소화 문제들
· 성적인 문제들
· 비관적이거나 절망적인 감정
· 불안이나 걱정

우울증은 어떻게 치료됩니까?

우울증은 정신치료(상담)나 약물, 또는 이 두 가지를 병행하여 치료합니다.

정신치료

우울증에 가장 효과적인 정신치료는 인지치료와 대인관계치료가 있습니다.

· 인지치료는 당신의 생각이 부정적이고 실제적으로 당신을 더 우울하게 만드는 습관을 지적합니다.
· 대인관계치료는 당신의 삶에서 중요한 사람들과의 관계의 질을 증진시키는 데 초점을 맞추는 것입니다.

　정신 치료는 우울증을 치료하는 데 몇 달이 걸리기도 합니다.

약물치료

우울증에 효과적인 약물은 많습니다. 가장 일반적으로 처방되는 약은 SSRI(선택적 세로토닌 재흡수 억제제)로 Prozac, Zoloft, Paxil 그리고 Luvox가 있습니다. 이런 약물들은 예전 약물들과 비교했을 때 부작용이 거의 없기 때문에 평판이 좋습니다.

항우울제를 먹기 시작한다고 해서 즉시 효과가 나타나는 것은 아닙니다. 효과가 나기 시작하려면 1주에서 3주까지 시간이 걸릴 것입니다. 어떤 증상들은 일찍 감소되기도 하고 다른 증상들은 나중에 사라지기도 합니다. 예를 들어, 활동 수준이나 수면, 입맛이 우울한 기분이 나아지기 전에 먼저 좋아지기도 합니다. 만약 5주에서 6주가 지나도 증상에 거의 또는 전혀 변화가 없다면, 다른 약물을 시도해야 합니다. 어떤 약물이 효과적일지 미리 결정할 방법이 없기 때문에 의사는 효과적인 약물을 찾을 때까지 처음 약물을 먼저 처방하고 그리고 나서 다른 약물로 바꾸어야 합니다. 치료는 최소한 몇 달 동안 계속되어야 하고 적어도 1년이나 그 이상 지속되어야 합니다.

양극성 장애[2]

양극성 장애란 무엇일까요?

조울증으로도 잘 알려진 양극성 장애란 심한 조증과 우울증의 삽화를 나타내는 정신과적 질병입니다. 사람의 기분은 일반적으로 과도로 기분이 좋으면서 초조했다가 슬프고 희망이 없는 것처럼 느껴지다가 다시 정상 기분으로 돌아오곤 합니다. 양

[2] 이 유인물은 국립정신건강기관에서 제공하는 자료를 인용한 것임.

극성 장애는 전형적으로 청소년기나 성인 초기에 발병하여 평생 계속됩니다. 적어도 2백만 미국인들이 조울증을 앓고 있습니다. 양극성 장애는 가족적인 성향이 있으며 많은 경우에서 유전적이라고 생각됩니다.

양극성 장애의 중요한 특징들

양극성 장애는 조증과 우울증이 교대로 나타납니다.

조증이 있을 때는 다음의 증상과 증후가 불연속적으로 일어납니다.

- 에너지와 행동이 증가, 안절부절, 끊임없이 계속되는 생각, 말이 빠름
- 과도하게 기분이 좋거나 행복한 기분
- 극도의 초조함과 산만함
- 수면에 대한 요구 감소
- 자신의 능력이나 힘에 대한 비현실적인 믿음
- 특징적이지 않은 판단력 결핍
- 일상적인 것과는 다른 지속되는 주기적인 행동
- 성욕의 증가
- 약물의 남용, 특히 코카인, 알코올 그리고 수면제
- 자극적이고, 주제넘게 참견하거나 공격적인 행동
- 잘못된 것을 부정

우울증이 있을 때는 다음의 증상과 증후가 불연속적으로 일어납니다.

- 지속적인 슬픔, 불안감, 공허감

- 절망이나 비관
- 죄책감, 무가치감, 또는 무력함
- 성적 활동을 비롯하여 일상적인 활동에 대한 흥미와 즐거움 상실
- 활동의 감소, 피로감 또는 처지는 느낌
- 집중, 기억 또는 결정하는 데 어려움
- 안절부절 또는 초조함
- 수면 장애
- 식욕과 체중감소 또는 증가
- 신체적 질병으로 인한 것이 아닌 만성적인 통증, 또는 기타 지속적인 신체 증상
- 죽음이나 자살에 대한 생각; 자살시도

양극성 장애는 어떻게 치료됩니까?

양극성 장애의 가장 효과적인 치료는 기분 안정제를 복용하는 것입니다. 가장 잘 알려진 약물은 lithium으로써 양극성 장애의 치료에 가장 먼저 소개된 약물입니다. 최근에 Tegretol과 Depakote라는 다른 두 가지 약물이 나왔습니다. 양극성 장애의 모든 약물들이 효과적이기는 하지만, 진정작용과, 체중 증가, 어지러움을 포함한 부작용이 자주 발생합니다. 정신과 의사는 약물의 종류와 용량을 조절함으로써 이런 부작용들을 최소화할 수 있습니다.

특히 양극성 장애의 우울증 단계에는 약물 이외에 정신치료가 도움이 됩니다. 대부분의 환자들은 정신 치료와 약물치료를 병행할 때 좋은 결과가 일어납니다.

공황장애[3]

환자가 이야기하는 내용

"10년 전에 시작이 되었습니다. 호텔에서 열리는 세미나에 참석하고 있었는데 그 때 갑자기 일어났지요. 죽을 것 같았어요."

"저의 경우에, 공황발작은 정말 극단적인 경험이었습니다. 미치는 줄 알았어요. 도무지 스스로 조절할 수 없는 것처럼 느꼈습니다. 심장은 정말 마구 쿵쾅거렸고, 진짜 같지 않았어요. 금방이라도 죽을 것 같은 아주 강력한 느낌이었습니다."

"보통 때도 갑자기 공황발작이 다시 일어날 것 같은 공포와 불안이 있었습니다. 공황장애의 느낌에서 벗어나기 위해 정말 미칠 것 같이 노력합니다.

공황장애는 무엇입니까?

공황장애를 가진 사람들은 경고 없이 갑자기 일어나는 반복적인 공포를 경험합니다. 발작이 언제 일어날지 예상할 수 없어서, 대부분 발작 사이에 다음에는 언제, 어디서 일어날지 걱정하면서 극도의 불안을 보입니다. 이러한 공황발작 사이에 그들은 또 다른 발작이 언제든지 다시 일어날 수 있다는 것에 대해서 끊임없이 걱정을 합니다. 공황발작이 일어날 때, 심장은 엄청나게 빠르게 뛰는 것 같고, 식은 땀으로 흠뻑 젖고, 기운이 없으며, 정신을 잃거나 어지러움을 느낄 수 있습니다. 손은 저리거나 감각이 없어지며, 얼굴이 열이 나거나 오한을 느낄 수 있습니다. 가슴에 통증이 있거나, 숨이 막히는 느낌, 비현실적인 느낌, 죽을 것 같은 공포를 느끼고 통제력을 잃을 것

이 유인물은 국립정신건강기관과 국립보건기관에서 제공하는 자료를 인용한 것임.

입니다. 아마 심장마비나 뇌졸중이 일어났다고 믿게 되어 의식을 잃거나 죽음의 문턱에 이르렀다고 생각할지도 모릅니다. 공황발작은 언제나 일어날 수 있습니다. 심지어 꿈을 꾸지 않는 수면 중에도 일어날 수 있습니다. 대부분의 발작은 평균 몇 분 또는 10분 이상 지속되지만, 드물게는 1시간 또는 그 이상 지속될 수도 있습니다.

공황장애는 우울증이나 알코올 중독 같은 다른 질병과 동반되기도 하고, 공황 발작이 일어났던 장소나 상황에서 발전되어 공포증을 일으킬 수도 있습니다. 예를 들어, 엘리베이터를 타고 있는 동안 공황발작이 일어났다면, 엘리베이터에 대한 공포가 나타나서 그것을 피하기 시작할 것입니다. 이들의 삶은 제한이 됩니다. 다시 말해서, 식품을 사거나, 운전을 하고 심지어 집을 떠나는 것과 같은 매일 일어나는 일상 활동들을 피하게 됩니다. 배우자나 믿을 만한 사람과 함께 있을 때만 공포스러운 상황에 직면할 수 있게 됩니다. 기본적으로, 공황발작이 일어나는 상황을 피하려고 하는 사람에게 공황발작이 발생하게 되면 무력하게 느끼게 될 것입니다. 보통 공황 장애를 가진 모든 사람의 약 1/3에게서 일어나는데, 장애로 인해 삶이 제한이 될 때, 광장 공포증이라고 부릅니다. 공황 장애와 광장 공포증은 가족적인 성향이 있습니다. 그렇더라도 초기에 치료하면 광장 공포증으로 진행하는 것을 예방할 수 있습니다.

공황발작 증상들은 다음과 같습니다.

- 심장의 두근거림
- 흉통
- 어지러움 또는 현기증
- 오심 또는 위장 장애

- 홍조 또는 오한
- 숨가쁨 또는 질식감
- 저린 감각 또는 무감각
- 손발의 흔들리고 떨림
- 비 현실감
- 심한 공포
- 통제력의 상실감 또는 미쳐가는 느낌
- 죽을것 같은 공포
- 발한

누가 공황 장애를 앓습니까?

공황 장애는 적어도 인구의 1.6%에서 나타나고, 일반적으로 남자가 여자보다 2배나 높게 나타납니다. 어떤 나이에서나 발병할 수 있지만, 대부분 청소년기에 시작됩니다. 공황발작을 경험하는 모든 사람이 공황 장애로 발전하는 것은 아닙니다. 예를 들면, 많은 사람들이 한 번의 발작은 경험하지만 또 다른 발작은 전혀 나타나지 않기도 합니다. 그러나 공황장애를 가진 사람을 치료하는 것은 중요합니다.

공황 장애는 어떻게 치료됩니까?

연구에 의하면, 정신 치료 중 한 유형인 인지 행동 치료와 약물치료 또는 두 방법을 병행하여 공황 장애를 가진 사람들의 70%에서 90%까지 도움이 된다고 합니다. 주목할 만한 효과는 6주에서 8주 안에 나타납니다. 인지 행동 치료는 공황발작이 일어나는 상황을 다르게 보는 방법을 환자에게 가르치고 불안을 감소시키는 방법(예를 들어, 숨쉬기 운동이나 다른 곳에 집중하는 기술의 사용법)을 설명해 줍니다. 인지 행동 치료에서 사용되는 노출 요법은 공황 장애로부터 일어난 공포증을 경감시키도록 돕습니다. 노출 요법의 경우, 사람들은 공포스러운 상황에 둔감해질 때까지 천천히 그런 상황에 노출시키는 것입니다. 어떤 사람들은 처방된 약물을 먹었을 때 공황 장애 증상이 경감되는 것을 깨닫습니다. 인지 행동 치료에서처럼 그런 약물들은 공황발작을 예방할 수 있고 그 심각성이나 빈도를 줄일 수 있습니다. 공황 장애를 치료하는 데 안전하고 효과적인 두 가지 종류의 약물은 항우울제와 벤조다이아제핀 계열의 약물입니다.

강박장애[4]

강박장애는 무엇입니까?

불안장애 중의 하나인 강박장애는 한 개인의 일생 동안 지속될 수 있는 잠재적으로 무력하게 만드는 상태입니다. 강박장애를 가진 사람은 반복적인 사고와 행동에 사로잡히게 되는데 그것은 이해되지 않는 고통스러운, 하지만 극복하기가 몹시 힘든 것입니다. 강박장애는 가벼운 정도에서부터 심한 정도까지 다양합니다. 만약 심한 상태가 치료되지 않는다면, 직장, 학교 또는 심지어 집에서 조차 기능하기 어려울 것입니다.

강박장애는 흔하게 생기는 병인가요?

수년 동안, 정신건강 전문가들은 강박장애가 드문 병으로 생각했습니다. 왜냐하면 환자들 중에 소수만이 그 질환을 앓았기 때문입니다. 이 장애는 전문가에 의해 자주 인식되지 않았

[4] 이 유인물은 국립정신건강기관에서 제공하는 자료를 인용한 것임.

습니다. 왜냐하면 강박장애를 가지고 있는 많은 사람들이 그들의 반복적인 사고와 행동을 비밀로 간직하려고 했기 때문에 치료를 받으려고 하지 않았기 때문입니다. 그러나 1980년대 초 National Institute of Mental Health에서 시행한 조사에 따르면 인구의 2% 이상이 이 질환을 앓고 있으며 조현병, 양극성 장애 또는 공황 장애와 같은 정신 질환들 보다 더 흔한 것으로 조사되었습니다. 강박장애는 모든 인종에게서 발병하며, 남자와 여자에게 똑같이 발생하는 병입니다.

강박장애의 중요한 특징들

강박사고

강박사고는 원하지 않는 사고나 충동들이 마음에 반복적으로 떠오르는 것을 말합니다. 일반적으로 어떤 나쁜 일이 자신이나 사랑하는 사람들에게 생길지 모르며, 오염되었다고 생각하는 비합리적인 걱정이나, 정확하고 완벽하게 해야 한다는 지속적인 두려움입니다. 어떤 사람은 "내 손이 오염되었을지도 몰라. 그래서 손을 씻어야만 해." "가스레인지를 켜 놓은 것 같아." 또는 "아이에게 해칠지도 몰라."와 같은 고통스런 생각들을 반복적으로 경험합니다. 이런 생각들은 고통스러우며 불쾌하고 높은 수준의 불안을 야기시킵니다. 때때로 강박사고는 폭력적이거나 성적인 내용 또는 질병과 관계가 있습니다.

강박행동

강박사고에 대한 반응으로, 강박장애를 가진 대부분의 사람들은 강박행동이라 불려지는 반복적인 행동을 동반합니다. 흔히 강박행동의 예로 씻기나 점검하기가 있습니다. 다른 종류의 강박행동으로는 손 씻기와 같은 강박행동을 하면서 동시에 숫자를 세고, 반복하거나, 물건들을 모아두며, 또한 정확하게 일직선으로 사물들을 정리하기 위해 끊임없이 정렬하는 행동들이 있습니다. 머리 속으로 짧은 문장을 반복하거나 목록을 만들고 또는 점검하는 것과 같은 정신적인 문제 또한 흔하게 일어납니다. 이런 행동은 자신이나 다른 사람들에게 가해질 해를 피하려는 의도에서 나타납니다. 강박장애를 가진 어떤 사람들은 치밀하게 짜인 의식을 행하기도 하고, 또는 복합적이고 변화하는 의식적 행위를 하기도 합니다. 이러한 의식적 행위는 강박장애를 가진 사람들에게 불안감을 다소 경감시킬 수도 있으나 일시적일 뿐입니다.

강박장애는 어떻게 치료 되나요?
강박장애는 정신치료(상담)나 약물 치료로 치료되거나 또는 두 방법을 병행하여 치료합니다.

정신치료
강박장애를 위한 가장 효과적인 정신치료는 인지 행동 치료입니다. 이 치료에서 치료자는 환자분께서 강박행동(계속 점검하거나 손을 씻는 것 같은)을 일으키거나 불안하게 만드는 상황 속에 계속 노출시키는 훈련을 시킬 것입니다. 치료자는 환자분이 강박 반응들을 예방하도록 도와줄 것입니다. 어느 정도의 노출은 치료자의 상담 시 이루어지지만, 대부분은 집에서 이루어지며 "숙제"를 내어줄 것입니다.

　인지 행동 치료는 특히 주로 강박 행동을 나타내는 환자들에게 더욱 효과적입니다. 그런 환자의 경우, 정신 치료가 약물 치료보다 더욱더 효과적입니다.

약물치료

강박장애를 위한 많은 효과적인 약물들이 있습니다. 가장 일반적으로 처방되어지는 약물은 SSRIs(선택적 세로토닌 재흡수 억제제)로 Prozac, Zoloft, Paxil 그리고 Luvox입니다. 예전 약물들과 비교했을 때 이 약물들은 부작용이 거의 없기 때문에 평판이 좋습니다. 다른 효과적인 약물은 Anafranil이나 이것은 SSRIs보다 많은 부작용이 나타나는 경향이 있습니다.

환자가 강박장애 약물을 복용하기 시작했을 때, 효과가 즉시 나타나지 않을 것입니다. 약물의 효과가 일어나려면 1주에서 3주 정도 시간이 걸립니다. 5주에서 6주가 지나도 증상에 거의 또는 전혀 변화가 없다면, 다른 약물을 시도할 것입니다. 어떤 약물이 효과적일지 미리 알 수 있는 방법이 없기 때문에 의사는 효과적인 약물을 찾을 때까지 처음 약물을 먼저 처방하고 그리고 나서 또 다른 약물을 처방해야 합니다. 치료는 최소한 몇 달 동안 계속 되어야 하고 1년 또는 그 이상 지속되어야 합니다.

References

1. Ainslie, N. K., & Murden, R. A. (1993). Effect of education on the clock-drawing dementia screen in non-demented elderly persons. Journal of the American Geriatrics Society, 41(3), 249–252.

2. American Psychiatric Association. (2013). Diagnostic and Statistical Manual of Mental Disorders, 5th ed. Washington, DC: American Psychiatric Association.

3. Andreasen, N. C. (1979). Thought, language, and communication disorders. I. Clinical assessment, definition of terms, and evaluation of their reliability. Archives of General Psychiatry, 36, 1315–1321.

4. Andreasen, N. C. (1982). Negative symptoms in schizophrenia: Definition and reliability. Archives of General Psychiatry, 39, 784–788.

5. Andreasen, N. J., Tsuang, M. T., and Canter, A. (1974). The significance of thought disorder in diagnostic evaluations. Comprehensive Psychiatry, 15, 27–34.

6. Anthony, J. C., LeResche, L., Niaz, U., et al. (1982). Limits of the 'Mini-Mental State' as a screening test for dementia and delirium among hospital patients. Psychological Medicine, 12, 397–408. doi: 10.1017/S0033291700046730.

7. Asnis, G. M., Kaplan, M. L., van Praag, H. M., et al (1994). Homicidal behaviors among psychiatric outpatients. Hospital and Community Psychiatry, 45, 127–132.

8. Azar, B. (1997). Poor recall mars research and treatment. The APA Monitor, 28, 1.

9. Baekeland, F., and Lundwall, L. (1975). Dropping out of treatment: A critical review. Psychological Bulletin, 82, 738–783.

10. Barlow, D. (Ed.). (2014). Clinical Handbook of Psychological Disorders, 5th ed. New York, NY: The Guilford Press.

11. Barlow, D. H., Gorman, J. M., Shear, M. K., et al. (2000). Cognitive- behavioral therapy, imipramine, or their combination for panic disorder: A randomized controlled trial. Journal of the American Medical Association, 283, 2529–2536.

12. Basco, M. R., Bostic, J. Q., Davies, D., et al. (2000). Methods to improve diagnostic accuracy in a community mental health set- ting. American Journal of Psychiatry, 157, 1599–1605.

13. Beckman, H. B., and Franckel, R. M. (1984). The effect of physician

behavior on the collection of data. Annals of Internal Medicine, 101, 692–696.

14. Biederman, J. (1991). Attention deficit hyperactivity disorder (ADHD). Annals of Clinical Psychiatry, 3, 9–22.

15. Binder, R. L., and McNiel, D. E. (1996). Application of the Tarasoff ruling and its effect on the victim and the therapeutic relation- ship. Psychiatric Services, 47, 1212–1215.

16. Blacker, D., and Tsuang, M. T. (1992). Contested boundaries of bipolar disorder and the limits of categorical diagnosis in psychiatry. American Journal of Psychiatry, 149, 1473–1483.

17. Bradburn, N. M., Sudman, S., and Wansink, B. (2004). Asking Questions: The Definitive Guide to Questionnaire Design. San Francisco, CA: Jossey-Bass.

18. Brown, T. A., Campbell, L. A., Lehman, C. L., et al. (2001). Current and lifetime comorbidity of the DSM-IV anxiety and mood disorders in a large clinical sample. Journal of Abnormal Psychology, 110, 585–599. Chang, J., and Nylund, D. K. (2013). Narrative and solution-focused therapies: A twenty-year retrospective. Journal of Systemic Therapies, 32(2), 72–88.

19. Chochinov, H. M., Wilson, K. G., Enns, M., et al. (1997). Are you depressed? Screening for depression in the terminally ill. American Journal of Psychiatry, 154, 674–676.

20. Cloninger, C. R., Sigvardsson, S., and Bohman, M. (1996). Type I and type II alcoholism: An update. Alcohol Health & Research World, 20, 18–23.

21. Cox, A., Holbrook, D., and Rutter, M. (1981a). Psychiatric inter- view- ing techniques. VI. Experimental study: Eliciting feelings. British Journal of Psychiatry, 139, 144–152.

22. Cox, A., Hopkinson, K., and Rutter, M. (1981b). Psychiatric interviewing techniques. II. Naturalistic study: Eliciting factual information. British Journal of Psychiatry, 138, 283–291.

23. Cox, A., Rutter, M., and Holbrook, D. (1988). Psychiatric interviewing techniques. A second experimental study: Eliciting feelings. British Journal of Psychiatry, 152, 64–72.

24. Crook, T., Ferris, S., McCarthy, M., et al. (1980). Utility of digit recall tasks for assessing memory in the aged. Journal of Consulting and Clinical Psychology, 48, 228–233.

25. David, A., and Fleminger, S. (2012). Lishman's Organic Psychiatry: A Textbook of Neuropsychiatry. Boston, MA: Wiley-Blackwell.

26. Eisenthal, S., Emery, R., Lazare, A., et al. (1979). "Adherence" and the negotiated approach to patienthood. Archives of General Psychiatry, 36, 393–398.

27. Elstein, A. S., Shulman, L. S., and Sprafka, S. A. (1978). Medical Problem-Solving: An Analysis of Clinical Reasoning. Cambridge, MA: Harvard University Press.

28. Ewing, J. A. (1984). Detecting alcoholism. The CAGE questionnaire. Journal of the American Medical Association, 252, 1905–1907.

29. Felthous, A. R. (1991). Duty to warn or protect: Current status for psychiatrists. Psychiatric Annals, 21, 591–598.

30. First, M. (2013). DSM-5 Handbook of Differential Diagnosis. Washington, DC: American Psychiatric Press.

31. Flaum, M. (1995). The diagnosis of schizophrenia. In C. Shriqui, and H. Nasrallah (Eds.), Contemporary Issues in the Treatment of Schizophrenia. Washington, DC: American Psychiatric Press.

32. Folstein, M. F., Folstein, S. E., and McHugh, P. R. (1975). "Mini-mental state." A practical method for grading the cognitive state of patients for the clinician. Journal of Psychiatric Research, 12, 189–198.

33. Frank, J. D., and Frank, J. B. (1991). Persuasion and Healing. Baltimore, MD: The Johns Hopkins University Press.

34. Frank, E., Kupfer, D. J., and Siegel, L. R. (1995). Alliance not compliance: A philosophy of outpatient care. Journal of Clinical Psychiatry, 56(suppl 1), 11–16.

35. Hall, R. C., Gardner, E. R., Stickney, S. K., et al. (1980). Physical illness manifesting as psychiatric disease. II. Analysis of a state hospital inpatient population. Archives of General Psychiatry, 37, 989–995.

36. Harwood, D. M., Jr., Hope, T., and Jacoby, R. (1997). Cognitive impairment in medical inpatients. I. Screening for dementia—Is history better than mental state? Age and Ageing, 26, 31–35.

37. Havens, L. (1986). Making Contact. Cambridge, MA: Harvard University Press.

38. Hinton, J., and Withers, E. (1971). The usefulness of clinical tests of the sensorium. British Journal of Psychiatry, 119, 9–18.

39. Honig, A., Romme, M. A. J., and Ensink, B. J. (1998). Auditory hal-

lucinations: A comparison between patients and nonpatients. Journal of Nervous Mental Disorders, 186, 646 – 651.

40. Isaacs, B., and Kennie, A. (1973). The set test as an aid to the detection of dementia in old people. British Journal of Psychiatry, 123,467 – 470.

41. Jacobs, M., Frank, E., Kupfer, D. J., et al. (1987). A psychoeducational workshop for depressed patients, family, and friends: Description and evaluation. Hospital and Community Psychiatry, 38, 968 – 972.

42. Jones, P. B. (2013). Adult mental health disorders and their age at onset. British Journal of Psychiatry, 202, s5 – s10.

43. Jorm, A., Scott, R., Cullen, J. S., et al. (1991). Performance of the Informant Questionnaire on Cognitive Decline in the Elderly (IQ-CODE) as a screening test for dementia. Psychological Medicine, 21, 785 – 790.

44. Kaplan, C. (2011). Hypothesis testing. In M. J. Lipkin, S. M. Putnam, and A. Lazare (Eds.), The Medical Interview. New York, NY: Springer-Verlag.

45. Keller, M. B., and Manschreck, T. C. (1989). The mental status examination. II. Higher intellectual functioning. In A. Lazare (Ed.), Outpatient Psychiatry: Diagnosis and Treatment. Baltimore, MD: Williams & Wilkins.

46. Kessler, R. C., Berglund, P., Demler, O., et al. (2005). Lifetime prevalence and age-of-onset distributions of DSM-IV disorders in the national comorbidity survey replication. Archives of General Psychiatry, 62, 593 – 602.

47. Klein, D. N., Riso, L. P., and Anderson, R. L. (1993). DSM-III-R dysthymia: Antecedents and underlying assumptions. Progress in Experimental Perspectives in Psychopathologic Research, 16, 222 – 253.

48. Lam, R. W., and Stewart, J. N. (1996). The validity of atypical depres- sion in DSM-IV. Comprehensive Psychiatry, 37, 375 – 383.

49. Lazare, A., Eisenthal, S., and Wasserman, L. (1975). The customer approach to patienthood—Attending to patient requests in a walk-in clinic. Archives of General Psychiatry, 32, 553 – 558.

50. Lejoyeux, M., Ades, J., Tassain, V., et al. (1997). Phenomenology and psychopathology of uncontrolled buying. American Journal of

Psychiatry, 153, 1524–1529.

51. Lipkin, M. L. (2002). The medical interview and related skills. In W.

52. T. Branch, Jr. (Ed.), Office Practice of Medicine. Philadelphia, PA: W. B. Saunders.

53. Llark, C. M., Sheppard, L., Fillenbaum, G. G., et al. (1999). Variability in annual Mini-Mental State Examination score in patients with probably Alzheimer disease. Archives of Neurology, 56, 857–862.

54. Manly J. J., Jacobs D. M., Sano M., et al. (1999). Effect of literacy on neuropsychological test performance in nondemented, education-matched elders. Journal of the International Neuropsychological Society, 5(3), 191–202.

55. Marshall, P., Schroeder, R., O'Brien, J., et al. (2010). Effectiveness of symptom validity measures in identifying cognitive and behavior- al symptom exaggeration in adult attention deficit hyperactivity disorder. The Clinical Neuropsychologist, 24, 1204–1237.

56. McKenna, P. J. (1994). Schizophrenia and Related Syndromes. Oxford, UK: Oxford University Press.

57. Meagher, J., Leonard, M., Donoghue, L., et al. (2015). Months backward test: A review of its use in clinical studies. World Journal of Psychiatry, 22, 305–314.

58. Miller, G. A. (1957). The magical number seven, plus or minus: Some limits on our capacity for processing information. Psychological Review, 63, 81–97.

59. Milstein, V., Small, J. G., and Small, I. F. (1972). The subtraction of serial sevens test in psychiatric patients. Archives of General Psychiatry, 26, 439–441.

60. Morrison, J. (2014). The First Interview. New York, NY: The Guilford Press.

61. Morrison, J., and Munoz, R. A. (2009). Boarding Time: A Psychiatry Candidate's Guide to Part II of the ABPN Examination. Washington, DC: American Psychiatric Press.

62. Mueser, K. T., and Glynn, S. M. (1999). Behavioral Family Therapy for Psychiatric Disorders, 2nd ed. Oakland, CA: New Harbinger Publications.

63. Murden, R. A., McRae, T. D., Kaner, S., et al (1991). Mini-Mental State exam scores vary with education in blacks and whites. Journal of

the American Geriatric Society, 39, 149 – 155.

64. Norton, G. R., Dorward, J., and Cox, B. J. (1986). Factors associated with panic attacks in nonclinical subjects. Behavior Therapy, 17, 239 – 252.

65. Othmer, E., and Othmer, S. C. (2001). The Clinical Interview Using DSM-IV-TR. Washington, DC: American Psychiatric Press. Patterson, W. M., Dohn, H. H., Bird, J., et al. (1983). Evaluation of suicid-al patients: The SAD PERSONS scale. Psychosomatics, 24, 343 – 349. Payne, S. L. (1951). The Art of Asking Questions. Princeton, NJ: Princeton University Press.

66. Pekarik, G. (1993). Beyond effectiveness: Uses of consumer-oriented criteria in defining treatment success. In T. Giles (Ed.), Handbook of Effective Psychotherapy. New York, NY: Plenum Press.

67. Pilowsky, I., and Boulton, D. M. (1970). Development of a questionnaire-based decision rule for classifying depressed patients. British Journal of Psychiatry, 116, 647 – 650.

68. Pinkofsky, H. B. (1997). Mnemonics for DSM-IV personality disorders. Psychiatric Services, 48, 1197 – 1198.

69. Platt, F. W., and McMath, J. C. (1979). Clinical hypocompetence: The interview. Annals of Internal Medicine, 91, 898 – 902.

70. Posternak, M. A., and Zimmerman, M. (2003). How accurate are patients in reporting their antidepressant treatment history? Journal of Affective Disorders, 75, 115 – 124.

71. Rapp, M. S. (1979). Re-examination of the clinical mental status examination. Canadian Journal of Psychiatry, 24, 773 – 775.

72. Regier, D. A., Farmer, M. E., Rae, D. S., et al. (1990). Comorbidity of mental disorders with alcohol and other drug abuse. Journal of the American Medical Association, 264, 2511 – 2518.

73. Reider, R. O., Kaufmann, C. A., and Knowles, J. A. (1994). Genetics. In R. E. Hales, S. C. Yudofsky, and J. A. Talbott (Eds.), American Psychiatric Press Textbook of Psychiatry. Washington, DC: American Psychiatric Press.

74. Rudd, M. D., Berman, A. L., Joiner, T. E., et al. (2006). Warning signs for suicide: Theory, research, and clinical applications. Suicide and Life-threatening Behavior, 36, 255 – 262.

75. Sacks, M. H., Carpenter, W. T., Jr., and Strauss, J. S. (1974). Recovery from delusions. Three phases documented by patient's interpreta-

tion of research procedures. Archives of General Psychiatry, 30, 117–120.

76. Shea, S. C. (1998). Psychiatric Interviewing: The Art of Understanding. Philadelphia, PA: W. B. Saunders.

77. Shea, S. C. (2006). Improving Medication Adherence. Philadelphia, PA: Lippincott Williams & Wilkins.

78. Shea, S. C. (2007). Clinical interviewing: Practical tips from master clinicians. Psychiatric Clinics of North America, 30, 219–225.

79. Shea, S. C. (2011). The Practical Art of Suicide Assessment. Stoddard, NH: Mental Health Presses.

80. Smith, A. (1967). The serial sevens subtraction test. Archives of Neurology, 17, 78–80.

81. Solomon, S. D., and Davidson, J. R. T. (1997). Trauma: Prevalence, impairment, service use, and cost. Journal of Clinical Psychiatry, 58(suppl 9), 5–11.

82. Steinweg, D. L., and Worth, H. (1993). Alcoholism: The keys to the CAGE. The American Journal of Medicine, 94, 520–523.

83. Stunkard, A. J., Fernstrom, M. H., Price, A., et al. (1990). Direction of weight change in recurrent depression. Archives of General Psychiatry, 47, 857–860.

84. Sullivan, H. S. (1970). The Psychiatric Interview. New York, NY: W. W. Norton and Co.

85. Tangalos, E. G., Smith, G. E., Ivnik, R. J., et al. (1996). The Mini-Mental State Examination in general medical practice: Clinical utility and acceptance. Mayo Clinic Proceedings, 71, 829–837.

86. Tardiff, K. (1992). The current state of psychiatry in the treatment of violent patients. Archives of General Psychiatry, 49, 493–499.

87. Tsoi, K. K., Chan, J. Y., Hirai, H. W., et al. (2015). Cognitive tests to detect dementia: A systematic review and meta-analysis. JAMA Internal Medicine, 175, 1450–1458.

88. Turner, C. F., Ku, L., Sonenstein, F. L., et al. (1996). Impact of audio-CASI on bias in reporting of male–male sexual contacts. In R. B. Warnecke (Ed.), Health Survey Research Methods. Hyattsville, MD: National Center for Health Statistics.

89. Vaillant, G. E. (1988). Defense Mechanisms. In A. M. Nicholi, Jr. (Ed.), The New Harvard Guide to Psychiatry. Cambridge, MA: Harvard University Press.

90. Vaillant, G. E. (1995). The Natural History of Alcoholism Revisted. Cambridge, MA: Harvard University Press.

91. Weissenburger, J., Rush, A. J., Giles, D. E., et al. (1986). Weight change in depression. Psychiatry Research, 17, 275 – 283.

92. White, M., and Epston, D. (1990). Narrative Means to Therapeutic Ends. New York, NY: W.W. Norton & Company.

93. Wilson, I. C. (1967). Rapid approximate intelligence test. American Journal of Psychiatry, 123, 1289 – 1290.

94. Winokur, G. (1981). Depression: The Facts. Oxford, UK: Oxford University Press.

Index